ALAN GORDON UND ALON ZIV

Wege aus dem Schmerz

ALAN GORDON UND ALON ZIV

Wege aus dem Schmerz

Der bahnbrechende, wissenschaftlich bewährte Ansatz zur Heilung chronischer Schmerzen

Unimedica

Impressum

Alan Gordon und Alon Ziv
WEGE AUS DEM SCHMERZ
Der bahnbrechende, wissenschaftlichbewährte Ansatz zur Heilung chronischer Schmerzen

1. Auflage 2023
2. Auflage 2024
3. Auflage 2025
4. Auflage 2026
ISBN 978-3-96257-306-5

Titel der Originalausgabe:
THE WAY OUT
The Revolutionary, Scientifically-Proven Approach to Heal Chronic Pain

Übersetzt aus dem Englischen von
Bärbel und Velten Arnold
Layout und Satz: Eva Artinger
Cover Design: Nellys Liang
Coverlayout: Narayana Verlag GmbH
Coverabbildung: shutterstock: 526423630 © Nazhul
Abbildungsverzeichnis: Liedtext zu "The Gambler", Seite 79: Text und Musik von Don Schlitz Copyright © 1977 Sony/ATV Music Publishing LLC
Copyright Renewed All Rights Administered by Sony/ATV Music Publishing LLC, 424 Church Street, Suite 1200, Nashville, TN 37219 International Copyright Secured All Rights Reserved Nachdruck mit Genehmigung von Hal Leonard LLC.
fMRI-Scans auf Seite 19 mit Genehmigung von Casey Cromie
Bild des Lakers/Suns-Spiels auf Seite 62 © Andrew D. Bernstein/Getty Images
Bild des Eichhörnchens auf Seite 73 © Julian Rad
Bild von Stan Gordon auf Seite 75 © Stan Gordon
Bild von Welpe auf Seite 133 © Kristyn Harder

Herausgeber: Unimedica im Narayana Verlag GmbH, Blumenplatz 2, 79400 Kandern, Tel.: +49 7626 974970-0
E-Mail: info@unimedica.de,
www.unimedica.de

Für Christie,

für deine Freundschaft, unsere Zusammenarbeit und die unzähligen Fotos von deinem Hund, wie er in einem Schuh schläft.

A. G.

Für Krystal,

solange wir zusammen sind, wird das Leben immer gut sein.

A. Z.

Inhalt

Vorwort

Am Anfang war ich nicht überzeugt. Wie viele andere Menschen auch, war ich nicht sicher, wie stark Geist-Körper-Behandlungen den Verlauf chronischer Schmerzen beeinflussen können und bei wem diese Behandlungen anschlagen. Ich bin von Natur aus skeptisch. Aber ich will auch wirklich die Antworten wissen, weshalb es mich drängt, wissenschaftliche Erkenntnisse zusammenzutragen. Ich habe einen großen Teil meiner beruflichen Karriere darauf verwendet zu untersuchen, ob eine Änderung der Denkweise das Gehirn und den Körper beeinflussen kann. Und wenn dies der Fall ist, welche Arten von Veränderungen möglich sind und welche nicht. Welche Bedingungen müssen vorliegen, um diese Veränderungen zu bewirken? Wenn Gedanken tatsächlich den Körper beeinflussen – sind diese Gedanken bedeutsam genug, um einen Sinn zu haben und tiefgreifend genug, um eine anhaltende Wirkung entfalten zu können?

Als ich Alan Gordon zum ersten Mal begegnet bin, habe ich ihn durch und durch so erlebt, dass er von dieser Idee definitiv überzeugt ist. Als ein ehemaliger Betroffener, der unter chronischen Schmerzen litt und inzwischen genesen ist, glaubt er, dass es möglich ist, unter quälenden Schmerzen zu leiden und ohne Medikation oder einen operativen Eingriff schmerzfrei zu werden. Diese Überzeugung verwirklicht er mit ansteckender Begeisterung und einer ausgeprägten Bereitschaft, jedem um Betroffenen zu helfen, mit dem er arbeitet. Im Laufe der vergangenen zwei Jahre haben sich auch meine Ansichten geändert. Ich bin nun der Auffassung, dass die richtigen, durch eine Geist-Körper-Behandlung in die Praxis umgesetzten Einsichten hinsichtlich chronischer Schmerzen bei vielen Menschen enorme Wirkungen entfalten können – sogar nach tatsächlichen Verletzungen, die reale Schmerzen verursachen.

Das Treffen mit Alan verdanke ich einem glücklichen Zufall. Schon einige Male war ich Alans Kollegen, Dr. Howard Schubiner, auf wissenschaftlichen Tagungen begegnet. Ich bin Neurowissenschaftler und untersuche mittels des Einsatzes funktioneller Magnetresonanztomografie (fMRT) Schmerzschaltkreise. Ich erinnere mich, dass Howard mir sagte: „Wir haben diese Behandlung, die wirklich funktioniert. Mit diesem Behandlungsverfahren helfen wir schon seit Jahren Menschen, von chronischen Schmerzen zu genesen – Sie sollten sich mit dieser Methode auseinandersetzen!" Ich bin darauf nicht angesprungen. Geist-Körper-Behandlungen faszinierten mich durchaus, aber wir befassten uns mit grundlegenden Gehirnschaltkreisen und verfügten weder über die finanziellen Mittel noch über die erforderliche Infrastruktur, um Untersuchungen an Patienten vorzunehmen.

Mein Doktorand Yoni Ashar und ich hatten uns in mehreren Brainstormings Gedanken über mögliche Themen für seine Dissertation gemacht. Yoni litt seit Jahren unter chronischen Rückenschmerzen, weshalb es für ihn aus persönlichen Gründen interessant war, sich bei seiner Dissertation auf Rückenschmerzen zu fokussieren. An dieser Stelle kam der glückliche Zufall ins Spiel. Howard meldete sich erneut mit fMRT-Aufnahmen eines Patienten, bei dem sich nach Alans Schmerztherapie deutliche Verbesserungen seines Zustands zeigten. Die Resultate waren beeindruckend. Die Aufnahmen offenbarten Veränderungen im Bereich des medialen präfrontalen Cortex und der anterioren Insula. Diese Bereiche des Gehirns sind miteinander verbunden und Teil eines Netzes, das den vom Körper eingehenden Informationen eine persönliche Bedeutung verleiht. Diese Bereiche des Gehirns gehören auch zu den Bereichen, die bei Untersuchungen von Patienten, die unter chronischen Schmerzen leiden, am häufigsten als Bereiche identifiziert wurden, die beim Empfinden von chronischen Schmerzen eine Rolle spielen. Es scheint so, als ob ein Teil des Problems bei vielen unter chronischen Schmerzen leidenden Menschen etwas mit der *Bedeutung* zu tun hat, die das Gehirn Schmerzen sowie den Dingen, die die Schmerzen möglicherweise verursachen, verleiht. Wir beschlossen, uns eingehender damit zu befassen und eine Studie über Alans Behandlungsmethode von Menschen, die unter chronischen Schmerzen leiden, durchzuführen.

Wir begannen mit bescheidenen Zielen. Zunächst planten wir, einfach nur fMRT-Aufnahmen von einigen Patienten zu machen, die sich bei Alan einer Schmerztherapie unterzogen. Dann nahm Yoni an einem Wochenendseminar von Alan und Howard teil und sah die Wirksamkeit dieses Schmerzbehandlungsansatzes in der Praxis. Unterdessen startete Alan eine Crowdfunding-Kampagne, mit der nicht nur Geld für die Studie zusammenkam, sondern, was noch wichtiger war, auch Menschen begeistert wurden, die wirklich wollten, dass diese Studie durchgeführt wurde. Ich trieb weitere Fördermittel auf und wir weiteten die Studie aus. Schließlich führten wir eine der umfassendsten fMRT-Studien über Rückenschmerzen durch, die bis dahin jemals durchgeführt worden waren. Wir schafften dies mit nur ungefähr einem Viertel der normalerweise benötigten Mittel, weil alle – Yoni, Alan, Howard und unsere großartigen wissenschaftlichen Mitarbeiter Laurie Polisky, Zach Anderson und andere – an die Bedeutung dieses Projekts geglaubt und sich mit ganzem Herzen für seine Realisierung eingesetzt haben.

Es waren die Ergebnisse unserer Studie, die aus mir einen Überzeugten machten. Nachdem die Patienten, die an der Studie teilnahmen, im Durchschnitt elf Jahre lang an chronischen Schmerzen gelitten hatten, waren die meisten von ihnen nach einem Monat Behandlung schmerzfrei oder fast schmerzfrei. Und bisher scheinen sie auch weiterhin schmerzfrei oder fast schmerzfrei zu sein. Um eines ganz klar zu sagen: Es gibt noch viele Fragen zu beantworten. Bei welchen Arten von Schmerzen und bei welchen Menschen sind solche Resultate möglich? Was sind die „Wirkstoffe" und wie stark hängt die Verbesserung des Zustands betroffener Patienten davon ab, wer die Behandlung durchführt? Wie stark hängt die Verbesserung des Zustands Betroffener von der Bereitschaft des Patienten ab, „geheilt" zu werden? Chronischen Schmerzen liegen vielfältige Ursachen zugrunde, die im Körper und im Gehirn angesiedelt sind. Wir verstehen diese Ursachen noch nicht und wir können die pathologischen Ursachen bei Menschen einfach noch nicht gut genug bestimmen, um für jeden einzelnen Menschen die beste Art der Behandlung zu ermitteln. Aber wir haben unser Bestes getan, um unsere Studie zu einem strengen, objektiven, unvoreingenommenen Test dafür zu machen, wie gut Alans Schmerztherapie funktioniert – und die Daten zeigen, dass es den behandelten Patienten besser ging.

Noch interessanter ist, was diese Studie und andere Studien uns über chronische Schmerzen sagen. Dies ist eine aufregende Zeit für die Neurowissenschaft des Schmerzes, denn Studien beweisen eindeutig, dass Verletzungen auf mehreren Ebenen im Nervensystem Veränderungen bewirken. Höhere Gehirnbereiche, die mit Stimmung, Gedächtnis und langfristigem Planen assoziiert sind, können Schmerzen unterdrücken oder verstärken, eine Genesung fördern oder dafür sorgen, dass Schmerzen chronisch werden. Beim Menschen erschaffen diese höheren Gehirnbereiche unsere

Persönlichkeit, unsere Emotionen und unser Bewusstsein dafür, wer wir sind und wo wir in dieser Welt hingehören. Chronische Schmerzen sind also in einer sehr realen Weise mit unserem Verständnis dessen verwoben, was die Schmerzen für uns bedeuten und wie wir in die Zukunft blicken. Das bedeutet nicht, dass Schmerzen nicht „real" sind. Schmerzen können konkrete Ursachen haben, die im Körper, im Rückenmark oder im Gehirn angesiedelt sind, und dennoch mit der Herangehensweise einer Geist-Körper-Behandlung behandelt werden, weil all diese Ebenen miteinander verbunden sind.

Die Neurowissenschaft des Schmerzes hat gezeigt, dass die Ursachen chronischer Schmerzen sich von den Ursachen akuter Schmerzen infolge einer Verletzung unterscheiden können und möglicherweise in vielen Fällen im Gehirn angesiedelt sind. Eine Geist-Körper-Behandlung kann uns dabei helfen zu verstehen, welche Arten von Bewegungen und Aktivitäten selbst in Anwesenheit von Schmerzen in Ordnung sind, und das kann unserem Gehirn wiederum dabei helfen, chronische Schmerzen zu „vergessen".

Was an Alans Behandlungsverfahren besonders bemerkenswert ist, ist die Tatsache, dass Informationen beim Heilungsprozess eine wichtige Rolle spielen. Neue Informationen können unsere Überzeugungen über die Ursachen von Schmerzen und die Narrative, die wir uns selbst über Schmerzen erzählen, verändern. Oft kann diese Veränderung Arbeit und Übung erfordern, aber sie kann sich auch ganz plötzlich durch einen Geistesblitz der Einsicht vollziehen. Ich habe dies selber beobachtet. Eine Mitarbeiterin meines Labors litt seit mehreren Jahren unter Schulterschmerzen und schien von diesen Schmerzen genesen zu sein, nachdem sie von diesen Techniken erfahren hatte. Eine andere Freundin und Kollegin gelangte dadurch, dass sie mit Yoni über unsere Forschungsarbeiten redete, zu einem neuen Verständnis ihrer chronischen Schmerzen. Sie erlebte eine spektakuläre Genesung und sagte mir, dass diese Veränderung ihr das Leben gerettet habe.

In dem Buch *How to Know God* unterscheiden Swami Prabhavananda und Christopher Isherwood zwischen verschiedenen Arten des Glaubens. Eine Art des Glaubens ist der religiöse Glaube. Der religiöse Glaube verlangt uns ab – ohne dass unsere Sinne uns Beweise liefern oder sogar entgegen der Beweise, die uns unsere Sinne liefern – zu glauben. Die zweite Art des Glaubens ist der vorbehaltliche Glaube. Wenn man zum Beispiel lernt zu meditieren, so die Autoren, muss man nur stark genug an die positiven

Wirkungen des Meditierens glauben, um bereit zu sein, es auszuprobieren. Es ist die zweite Art des Glaubens, die zu testen ich Ihnen ans Herz legen möchte. Sie müssen nicht wirklich fest daran glauben, dass chronische Schmerzen geheilt werden können. Sie müssen nur in ausreichendem Maß daran glauben, um den in diesem Buch dargelegten Ideen gegenüber aufgeschlossen zu sein und anzufangen, sie auszuprobieren. Versuchen Sie es und sehen Sie, was passiert.

Tor Wager
Lehrstuhlinhaber für Neurowissenschaft
Dartmouth College

Kapitel 1

Das Gehirn dieses Kindes könnte die Welt verändern

„Er hat entsetzliche Schmerzen. Seine Eltern sind verzweifelt. Meinen Sie, Sie können ihm helfen?“

Es war im Dezember 2016. Ich hatte gerade einen Anruf einer Mitarbeiterin der CBS-Sendung *The Doctors* erhalten, einer medizinischen Talkshow, die von Dr. Phil produziert und bereits seit Langem ausgestrahlt wurde.[1] In der Folge, um die es bei dem Anruf ging,[2] versuchte das Team, Casey zu helfen, einem 16 Jahre alten Jungen, der unter so schlimmen chronischen Bauchschmerzen litt, dass er davon regelmäßig ohnmächtig wurde. Caseys Ärzte waren ratlos.

Als Leiter des Pain Psychology Center in Los Angeles war ich darauf spezialisiert, chronische Schmerzen und andere körperliche Symptome zu behandeln. Die Regisseurin am Telefon wollte wissen, ob mein Team und ich in der Lage wären, dem armen Casey dabei zu helfen, seine Schmerzen in den Griff zu bekommen.

Zwei Jahre zuvor war Casey ein ganz normaler Neuntklässler in der John Burroughs Highschool in Burbank, Kalifornien, gewesen. Er begeisterte sich für Baseball und *Star Wars* und er hasste Algebra und Chemie. Er schien auf bestem Wege, eine ganz normale Highschool-Schüler-Karriere zu machen, bis er drei Monate nach Beginn der neunten Klasse auf einmal einen stechenden Schmerz im Magen verspürte.

Seine Eltern befürchteten, dass er womöglich eine Blinddarmentzündung hätte, und brachten ihn schnell ins Krankenhaus. Doch die Ärzte fanden nichts. Monate vergingen und die Schmerzen hielten an. Bei Casey wurde jede nur erdenkliche Untersuchung durchgeführt – MRTs, CT-Aufnahmen, explorative chirurgische Eingriffe –, aber all diese Untersuchungen ergaben nichts.

Währenddessen fiel es Casey immer schwerer zu „funktionieren". Er verließ seine Baseball-Mannschaft und musste schließlich sogar die Schule abbrechen. Sein langer, schmerzvoller Leidensweg führte ihn schließlich zu der Sendung *The Doctors*, woraufhin die Regisseurin mich anrief.

„Wir müssen uns seine Krankenakte ansehen", sagte ich. „Aber ich glaube, es bestehen gute Aussichten, dass wir ihm helfen können."

„Super", erwiderte die Regisseurin. „Eine Frage noch: Gibt es irgendeine Möglichkeit, wie wir die Überwindung von Schmerzen in der Sendung veranschaulichen können?"

Ihre Frage ergab durchaus Sinn. Das Ganze sollte im Fernsehen gezeigt werden. Sie brauchten etwas, um dem Fernsehzuschauer zu Hause vor Augen führen zu können, was passierte. Wie könnten wir Caseys Schmerzen veranschaulichen, also etwas, das er innerlich verspürte?

Ich dachte kurz darüber nach und sagte: „Vielleicht können wir eine fMRT-Aufnahme von seinem Gehirn machen – eine vor der Behandlung und eine weitere nach der Behandlung."

Die funktionelle Magnetresonanztomografie, kurz fMRT, ist ein bildgebendes Verfahren, mit dessen Hilfe man Aufnahmen machen kann, die die Gehirnaktivität zeigen.[3] Ich dachte, es könnte interessant sein zu sehen, wie Caseys Gehirn sich möglicherweise verändert haben würde, wenn er keine Schmerzen mehr hätte. Damals wusste ich es noch nicht, aber der eher beiläufig gemachte Vorschlag sollte zu einer der bahnbrechendsten Studien führen, die in der Geschichte der Schmerzforschung je durchgeführt wurden.

Aber um Ihnen die Geschichte über Caseys Schmerzen wirklich erzählen zu können, muss ich Ihnen erst von meinen eigenen Schmerzen berichten.

Ich, mein Lehnstuhl und meine Mutter

Als ich Mitte zwanzig war, war mein Leben gut. Ich studierte an der University of California Psychotherapie. Ich war ein kontaktfreudiger, aktiver Typ. Ich hing mit meinen Freunden herum und ging zu den Spielen der Los Angeles Dogders. Ich spielte in einem Kickballverein in einer Liga (mein Team schaffte es sogar bis in die nationalen Meisterschaften). Doch während meines zweiten Jahres an der Uni änderte sich alles. Ich bekam auf einmal starke Schmerzen im unteren Rückenbereich, was mein Leben total aus der Bahn warf.

Selbst so eine einfache Freizeitbeschäftigung wie ein Kinobesuch wurde für mich zu einem zweistündigen Albtraum. An einen Besuch bei den Spielen der Dodgers war nicht mehr zu denken. Ich konnte mir keine Sportveranstaltungen mehr ansehen, geschweige denn selber Sport treiben. Das Sitzen auf den harten Stühlen in den Unterrichtsräumen der Universität bereitete mir solche Schmerzen, dass ich mir bei Office Depot einen weichen Lehnstuhl kaufen und diesen von Unterrichtsraum zu Unterrichtsraum rollen musste. Falls Sie sich fragen sollten, wie das ist, immer einen riesigen Stuhl mit sich herumzuschleppen – es ist für das soziale Leben nicht gerade vorteilhaft.

Ich suchte drei der renommiertesten Rückenspezialisten in Los Angeles auf. Einer von ihnen sagte mir, dass meine Rückenschmerzen durch einen Bandscheibenvorfall verursacht würden. Ein anderer stellte die Diagnose, die Symptome, unter denen ich litt, seien auf eine Bandscheibendegeneration zurückzuführen. Der dritte teilte mir mit, dass mir der Rücken wehtue, weil ich einfach zu groß sei.

Ich konnte mich nicht kleiner machen, aber ich probierte jede nur erdenkliche Therapie aus: Physiotherapie, Biofeedback, Akupunktur, Akupressur. Nichts half. Von meinem Rücken wurden so viele MRT-Aufnahmen gemacht, dass meine Freunde Scherze darüber machten, dass mein Rücken dabei sei, sich in einen Magneten zu verwandeln.

Nach ungefähr sechs Monaten erhielt ich eine epidurale Injektion. Sie verschaffte mir zwar keine Heilung, sorgte aber dafür, den Schmerz um die Hälfte zu reduzieren. Das Leben war wieder erträglich – ungefähr acht Tage lang. Bis ich eines Morgens wie aus heiterem Himmel das Gefühl hatte, in meinem Kopf wäre eine Granate explodiert. Es waren die schlimmsten Kopfschmerzen, unter denen ich je gelitten hatte.

Und die Schmerzen hielten an.

Meine Recherchen im Internet ergaben, dass es bei chronischen Kopfschmerzen weder eine bekannte Ursache gibt noch eine bekannte erfolgversprechende Art der Behandlung. Furchtbar.

Nach weiteren Besuchen bei diversen Ärzten suchte ich einen Spezialisten für Kopfschmerzen auf, der bei mir einen erhöhten Liquordruck diagnostizierte. Er verschrieb mir einige Medikamente, die jedoch nicht halfen.

Wenn man unter Kopfschmerzen aufgrund eines erhöhten Liquordrucks leidet, gibt es ein Problem: Wenn man sich hinlegt, werden die Schmerzen schlimmer. Somit konnte ich mich also nicht hinsetzen, weil mir der Rücken wehtat, und ich konnte mich nicht hinlegen, weil das meine Kopfschmerzen verschlimmerte. Mein Vater, der ein praktisch veranlagter Mensch ist, schlug mir vor, eine Möglichkeit zu finden, in einer 45-Grad-Position zu leben. Danke, Papa.

Im Laufe der Jahre entwickelten sich bei mir die folgenden weiteren Symptome:

- Schmerzen im oberen Rücken
- Nackenschmerzen
- Schulterschmerzen
- Knieschmerzen
- Fersenschmerzen
- Zungenschmerzen (Zungenschmerzen – wer hat denn so was?)
- Augenschmerzen
- Zahnschmerzen
- Zehenschmerzen (drei verschiedene Zehen!)
- Hüftschmerzen
- Magenschmerzen
- Handgelenkschmerzen
- Fußschmerzen
- Beinschmerzen
- Kiefergelenkschmerzen
- Sodbrennen
- Schwindel
- Tinnitus
- Juckreiz
- Müdigkeit

Kurz gesagt: Ich war ein Wrack. Ich jagte den Ärzten regelrecht Angst ein. Im Hinblick auf die genannten Symptome wurden mir jede Menge Diagnosen gestellt: Bandscheibenvorfall, partieller Riss der Rotatorenmanschette, Verletzung durch wiederholte Belastung (RSI-Syndrom) und so weiter. Doch keine der medizinischen Behandlungen half mir.

Der Schmerz beherrschte mein Leben. Es fiel mir zu schwer, gute Miene zum bösen Spiel zu machen, weshalb ich mich sozial zurück zog. Ich konnte nicht arbeiten. Ich legte mein ganzes Leben auf Eis und versuchte, mit meinen Schmerzen fertigzuwerden. Ich zog sogar wieder zu meinen Eltern.

Eines Tages gab mir meine Mutter ein Buch, in dem es um einen körperlich-geistigen Ansatz zur Schmerzbehandlung ging. Sie erzählte mir, dass der Sohn einer ihrer Freundinnen das Buch gelesen und es ihm geholfen habe, seine Rückenschmerzen loszuwerden. Meine Mutter ist liebevoll und sie versuchte, mir zu helfen. Ich habe daraufhin getan, was jeder rational denkende Mensch, der unter chronischen Schmerzen leidet, tun würde. Ich schleuderte das Buch durch das Zimmer.

„Ein Buch wird mir nicht helfen, Mom. Die Schmerzen finden nicht in meinem Kopf statt. Ich habe zig Diagnosen von allen möglichen Ärzten."

Sie zuckte mit den Schultern und verließ das Zimmer. Mit jemandem, der unter chronischen Schmerzen leidet, streitet man nicht.

Ein Jahr später las ich schließlich das Buch und redete mit dem Sohn der Freundin meiner Mutter. Das Lesen des Buchs befreite mich nicht von meinen Schmerzen, aber es machte mich aufgeschlossen für die Möglichkeit, dass ich schmerzfrei werden könnte. Es war ein wichtiger erster Schritt. Ich beschloss, alles in Erfahrung zu bringen, was es über Schmerzen zu wissen gibt.

Ich befasste mich mit den neurowissenschaftlichen Grundlagen von Schmerzen. Ich erfuhr, dass beim Empfinden von Schmerzen der Körper und das Gehirn eine Rolle spielen. Normalerweise empfängt das Gehirn von sämtlichen Bereichen des Körpers Signale und verarbeitet diese. Wenn der Körper eine Verletzung erleidet, erzeugt das Gehirn das Empfinden von Schmerzen.

Aber manchmal kann das System auch verrücktspielen. Bisweilen bleibt der „Schmerzschalter" in unserem Gehirn auf der Eingeschaltet-Position stehen und verursacht chronische Schmerzen.

Das nennt man neuroplastische Schmerzen. Normale Schmerzen werden durch eine Verletzung des Körpers verursacht. Aber bei Schmerzen, die nach der Heilung einer Verletzung fortdauern, oder bei Schmerzen, die keine eindeutige körperliche Ursache haben, handelt es sich normalerweise um neuroplastische Schmerzen. In Kapitel 2 erkläre ich, warum neuroplastische Schmerzen auftreten und wie Sie feststellen können, ob Sie unter neuroplastischen Schmerzen leiden.

Ich wurde mir dessen bewusst, dass ich unter neuroplastischen Schmerzen litt. Bislang hatte ich mein Augenmerk darauf gerichtet, meinen Körper zu behandeln, aber um meine Schmerzen loszuwerden, musste ich mein Gehirn ansteuern. Die Herangehensweise der Geist-Körper-Behandlung, um chronische Schmerzen in den Griff zu bekommen, war relativ neu und die Behandlungsmethoden waren noch nicht ausgereift. Deshalb entwickelte ich neue Techniken, um mein Gehirn neu zu vernetzen und seinen natürlichen Zustand wiederherzustellen.

Ich habe immer noch Bandscheibenvorwölbungen. Ich habe immer noch einen hohen Liquordruck. Wahrscheinlich habe ich immer noch eine partiell gerissene Rotatorenmanschette. Aber ich habe keine Schmerzen mehr. Ich bin frei von allen 22 Symptomen, unter denen ich gelitten habe.

Und während ich das geschafft habe, wurde ich mir dessen bewusst, dass ich nicht alleine bin. Genau genommen befinden wir uns inmitten einer Epidemie chronischer Schmerzen. Allein in den USA leiden mehr als 50 Millionen Erwachsene unter chronischen Schmerzen.[4] Es wird geschätzt, dass weltweit 1,2 Milliarden Menschen von chronischen Schmerzen betroffen sind.[5]

Die Behandlung chronischer Schmerzen ist zu meiner Lebensaufgabe geworden. Ich habe das Pain Psychology Center gegründet und angefangen, anderen Betroffenen zu helfen. Meiner Erfahrung nach handelt es sich bei den meisten Fällen chronischer Schmerzen um neuroplastische Schmerzen. Im Laufe der Jahre haben wir unsere Techniken zu einer nachhaltig wirksamen Methode – dem Schmerz-Verlern-Programm (Englisch: *Pain Reprocessing Therapy*) – verfeinert und Menschen dabei geholfen, jede nur erdenkliche Art von Schmerzen zu überwinden.

Und jeder Patient, den mein Team und ich behandeln, stellt unabhängig davon, an welcher Stelle er unter Schmerzen leidet und wie lange die Schmerzen schon andauern, die gleiche Frage:

Patient: „Wollen Sie damit sagen, dass meine Schmerzen nicht real sind?"
Ich: „Na ja, spüren Sie die Schmerzen?"
Patient: „Ja."
Ich: „Tut es weh?"
Patient: „Ja."
Ich: „Dann sind sie real."

Ich fand es schon immer merkwürdig, dass manche Schmerzen als real angesehen werden und andere nicht.

Während meines Studiums an der University of California hatte die Studentenverbindung, in der ich Mitglied war, einmal einen Hypnotiseur zu einer der Partys zur Werbung neuer Mitglieder eingeladen. Mein Kumpel Jamie meldete sich freiwillig und ließ sich hypnotisieren. Der eindeutig skrupellose Hypnotiseur versetzte Jamie in Hypnose und redete ihm ein, dass sein Arm in Flammen stünde. Jamie rannte aufgebracht herum und tauchte seinen Arm in eine Eistruhe. Das war urkomisch.

Ich fragte Jamie anschließend, ob es wirklich wehgetan habe. „Es waren die schlimmsten Schmerzen, die ich je verspürt habe", erwiderte er (begleitet von ein paar deftigen Schimpfworten). Wie konnte das sein?

Im Rahmen einer Studie wurden an der University of Pittsburgh Zusammenhänge zwischen Hypnose und Schmerz untersucht.[6] Die Wissenschaftler schoben Teilnehmer der Studie in ein fMRT-Gerät und fügten ihnen mit einer heißen Sonde Schmerzen zu. Die Schmerzregionen im Gehirn der Teilnehmer leuchteten deutlich erkennbar auf. Dann versetzten die Wissenschaftler die gleichen Teilnehmer der Studie in Hypnose und lösten bei ihnen durch Suggestion Schmerzen aus. Im fMRT-Gerät leuchteten exakt die gleichen Gehirnregionen auf. Unabhängig davon, ob die Schmerzen den Teilnehmern der Studie physisch zugefügt oder durch Hypnose verursacht wurden, war die Empfindung, die das Gehirn auslöste, die gleiche.

Schmerzen sind Schmerzen und immer real. Und da jegliche Art von Schmerzen im Gehirn verarbeitet wird, verfügt unser Gehirn über eine außerordentliche Macht zu beeinflussen, wo, wann und wie stark wir Schmerzen empfinden.

Unsere schmerzenden Rücken

Rückenschmerzen sind weltweit die am weitesten verbreitete Form chronischer Schmerzen[7] und die häufigste Ursache körperlicher Beschwerden. Wenn Sie unter chronischen Rückenschmerzen leiden, kommt Ihnen die folgende Version einer Unterhaltung vielleicht bekannt vor:

> **Sie:** „Ich habe seit drei Monaten Rückenschmerzen. Der Rücken tut mir weh, wenn ich sitze, wenn ich stehe und wenn ich gehe."
> **Orthopäde:** „Hm, auf der MRT-Aufnahme Ihrer Wirbelsäule ist zu sehen, dass Sie in der Höhe der Lendenwirbel L2 und L3 einen Bandscheibenvorfall haben, der sich über einen Bereich von vier Millimetern erstreckt, sowie eine partielle Nervenwurzelkompression."

Die Diagnose klingt so, als ob aus Ihrer armen, geschädigten Wirbelsäule eine riesige Bandscheibe herausragen und einen Ihrer Nerven zusammenpressen würde. Die Vorstellung ist beängstigend, hat aber auch irgendwie etwas für sich – Sie haben Rückenschmerzen und der Arzt hat an der Stelle, an der es wehtut, ein Problem entdeckt. Alles, was Sie tun müssen,

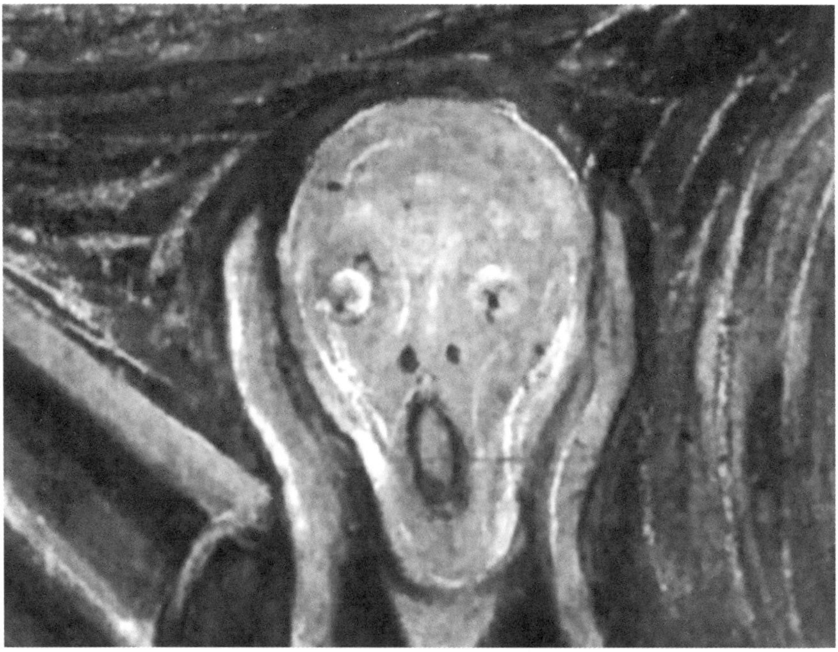

ist, dafür zu sorgen, dass das Problem in Ihrem Rücken behoben wird, und dann werden die Schmerzen schon verschwinden, oder?

Leider ist das nicht der Fall. Studien haben ergeben, dass viele der am häufigsten durchgeführten Rückenoperationen schlicht und einfach nicht helfen.[8] Tatsächlich sind andauernde Rückenschmerzen nach einer Operation so verbreitet, dass es für dieses Phänomen sogar einen Namen gibt: das Postdiskektomie-Syndrom.[9]

Und so sieht die Realität aus: Die meisten von uns haben Bandscheibenvorwölbungen und -vorfälle. Wissen Sie, wer über eine absolut makellose Wirbelsäule verfügt? Babys. Die Bandscheiben von Babys sind absolut geschmeidig und flexibel und ihre wunderbaren kleinen Gelenke sind absolut frei von jeglichen Entzündungen. Während wir unser Leben leben, entwickeln sich Verschleißerscheinungen. Diese Abnutzung unseres Körpers ist natürlich und unvermeidlich. Einer im *New England Journal of Medicine* veröffentlichten Studie zufolge weisen 64 Prozent der Menschen, die nicht unter Rückenschmerzen leiden, Bandscheibenvorwölbungen, -vorstülpungen und -vorfälle oder Bandscheibendegenerationen auf.[10] Derartige strukturelle Veränderungen sind im Grunde genommen ganz normal und gehen üblicherweise nicht mit Schmerzen einher.

Selbst wenn ein MRT-Befund vorliegt, passt dieser normalerweise nicht zu den körperlichen Symptomen der Betroffenen. Im Rahmen einer in der Schweiz durchgeführten Studie wurden Menschen ausgewählt, die unter chronischen Rückenschmerzen litten, und daraufhin untersucht, ob sie Beeinträchtigungen wie Bandscheibendegenerationen oder – vorwölbungen aufwiesen. Die Wissenschaftler stellten fest, dass es keine Zusammenhänge zwischen den strukturellen Beeinträchtigungen und den Symptomen gab, unter denen die Betroffenen litten.[11]

Wenn die strukturellen Defekte in den meisten Fällen also nicht die Ursache der chronischen Rückenschmerzen sind – was dann?

Indem sie modernste Erkenntnisse der Neurowissenschaft mit ein bisschen Nostradamus kombinierte, betrat eine Gruppe Wissenschaftler der Northwestern University ein ganz neues Gebiet: das Vorhersagen von Schmerzen.[12] Die Wissenschaftler beobachteten Patienten, die erstmals über Rückenschmerzen klagten, und versuchten vorherzusagen, welcher dieser betroffenen Patienten später unter chronischen Rückenschmerzen leiden würde. Erstaunlicherweise waren ihre Vorhersagen in 85 Prozent der Fälle zutreffend.

Die Wissenschaftler führten keine Rückenuntersuchungen durch. Sie betrachteten keine Röntgen- oder MRT-Aufnahmen von Wirbelsäulen. Genau genommen sahen sie sich den Rücken der Patienten, die an der Studie teilnahmen, überhaupt nicht an. Stattdessen fokussierten sie sich nur auf deren Gehirn. Indem sie Aufnahmen des Gehirns der betroffenen Patienten machten und sich das Level der Konnektivität zwischen zwei Schlüsselbereichen ansahen, waren die Wissenschaftler in der Lage, mit einer hohen Trefferquote vorherzusagen, bei welchem Patienten die Schmerzen andauern und bei welchem sie wieder verschwinden würden.

In den meisten Fällen werden chronische Rückenschmerzen nicht durch strukturelle Schäden an der Wirbelsäule verursacht. Die Schmerzen sind zu 100 Prozent real, aber es handelt sich um neuroplastische Schmerzen. Um diese Schmerzen zu behandeln, muss die Behandlung auf das Gehirn zielen, nicht auf den Körper.

Reale Schleudertraumata und gefakte Autounfälle

Stellen Sie sich vor, Sie fahren Auto. Sie fahren auf eine rote Ampel zu und als Sie anhalten, hören Sie das Geräusch quietschender Reifen. Sie blicken in den Rückspiegel und sehen den Fahrer hinter Ihnen, das Handy in der Hand, die Augen entsetzt aufgerissen. Sie machen sich auf den Zusammenstoß gefasst. Im Moment des Aufpralls schnellt Ihr Kopf erst nach hinten und dann nach vorne. Aua! So etwas nennt man Schleudertrauma und die Folgen sind oft Kopf- oder Nackenschmerzen. Ein Schleudertrauma ist eine Form von Nackenverstauchung und sollte, genauso wie jede andere Verstauchung auch, mit ein wenig Ruhe nach einigen Tagen vollständig heilen.

Aber manchmal heilt ein Schleudertrauma nicht. Wenn die mit einem Schleudertrauma einhergehenden Symptome anhalten, spricht man von einem chronischen Schleudertrauma oder einem chronischen HWS-Syndrom. In vielen Ländern hat sich dieses Syndrom regelrecht zu einer Epidemie entwickelt und sorgt dafür, dass bis zu 10 Prozent der Unfallverletzten dauerhaft unter körperlichen Beschwerden leiden.

Das Merkwürdige ist, dass Studien gezeigt haben, dass es keine strukturelle Ursache für ein chronisches Schleudertrauma gibt.[13] Mit anderen Worten: Der Körper heilt, aber aus irgendeinem Grund dauert der Schmerz an.

Eine Gruppe Wissenschaftler glaubte, die Antwort auf dieses medizinische Rätsel möglicherweise im fernen Osteuropa zu finden. Litauen ist ein kleines Land an der Ostsee, das für seine schöne Landschaft und seine hervorragenden Basketballmannschaften bekannt ist (Basketball ist in Litauen ein Nationalsport). Doch eines findet man in Litauen nicht: chronisches Schleudertrauma. Es gibt dort Autos, Straßen und Auffahrunfälle – aber keine chronischen Nackenschmerzen.

Die Wissenschaftler untersuchten Hunderte von Opfern von Auffahrunfällen und beobachteten ihre Genesung. Viele der Opfer litten unmittelbar nach dem Unfall unter Nackenschmerzen. Doch nach einem Jahr unterschieden sich ihre Symptome nicht von anderen Litauern, die keinen Unfall gehabt hatten. Chronisches Schleudertrauma gibt es in Litauen schlicht und einfach nicht.[14]

Aber wenn Autounfälle kein chronisches Schleudertrauma verursachen – was dann?

Um das herauszufinden, führten Wissenschaftler in Deutschland ein brillantes und etwas skurriles Experiment durch.[15] Sie suchten freiwillige Teilnehmer für eine Autounfall-Studie. Die Teilnehmer wurden angewiesen, sich auf den Fahrersitz eines Autos zu setzen, und wurden von hinten von einem anderen Auto gerammt. Nur dass sie gar nicht wirklich gerammt wurden. Das Ganze war eine Simulation. Oder, wie es die Wissenschaftler nannten, eine „Placebo-Kollision".

Wie simuliert man einen Autounfall? Die Autoren der Studie zerschlugen eine Flasche, um das Geräusch eines Unfalls zu simulieren, und mithilfe einer komplizierten Konstruktion aus Rollen, Seilzügen und einer Rampe bewegte sich das Auto, in dem die Studienteilnehmer saßen, leicht nach vorne. Es gab keinen tatsächlichen Kontakt mit einem anderen Auto, aber die Teilnehmer dachten, dass von hinten ein Auto aufgefahren war. Die raffinierten Wissenschaftler verstreuten sogar Glasscherben auf dem Boden, um es noch stärker so aussehen zu lassen, als ob das Auto gerammt worden wäre.

Drei Tage nach dem simulierten Unfall hatten 20 Prozent der Teilnehmer Nackenschmerzen. Vier Wochen später hatten 10 Prozent der Teilnehmer immer noch Symptome. Die Schmerzen waren real, aber der Körper der Betroffenen wies keine strukturellen Schäden auf. Das war gar nicht möglich, weil das Auto, in dem sie gesessen hatten, nicht wirklich gerammt worden war.

Der Schmerz stammte nicht aus dem Nacken der Teilnehmer, sondern wurde durch etwas in ihrem Gehirn erzeugt: durch Glauben. Sie glaubten, von hinten von einem Auto gerammt worden zu sein, und sie glaubten, dass ein chronisches Schleudertrauma eine mögliche Folge eines Auffahrunfalls sei. Die Litauer glauben das nicht. Weil ein chronisches Schleudertrauma ein Phänomen ist, das in ihrem Land nicht existiert, kommt es Opfern von Auffahrunfällen in Litauen nicht einmal in den Sinn, dass die Schmerzen andauern könnten. Und deshalb halten die Schmerzen nach einem Auffahrunfall auch nicht an.

Warum sollte der Glaube an das mögliche Auftreten eines chronischen Schleudertraumas dazu führen, dass ein Betroffener tatsächlich unter einem chronischen Schleudertrauma leidet? Die Antwort auf diese Frage findet sich in Kapitel 3, aber an dieser Stelle kann bereits festgehalten werden, dass unser Gehirn mächtig und komplex genug ist, Schmerzen zu erzeugen und aufrechtzuerhalten. Das entspricht nicht unserer Intuition, weil die Schmerzen sich so anfühlen, als ob unser Körper sie erzeugen würde, aber es handelt sich um neuroplastische Schmerzen und sie werden im Gehirn erzeugt. Das ist eigentlich eine gute Nachricht, denn wenn das Gehirn Schmerzen erzeugen kann, kann es auch dafür sorgen, dass Schmerzen verschwinden.

Rückenschmerzen und Schleudertrauma sind nur zwei Arten von Schmerzen, die sich zu chronischen Schmerzen entwickeln können, die oft durch neuroplastische Schmerzen verursacht werden. Ich kenne Geschichten und Studien über alle möglichen anderen Arten von Schmerzen, unter anderem über Kopfschmerzen, Magenschmerzen, Beckenschmerzen,

Gelenkschmerzen, Gliederschmerzen, Nervenschmerzen, Reizdarmsyndrom sowie Verletzungen durch wiederholte Belastung. Ich gehe nicht im Detail auf jede dieser Arten von Schmerzen ein, aber mein Team und ich haben all diese Arten von Schmerzen erfolgreich mit dem Schmerz-Verlern-Programm behandelt.

In jedem Fall leiden die Patienten unter körperlichen Symptomen, aber körperliche Behandlungen helfen ihnen nicht. Indem die Behandlung auf das Gehirn zielt statt auf den Körper, können betroffene Patienten endlich von ihren Schmerzen befreit werden.

Was uns wieder zu Casey bringt, dem Patienten aus der Fernsehsendung *The Doctors*, der unter chronischen Bauchschmerzen litt.

Caseys Heilung

Casey und seine Familie saßen in meinem Büro und versuchten, die beiden Kameramänner zu ignorieren, die ihre Kameras ein Stück weit von uns entfernt aufgebaut hatten. Caseys Mutter, die Mühe hatte, nicht in Tränen auszubrechen, erzählte mir ihre Geschichte: „Wir haben alles ausprobiert. Medikamente, Behandlungen, Operationen … nichts hat geholfen."

Ich erklärte Casey das Phänomen neuroplastischer Schmerzen – wie unser Gehirn sehr reale Schmerzen erzeugen kann, selbst wenn der Betroffene nicht unter einer Verletzung leidet, und dass solche Schmerzen rückgängig gemacht werden können. Casey erlaubte sich, einen Hoffnungsschimmer zu verspüren, und ihm kullerten Tränen über das Gesicht.

„Hey, mein Junge, wir kriegen das schon in den Griff", sagte seine Mutter und gab sich alle Mühe, ihren Worten Glauben zu schenken.

Casey und ich trafen uns einmal in der Woche. Wir redeten darüber, wie seine Schmerzen entstanden waren und warum sie andauerten. Ich brachte ihm die Techniken des Schmerz-Verlern-Programms bei und wir wandten es gemeinsam bei ihm an. Nach vier Wochen schwang er in meinem Büro einen Baseballschläger und verspürte dabei keine Schmerzen. Nach sechs Wochen rannte er – zur großen Überraschung meiner Kollegen – wie der Blitz auf den Fluren hin und her. Nach drei Monaten war er schmerzfrei.

Kurz darauf ging er wieder in seine Schule – und spielte als Center Fielder im Baseballteam!

Auf Wunsch der Sendung *The Doctors* ließen wir vor und nach der Behandlung eine fMRT-Aufnahme von Caseys Gehirn machen.[16] In der medizinischen Fachliteratur gibt es jede Menge fMRT-Aufnahmen von Menschen, die an Schmerzen unterschiedlicher Schweregrade leiden. Aber es hatte noch nie jemand untersucht, wie das Gehirn eines Betroffenen nach einer Genesung von chronischen Schmerzen aussieht. Würden auf den Aufnahmen von Caseys Gehirn erkennbare Veränderungen zu sehen sein?

Einige Tage später rief mich der Radiologe an, der die fMRT-Aufnahmen von Caseys Gehirn gemacht hatte. „Das ist unglaublich", sagte er. „Der Unterschied zwischen den beiden Aufnahmen ist erstaunlich." Er schickte mir sofort die Aufnahmen.

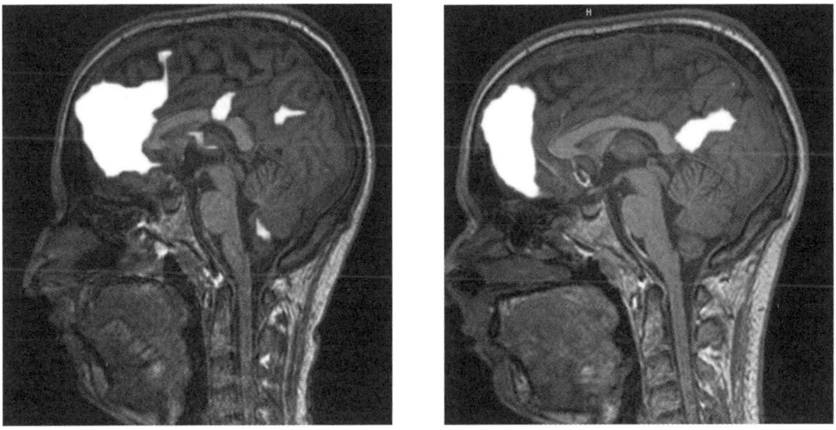

Caseys Gehirnaktivität vor der Behandlung (links) und nach der Behandlung (rechts)

Durch den Wunsch der Produzenten einer Tages-Talkshow hatten wir es mit der ersten fMRT-Fallstudie zur Überwindung chronischer Schmerzen zu tun. Als ich die enormen Unterschiede betrachtete, die auf den Aufnahmen von Caseys Gehirn vor und nach der Behandlung zu sehen waren, dachte ich: „Das Gehirn dieses Jungen könnte die Welt verändern."

Ein neues Verständnis von Schmerz

Die Aufnahmen von Caseys Gehirn waren bemerkenswert. Zu sehen waren Veränderungen im medialen präfrontalen Cortex, im Nucleus accumbens und in der anterioren Insula. Diese Gehirnregionen haben zwei Dinge gemeinsam: Ihre Bezeichnungen klingen wie Zaubersprüche von Harry Potter,[17] und sie sind allesamt an der Verarbeitung von Schmerzen beteiligt.[18]

Die Resultate, die bei Casey erzielt worden waren, waren faszinierend, aber bei ihm handelte es sich lediglich um eine einzelne Fallstudie. Waren die Veränderungen ein Zufall oder hatte das Schmerz-Verlern-Programm Caseys Gehirn tatsächlich neu vernetzt? Wir wussten, dass es nur eine Person gab, an die wir uns zur Klärung dieser Frage wenden konnten: den auf der ganzen Welt renommierten Neurowissenschaftler Tor Wager. In den zurückliegenden zehn Jahren hatte es im Hinblick auf das Verständnis von Schmerzen eine regelrechte Revolution gegeben und dabei hatte Tor Wager eine führende Rolle gespielt.

Jahrhundertelang haben Wissenschaftler das Gehirn als eine Art Blackbox betrachtet. Wir kannten die grundlegenden Funktionen: Das Gehirn empfängt Signale vom Körper, es erzeugt Gedanken und Gefühle und manchmal, zum Beispiel wenn wir Eiscreme zu schnell verschlingen, erstarrt es vorübergehend. Wir hatten sogar eine grobe Vorstellung davon, welche Bereiche des Gehirns wofür zuständig sind. Aber vor allem wussten wir, dass es eine sehr wichtige rosa-graue schwabbelige Masse ist.

Doch die fMRT-Technologie hat all das verändert. Dank fMRT-Aufnahmen wie denen von Caseys Gehirn können wir genau sehen, welche Bereiche des Gehirns in bestimmten Situationen aktiviert werden. Zum ersten Mal haben wir einen hervorragenden Blick auf dieses komplexe System, der uns ein ganz neues Verständnis von Schmerzen ermöglicht. Im Laufe des zurückliegenden Jahrzehnts wurden Tausende von fMRT-Studien durchgeführt, die sich mit unterschiedlichen Aspekten von Schmerzen befassten. Auch wenn es noch jede Menge zu erforschen gibt, haben diese Studien zu zwei wichtigen Erkenntnissen geführt.

Erstens hat sich herausgestellt, dass chronische Schmerzen sich komplett von kurzfristigen Schmerzen unterscheiden. Chronische Schmerzen äußern sich anders, reagieren anders auf eine Behandlung und beim Entstehen und Empfinden von chronischen Schmerzen sind sogar andere Bereiche des Gehirns[19] beteiligt. In Kapitel 2 gehe ich darauf näher ein.

Zweitens sind Schmerzen etwas viel Komplexeres, als wir ursprünglich dachten. Es gibt nicht nur ein „Schmerzzentrum" im Gehirn; fMRT-Studien haben ergeben, dass viele Bereiche des Gehirns beim Entstehen und Empfinden von Schmerzen beteiligt sind. Und wenn ich „viele" sage, meine ich auch viele.

Das bringt uns zurück zu Tor Wager, der gezeigt hat, wie komplex Schmerzen sind. Dr. Wager setzte künstliche Intelligenz ein und analysierte Tausende von Gehirnaufnahmen. Er entdeckte ein einzigartiges Muster von Gehirnaktivität, wenn Menschen Schmerzen empfinden.[20] An dieser „Schmerzsignatur" sind 44 verschiedene Bereiche des Gehirns beteiligt. 44! Die Hälfte dieser Bereiche sorgen unter anderem dafür, Schmerzen zu verstärken, die andere Hälfte dieser Bereiche sind daran beteiligt, Schmerzen zu lindern.

Im Gehirn finden ganz klar einige sehr komplexe Verarbeitungsprozesse statt, um Schmerzen zu erzeugen, und niemand kennt sich damit besser aus als Tor Wager. Wir schickten ihm umgehend die Aufnahmen von Caseys Gehirn. Und in seiner Antwort wies er uns auf eine unglaubliche Möglichkeit hin.

Die Rückenschmerzstudie der University of Colorado Boulder

Wie es der Zufall wollte, war Dr. Wager gerade im Begriff, eine neue Studie über chronische Rückenschmerzen durchzuführen, und bei allen Teilnehmern der Studie sollten vor und nach der Behandlung fMRT-Aufnahmen des Gehirns gemacht werden.

Die Resultate, die unsere Behandlung bei Casey bewirkt hatten, beeindruckten Dr. Wager und er bot uns an, eine weitere Gruppe von Teilnehmern in seine Studie mit einzubeziehen, die sich unserer Behandlungsmethode unterzogen. Die gute Nachricht war, dass eine von einem weltweit anerkannten Neurowissenschaftler durchgeführte randomisierte kontrollierte Studie dem Schmerz-Verlern-Programm ein ganzes Stück ernsthafte wissenschaftliche Glaubwürdigkeit verleihen könnte. Die schlechte Nachricht war, dass das Labor von Dr. Wager sich an der University of Colorado Boulder befand und somit gut 1600 Kilometer von Los Angeles entfernt.[21]

Wir ergriffen die Gelegenheit beim Schopf.

Im folgenden Jahr wurde ich zu einem Dauerreisenden. Ich unterstützte Dr. Wagers Team bei der Durchführung der Rückenschmerzstudie der University of Colorado Boulder, behandelte gleichzeitig meine Patienten in Los Angeles und lehrte an der University of Southern California. Ich stieg viermal in der Woche ins Flugzeug. Jede Woche. Dabei sammelte ich ausreichend Vielfliegermeilen, um damit die halbe Strecke bis zum Mond zurücklegen zu können.

Das Studienteam war großartig. Neben Dr. Wager gehörten noch Zack, Laurie und Judith dazu, die die Gehirnaufnahmen machten. Dr. Howard

Schubiner führte die medizinischen Beratungsgespräche durch. Und dann gab es noch den Mann, der das Ganze organisierte: Yoni, ein 32-jähriges Wunderkind mit dem Verstand von Aristoteles und der ungezwungenen Unbekümmertheit von James Dean. Yoni und ich arbeiteten auf großartige Weise zusammen. Er war der Praktiker. Und ich war eher … der Idealist.

Yoni: „Wir müssen unsere Studienziele definieren, bevor wir loslegen, damit auch alles komplett objektiv ist."
Ich: „Super."
Yoni: „Wir lassen die Teilnehmer jede Woche den Brief-Pain-Inventory-Fragebogen ausfüllen (einen standardisierten Fragebogen zur Angabe der Schmerzintensität auf einer Skala von 0 bis 10). Dann vergleichen wir ihre Werte vom Beginn der Behandlung mit denen am Ende der Behandlung, um zu sehen, ob die Schmerzen, unter denen sie leiden, gelindert wurden."
Ich: „Ich möchte ihre Schmerzen nicht nur lindern. Ich möchte sie heilen, damit sie schmerzfrei sind."
Yoni: „Also, bei Studien über chronische Schmerzen werden normalerweise keine Werte über eine ‚Heilung' erfasst, weil Patienten nur selten geheilt und wirklich schmerzfrei werden. Normalerweise geht es darum zu versuchen, die Intensität ihrer Schmerzen zu lindern."
Ich: „Wir werden sie heilen."
Yoni: „Na gut."

Yoni war skeptisch (Yoni ist immer skeptisch), aber er willigte ein. Wenn der Durchschnittswert eines Patienten bis zum Ende der Studie auf 0 oder 1 gefallen sein würde (ein Wert, der für „schmerzfrei" oder „fast schmerzfrei" steht), würden wir ihn als geheilt ansehen.

Christie, eine meiner besten Therapeutinnen, und ich reisten nach Boulder und führten die Behandlung durch. In den folgenden zwölf Monaten arbeiteten wir mit Patienten, die unter chronischen Rückenschmerzen litten. Sie kamen aus verschiedenen Lebensbereichen und waren zwischen 21 und 70 Jahre alt. Aber eines hatten sie alle gemeinsam: chronische Rückenschmerzen, die trotz aller medizinischer Behandlungen angedauert hatten. Unserer Gruppe wurden nach dem Zufallsprinzip fünfzig Patienten zugeteilt,[22] und jeder dieser Patienten wurde vier Wochen lang zweimal in der Woche mit der Methode des Schmerz-Verlern-Programms behandelt.

Ich hatte Spaß daran, Christie zu animieren.

Ich: „Wir müssen einfach genauso vorgehen wie bei Casey. Nur eben fünfzigmal hintereinander. Bei nur acht Terminen. Und in einem anderen Bundesstaat."
Christie: *Schluck.*

Die Durchführung der Studie war extrem anstrengend, aber zugleich auch sehr bereichernd. Wir lernten unsere Patienten in Boulder kennen und kümmerten uns um sie. Wir sahen, wie sie die Lektionen des Schmerz-Verlern-Programms befolgten und begannen, den Teufelskreis der chronischen Schmerzen zu durchbrechen. Aber würde das reichen?

Ich wusste, dass das Schmerz-Verlern-Programm funktioniert. Ich hatte gesehen, wie es bei meinen Patienten in Los Angeles funktionierte. Ich hatte gesehen, was es bei Casey bewirkt hatte. Ich sah, dass sich der Zustand unserer Patienten in Boulder verbesserte. Aber würde sich ihr Zustand soweit verbessern, dass sie als geheilt gelten konnten? Würde das Schmerz-Verlern-Programm einem rigorosen wissenschaftlichen Protokoll standhalten?

Als wir uns dem Ende der Studie näherten, war ich total aufgeregt. Schließlich teilte Yoni mir die Ergebnisse mit. Sie übertrafen selbst unsere kühnsten Erwartungen: Bei 98 Prozent der von uns behandelten Patienten waren die Schmerzen zurückgegangen, und 66 Prozent waren schmerzfrei oder fast schmerzfrei.[23] Zwei Drittel der von uns behandelten Patienten konnten der Kategorie „geheilt" zugeordnet werden, eine Kategorie, die Yoni nicht für möglich gehalten hatte. (Fürs Protokoll: Yoni war von den Ergebnissen schwer beeindruckt.)

Die fMRT-Aufnahmen waren genauso beeindruckend. Dr. Wager und sein Team schoben die Patienten nicht einfach nur in das fMRT-Gerät. Sie schoben die Patienten hinein und versuchten, ihnen wehzutun. Die Wissenschaftler wollten sehen, wie das Gehirn der Patienten auf Schmerz reagierte, weshalb sie eine „Rückenschmerzen-Erzeugungsvorrichtung" einsetzten. Das klingt ziemlich unheimlich, aber wie sich herausstellte, handelte es sich lediglich um ein aufblasbares Kissen.

Der Patient lag auf dem aufblasbaren Kissen in der fMRT-Röhre. Dann bliesen die Wissenschaftler das Kissen auf, um Druck auf den Rücken des Patienten auszuüben und zu versuchen, Schmerzen zu verursachen. Das ermöglichte es den Wissenschaftlern, Aufnahmen vom Gehirn zu machen, während es Schmerzen empfand. Auf diese Weise wurde von jedem Patienten am Beginn der Studie eine Aufnahme seines Gehirns gemacht und eine erneute Aufnahme nach Beendigung der Behandlung.

Als alle Aufnahmen angefertigt worden waren, befasste Yoni sich monatelang mit den fMRT-Daten. Er analysierte Millionen von Datenpunkten, bereinigte sie um leichte Kopfbewegungen und verglich die zu Beginn der Studie gemachten Gehirnaufnahmen jedes Patienten mit denen, die nach Beendigung der Behandlung gemacht worden waren. Nach und nach wurde ein Muster erkennbar: Caseys Fall war kein Zufallsbefund.

Genau wie im Fall von Casey wies das Gehirn der Patienten nach der Durchführung des Schmerz-Verlern-Programms Veränderungen auf. Und genau wie im Fall von Casey konzentrierten sich diese Veränderungen auf den Bereich um die anteriore Insula – einen der von Dr. Wager identifizierten 44 Schmerzbereiche im Gehirn. Zu Beginn der Studie sorgte der Druck des Kissens dafür, dass die anteriore Insula auf den Aufnahmen der Patienten aufleuchtete wie ein Weihnachtsbaum, und sie verspürten starke Schmerzen. Nach der Behandlung war die anteriore Insula der Patienten deutlich weniger aktiv und der Druck des Kissens machte ihnen nicht mehr so zu schaffen. Das Kissen übte bei beiden Aufnahmen den gleichen Druck auf den Rücken der Patienten aus, doch nach acht Sitzungen des Schmerz-Verlern-Programms reagierte das Gehirn der behandelten Patienten anders.

Bedeutet das, dass die anteriore Insula die Quelle chronischer Schmerzen ist? Leider funktioniert das Gehirn nicht so einfach. Schließlich sind noch 43 andere Gehirnbereiche am Empfinden von Schmerzen beteiligt. Aber neueren Forschungserkenntnissen zufolge spielt die anteriore Insula eine wichtige Rolle bei der Entscheidung des Gehirns, ob es Schmerzen erzeugen soll.[24] Und erstaunlicherweise waren die Patienten unserer Behandlungsgruppe in der Lage, ihrer anterioren Insula beizubringen, bessere Entscheidungen zu treffen.

Die Rückenschmerzstudie der University of Colorado Boulder lieferte uns alles, was wir uns erhofft hatten. Sie bestätigte, dass es sich bei dem Schmerz-Verlern-Programm nicht nur um eine wirksame Behandlungsmethode handelt, sondern um die wirksamste Methode, die es gegenwärtig gibt, um chronische Schmerzen zu behandeln. Indem die Patienten, die an der Studie teilnahmen, unser Verfahren der Geist-Körper-Techniken anwandten, vernetzten sie ihr Gehirn neu und schalteten ihre Schmerzen ab. Und das können Sie auch.

In diesem Buch werden Sie alles erfahren, was Sie wissen müssen, um sich selbst mit dem Schmerz-Verlern-Programm behandeln zu können. Zunächst erkläre ich, was neuroplastische Schmerzen sind und wie sie entstehen. Dann bringe ich Ihnen spezielle Techniken bei, die Ihnen dabei helfen werden,

den Teufelskreis des Schmerzes zu durchbrechen und die Symptome, unter denen Sie leiden, zu überwinden. Dabei werde ich auch jede Menge Beispiele, Analogien und Geschichten meiner Patienten anführen.

Um Ihre Schmerzen behandeln zu können, müssen Sie diese zunächst verstehen. Also werden wir uns als Nächstes erst einmal mit einer grundlegenden Frage beschäftigen: Was sind Schmerzen?

Kapitel 2

Schmerzen sind ein Gefahrensignal

Das Schlimmste an chronischen Schmerzen sind, nun ja, die Schmerzen. Aber das Zweitschlimmste sind die Ratschläge, die andere einem Betroffenen erteilen.

„Leg Eis auf die schmerzende Stelle."

„Versuch es mit Wärme."

„Versuch es mit Dehnen."

„Iss Weidenrinde."

„Schlaf auf einem riesigen Magneten."

Aber der Rat, der Betroffene am ehesten zur Weißglut treiben kann, lautet: „Ignoriere die Schmerzen einfach."

Einige Dinge lassen sich schlicht und einfach nicht ignorieren. Das sollte ich in meinem ersten Studienjahr am College erfahren.

Ich hatte gepaukt, war lange aufgeblieben und schlief selig in meinem Studentenwohnheimzimmer. Ich träumte gerade davon, meine Prüfung in Wirtschaft mit der Bestnote zu bestehen, als ich auf einmal von dem schlimmsten Geräusch aus dem Schlaf geschreckt wurde, das ich je gehört hatte. Jemand hatte den Feueralarm ausgelöst. Ich hatte zuvor schon andere Alarme gehört: Rauchalarm, den Alarm der Diebstahlsicherung eines Autos, Sirenen. Aber so etwas hatte ich noch nie gehört. Es war, als ob ein Feuerwehrauto und ein Vulkan ein gemeinsames Baby bekommen hätten. Ein wirklich wütendes Baby, das um vier Uhr morgens direkt in mein Ohr schrie.

Ich war zu 100 Prozent sicher, dass es sich nur um einen Prüfungswochenscherz handelte und es nicht wirklich brannte. Ich wollte den Alarm ignorieren und in meinem warmen Bett bleiben. Aber es war unmöglich, den Lärm zu ignorieren. Der Alarm war einfach zu laut. Also stieg ich aus dem Bett, ging nach unten und wartete zusammen mit allen anderen Studenten, die in dem Wohnheim wohnten, draußen vor dem Gebäude. Der Feueralarm sollte Menschen vor Gefahr warnen.[1] Und wenn man ihn hätte ignorieren können, hätte er seinen Zweck nicht erfüllt.

Aus diesem Grund ist der Rat, Schmerzen zu ignorieren, so wenig hilfreich. Schmerzen sind, genauso wie der Feueralarm, ein Gefahrensignal. Und genauso wie der Feueralarm sollen Schmerzen nicht ignoriert werden können. Der einzige Sinn und Zweck von Schmerzen besteht darin, einen wissen zu lassen, dass es ein Problem gibt. Und wenn Ihr Körper Ihnen mitteilt, dass es ein Problem gibt, stellt er sicher, dass Sie auf ihn hören.

Verstauchung + Gehirn = Schmerzen!

Stellen Sie sich vor, Sie joggen. Es ist ein herrlicher Tag. Sie genießen die morgendliche Brise und die Sonnenstrahlen auf Ihrem Gesicht, während Sie so schnell und anmutig wie eine Gazelle durch die Landschaft laufen. Aus Ihren Kopfhörern dröhnen die besten Hits von Bruce Springsteen. Das Leben ist schön. Und dann stolpern Sie über eine Baumwurzel und kommen ungünstig mit dem linken Fuß auf. Sie verspüren ein heftiges Stechen im Knöchel. Er ist verstaucht.

So schlimm es sich auch anfühlt – die Schmerzen dienen dem Zweck, Ihnen zu helfen. Es ist die Art und Weise, in der Ihr Gehirn Sie warnt: „Achtung, du läufst Gefahr, dich noch schlimmer zu verletzen. Also halt dich bitte zurück, bis die Verletzung geheilt ist.“ Ohne Schmerzen wüssten Sie gar nicht, dass Sie sich den Knöchel verstaucht haben, und Sie würden einfach weiterjoggen und dadurch dafür sorgen, dass die Verletzung sich noch verschlimmert.

Schmerzen fühlen sich nicht gut an, aber sie sind wichtig. Wenn Schmerzen ihre Funktion richtig erfüllen, helfen sie uns dabei, unseren Körper vor Schädigungen zu bewahren. Und wie ich in Kapitel 1 bereits erwähnt habe, mag das Empfinden von Schmerzen sich so anfühlen, als handelte es sich dabei um etwas Einfaches, aber in Wahrheit ist das Ganze sehr komplex.[2] Sehen wir uns etwas näher an, was bei Ihrer morgendlichen Joggingrunde genau passiert.

Es weht eine leichte Brise, die Sonne scheint, Springsteen rockt, alles ist gut – und dann *huch!* – Sie stolpern.

In dem Moment, in dem Sie ungünstig mit dem Fuß aufkommen, empfinden Rezeptoren in Ihrem Knöchel den Aufprall und senden eine Botschaft an Ihr Rückenmark. Sie spüren noch keinen Schmerz.

Die Botschaft wird Ihr Rückenmark hinauf weitergeleitet zu Ihrem Gehirn. Sie spüren immer noch keinen Schmerz.

Die 44 „Schmerzsignaturbereiche" Ihres Gehirns arbeiten zusammen, um die Botschaft zu verarbeiten und das Schmerzgefühl zu erzeugen. Jetzt tut es weh!

Sie hören sofort auf zu joggen und humpeln zu einer Parkbank. Dort untersuchen Sie Ihren Knöchel, während Bruce Springsteen ausgerechnet „Born to Run" singt.

Wie Sie sehen, war der Schmerz die Antwort Ihres Gehirns auf die Gefahrensignale, die Ihr Fußknöchel gesendet hat. Schmerz ist wie eine Kommunikation zwischen dem Körper und dem Gehirn. Aber wie bei jeder Kommunikation kommt es manchmal zu Missverständnissen.

Die Verhöhnung, die um die Welt ging

Im Jahr 1956 herrschte Kalter Krieg und die Beziehungen zwischen den USA und der Sowjetunion waren angespannt. Bei einem Empfang in der polnischen Botschaft in Moskau sollten sich die Spannungen noch verschärfen. Auf dem Empfang hielt der sowjetische Regierungschef Nikita Chruschtschow vor westlichen Diplomaten eine Rede. Er beendete seine Rede mit einem Satz, der so aufrüttelnd war, dass die Vertreter von 13 verschiedenen Ländern die Veranstaltung umgehend verließen. Chruschtschows abschließende Feststellung bestand nur aus vier einfachen Worten, aber am folgenden Tag beherrschten diese Worte überall auf der Welt die Schlagzeilen. Wie lautete der Satz, der so viel Angst auslöste?

„Wir werden euch begraben!"

Die US-Amerikaner waren entsetzt, dass der Regierungschef einer Supermacht, die über Atomwaffen verfügte, ihr Land zerstören wollte. Die Spannungen zwischen den beiden Ländern erreichten eine neue Stufe der Eskalation. „Wir werden euch begraben!" war eine direkte Drohung und die USA vernahmen diese Drohung laut und deutlich. Das Problem war nur: Chruschtschow hatte diese Drohung nie ausgesprochen. Heutige Übersetzer glauben, dass Chruschtschows Satz falsch verstanden wurde[3] und eigentlich gemeint war: „Wir werden euch überdauern!"

Das ist ein gewaltiger Unterschied. Statt nach einer Drohung mit atomarer Vernichtung klingt der Satz in seiner tatsächlichen Bedeutung eher wie ein Ausdruck der Selbstgewissheit. Der eine Satz ist furchterregend. Der andere ist lediglich ein wenig überheblich. Eine leicht fehlerhafte Übersetzung machte aus einer selbstüberheblichen Großspurigkeit ein Gefahrensignal für Probleme von atomaren Ausmaßen.

So wie Chruschtschows Übersetzer ist auch unser Gehirn nicht perfekt. Und manchmal interpretiert es Signale, die der Körper ihm sendet, falsch. Neuroplastische Schmerzen sind die Folge dieser Art von Fehlinterpretation. Sie werden dadurch verursacht, dass das Gehirn normale Botschaften des Körpers fälschlicherweise als Gefahrensignale versteht. Dem Körper geht es gut, aber das Gehirn erzeugt trotzdem Schmerzen. Mit anderen Worten: Neuroplastische Schmerzen sind ein Fehlalarm.

Fehlinterpretationen des Gehirns und plötzliche Schmerzen

Im Jahr 1995 wurde im *British Medical Journal* über den Fall eines Bauarbeiters berichtet, der aus Versehen auf einen 15 Zentimeter langen Nagel sprang. Autsch! Der Nagel bohrte sich durch die Sohle des Stiefels und ragte oben heraus. Der Bauarbeiter litt Höllenschmerzen.

Seine Kollegen brachten ihn sofort in die Notaufnahme und die Ärzte zogen den Nagel vorsichtig heraus. Als sie ihm den Stiefel auszogen, um die Verletzung in Augenschein zu nehmen, stellten sie erstaunt fest, dass sie kein Blut, keine Stichwunde, ja, nicht einmal einen Kratzer vorfanden. Wie durch ein Wunder hatte sich der Nagel genau zwischen den Zehen hindurchgebohrt!

Warum verspürte er Schmerzen? Er sah, wie der Nagel sich durch den Stiefel bohrte, und ging davon aus, dass er verletzt war. Das änderte den Modus, wie sein Gehirn die Signale verarbeitete, die es von seinem Körper empfing. Der Fuß sendete einfach nur normale Signale – über die Beschaffenheit der Socke, die Enge des Stiefels, das unvertraute Gefühl eines Nagels, der sich zwischen den Zehen befand. Das sind allesamt harmlose Empfindungen, aber das Gehirn erwartete Gefahrensignale, deshalb verarbeitete es sie zu Schmerzen, Schmerzen, Schmerzen.[4]

Was dem Bauarbeiter widerfahren war, war ein außergewöhnlicher Unfall, aber Wissenschaftler sind tatsächlich imstande, diese Erfahrung nachzuahmen. An einer medizinischen Fakultät in Texas stellten Wissenschaftler Teilnehmer für eine Studie zusammen. Sie wollten herausfinden, ob sie das Gehirn dazu bringen konnten, Schmerzen zu empfinden. Die Teilnehmer der Studie wurden mittels Elektroden, die an ihrem Kopf befestigt wurden, an eine Apparatur angeschlossen. Die Wissenschaftler erzählten den Teilnehmern, dass sie ihnen mittels der Apparatur einen elektrischen Strom durch den Kopf leiten würden und dieser vorübergehend Kopfschmerzen verursachen würde. Aber das war nur eine Vortäuschung. In Wahrheit tat die Apparatur gar nichts. Um die Täuschung glaubhafter zu machen, war an der Apparatur ein großes Schild angebracht, auf dem SCHOCKGENERATOR stand. (Texaner sind nicht für ihr Feingefühl bekannt.)

Die Wissenschaftler taten so, als würden sie die Apparatur einschalten. Aus einem in der Nähe aufgestellten Lautsprecher ertönte ein Brummen, das dafür sorgen sollte, dass die Apparatur dem Anschein nach eingeschaltet war. Die Teilnehmer dachten, dass elektrischer Strom durch ihren Kopf geleitet wurde. Und raten Sie mal, was passierte. Sie empfanden Schmerzen.[5] Genau wie im Fall des Bauarbeiters irrte sich ihr Gehirn. Der Körper der Teilnehmer sandte normale, harmlose Signale, doch ihr Gehirn verarbeitete sie zu Schmerzen. Warum interpretiert das Gehirn solche Signale falsch? Diese Frage beantworte ich in Kapitel 3.

Fürs Erste ist der entscheidende Punkt, dass die Bereiche des Gehirns, die Schmerzen verarbeiten, nicht perfekt funktionieren. Manchmal machen sie Fehler. Hin und wieder mal einen Fehler zu machen, ist natürlich keine große Sache. Das wirkliche Problem besteht dann, wenn das Gehirn einen Fehler macht und daran festhält.

Unser sich veränderndes Gehirn

Das blaue Streifengnu ist eine große Antilope mit gebogenen Hörnern, die in Afrika vorkommt. Die Streifengnus sind nicht wirklich blau, sondern eher bläulich-grau. Erwachsene blaue Streifengnus sind ziemlich normal: Sie grasen, ziehen umher und versuchen, nicht von Raubtieren gefressen zu werden. Streifengnujunge hingegen sind erstaunlich.

Streifengnukälber werden in der Mitte der Herde zur Welt gebracht, damit sie in Sicherheit sind, doch sie müssen nicht lange geschützt werden.[6] Streifengnukälber können ungefähr sechs Minuten nach der Geburt auf den Beinen stehen. Dreißig Minuten nach der Geburt können sie laufen. Und nur einen Tag nach der Geburt können sie schneller laufen als eine Hyäne! Hyänen bringen es immerhin auf 48 bis 56 Kilometer pro Stunde,[7] das ist also eine ziemlich beachtliche Leistung. Zum Vergleich: Usain Bolt,[8] der acht

Goldmedaillen im Sprint gewonnen hat, hat es auf eine Höchstgeschwindigkeit von 44,17 Kilometer pro Stunde gebracht. Das bedeutet, dass ein einen Tag altes Streifengnukalb schneller ist als der schnellste Mann der Welt.

Menschenbabys hingegen sind weniger beeindruckend. Gewiss sind sie süß und drollig, aber nach der Geburt kann ein Baby fast nichts. Und 24 Stunden nach der Geburt kann ein Baby … immer noch nichts. Verstehen Sie mich nicht falsch. Meine besten Freunde sind Menschen, aber seien wir ehrlich: Wenn wir auf die Welt kommen, können wir nichts.

Das ist jedoch in Ordnung, denn wir werden mit etwas geboren, das noch viel besser ist: mit einem großen, wunderbaren Gehirn,[9] das großartig darin ist, neue Fähigkeiten zu erlernen. Bei uns dauert es zwar nicht nur Minuten, sondern Monate, aber auch wir lernen aufzustehen. Wir können es zwar noch nicht eine halbe Stunde nach der Geburt, aber auch wir fangen an zu laufen und irgendwann können wir rennen. Wir mögen nie schneller rennen können als blaue Streifengnus, aber wir übertreffen sie in vielen anderen Dingen. Wir lernen lesen und schreiben, Auto zu fahren und unsere Uhr auf die Sommerzeit umzustellen. Nichts von alledem gelingt uns bei unserem ersten Versuch, aber wir lernen es durch Üben und Praxis.

Das menschliche Gehirn ist deshalb so erstaunlich, weil es so viel lernen, sich verändern und sich entwickeln kann. Es klingt magisch, aber im Wesentlichen ist das Ganze einfach nur grundlegende Biologie. Das Gehirn besteht aus einer Ansammlung von Neuronen (Nervenzellen), die miteinander kommunizieren. Und wie kommunizieren Neuronen miteinander? Indem sie kurze elektrische Impulse abfeuern. Und je mehr sie miteinander interagieren, desto besser werden sie darin.

Stellen Sie sich ein Baby vor, das zum ersten Mal versucht zu laufen. Sein noch junges Gehirn hat keine Ahnung, was zu tun ist. Die Neuronen im Gehirn des Babys feuern und aktivieren andere Neuronen, aber weil es das erste Mal ist, ist das Muster unvertraut und die Abläufe sind unbeholfen. Das Baby fällt hin. Aber es ist entschlossen, es zu lernen, und versucht es erneut. Diesmal sind die Verbindungen zwischen den bewundernswerten kleinen Neuronen in seinem Gehirn ein kleines bisschen stärker. Die Bewegungsabläufe sind etwas stabiler. Je mehr es übt, desto besser arbeiten die speziell an diesen Bewegungsabläufen beteiligten Neuronen zusammen. Schließich lernt sein Gehirn: vom Boden abstoßen, leicht nach vorne beugen, das Gleichgewicht halten, einen Schritt machen und das Ganze wiederholen. Wenn das Baby das Ganze oft genug wiederholt hat, laufen die Abläufe automatisch ab und es muss nicht einmal mehr darüber nachdenken.

Wissenschaftler pflegen zu sagen: „Neuronen, die miteinander feuern, vernetzen sich miteinander."[10] Wenn diese Muster von Neuronen (oder die „neuronalen Pfade") sich miteinander vernetzt haben, fühlt sich das Bewältigen komplexer Aufgaben einfach an, zum Beispiel Schnürsenkel zu binden, Gitarre zu spielen oder ein wirklich gutes Selfie zu machen, das so aussieht, als hätte man sich keine allzu große Mühe gemacht, es hinzubekommen.

Schmerz erlernen

Unser Gehirn ist hervorragend darin, nützliche Fähigkeiten zu erlernen, aber die Kehrseite ist, dass es genauso hervorragend darin ist, sich schlechte Angewohnheiten anzueignen. Zum Beispiel Schmerzen. Wenn das Gehirn immer wieder Schmerzen empfindet, werden die Neuronen, die für die Verarbeitung dieser Schmerzen zuständig sind, „miteinander vernetzt" und immer besser darin, gemeinsam zu feuern. Leider bedeutet das, dass das Gehirn immer besser darin wird, Schmerzen zu empfinden. Wenn das Gehirn zu gut darin wird, kann das Empfinden von Schmerzen zu einem chronischen Zustand werden. Im Prinzip kann das Gehirn sogar unbeabsichtigt erlernen, Schmerzen zu empfinden.

Das ist der Ursprung des Begriffs „neuroplastische Schmerzen". „Neuro" bezieht sich auf das Gehirn und andere Teile des Nervensystems; „plastisch" bedeutet entwickelt oder verändert. Neuroplastische Schmerzen liegen vor, wenn das Gehirn sich in einer Art und Weise verändert, die chronische Schmerzen verstärkt.[11]

Im Rahmen einer der wichtigsten Schmerzstudien, die in den vergangenen Jahren durchgeführt wurde, konnte dieser Prozess dokumentiert werden, während er sich vollzog. Die Wissenschaftler, die für die Studie verantwortlich waren, beobachteten Patienten, die in jüngster Zeit eine Rückenverletzung erlitten hatten und über Schmerzen klagten. Zunächst war auf den Aufnahmen ihres Gehirns eine Aktivität in den normalen Schmerzregionen des Gehirns erkennbar. Doch wenn die Schmerzen chronisch wurden, verlagerte sich die Aktivität in die Bereiche des Gehirns, die mit Lernen und Erinnern assoziiert sind.[12]

Bei neuroplastischen Schmerzen handelt es sich um eine grundlegend andere Art von Schmerzen. Es sind Schmerzen, die andauern, weil das Gehirn zu gut gelernt hat, diese Schmerzen zu empfinden. Die gute Nachricht ist, dass das Gehirn genauso, wie es gelernt hat, diese Schmerzen zu empfinden, es auch wieder verlernen kann. Das Schmerz-Verlern-Programm trainiert Ihr Gehirn darin, die Signale, die Ihr Körper ihm sendet, wieder richtig zu interpretieren. Im Laufe der Zeit vernetzt diese Therapie Ihr Gehirn neu und deaktiviert die Schmerzen.

Normale Schmerzen oder Gehirnschmerzen?

Nachdem Sie jetzt die Unterschiede zwischen normalen Schmerzen und neuroplastischen Schmerzen kennen, stellt sich die Frage: Wenn Sie unter Schmerzen leiden – woher wissen Sie, welche Art von Schmerzen Sie haben? Ich habe schon viele Schmerzpatienten aufgenommen und als Erstes beurteile ich immer, ob die Symptome, unter denen sie leiden, wahrscheinlich neuroplastisch bedingt sind oder durch strukturelle Probleme im Körper verursacht werden.

Im Folgenden einige Fragen, die ich Betroffenen stelle:

- Haben medizinische Behandlungen nicht gewirkt oder nur für eine vorübergehende Linderung gesorgt?
- Sind die Schmerzen während einer stressreichen Phase in Ihrem Leben aufgetreten?
- Haben Sie (oder hatten Sie) in verschiedenen Bereichen Ihres Körpers Symptome?
- Treten Ihre Schmerzen an unterschiedlichen Stellen und zu unterschiedlichen Zeiten auf und sind unterschiedlich stark?
- Denken Sie oft oder ständig an die Schmerzen? Bereiten Sie Ihnen den ganzen Tag Sorgen?

Ich wünschte, das Ganze wäre wie ein Test in einer Zeitschrift und ich könnte für jedes „Ja" fünf Punkte vergeben. Aber so einfach ist es nicht. Es gibt keine verbindliche Checkliste. „Ja"-Antworten deuten zwar auf neuroplastische Schmerzen hin, aber wir beurteilen jeden Fall einzeln.

Wie ich in Kapitel 1 bereits festgestellt habe, treten neuroplastische chronische Schmerzen häufiger auf als strukturell verursachte chronische Schmerzen.[13]

Wie viel häufiger?

Im Rahmen der Rückenschmerzstudie der University of Colorado Boulder befanden sich fünfzig Patienten in der Behandlungsgruppe. Dr.

Howard Schubiner, der auf die Behandlung von Schmerzen spezialisiert ist, führte ein medizinisches Beratungsgespräch durch und ich nahm eine eher allgemeine Evaluation vor. Auf der Grundlage unserer zu Beginn der Studie vorgenommenen Untersuchungen und der Erkenntnisse, die wir während der Behandlung sammelten, identifizierten wir keine Fälle von chronischen Rückenschmerzen, von denen wir glaubten, dass ihnen strukturelle Probleme zugrunde lagen. Keinen einzigen!

Jetzt denken Sie womöglich: „Natürlich sind Sie davon ausgegangen, dass alle Patienten unter neuroplastischen Schmerzen gelitten haben. Schließlich haben Sie sich auf neuroplastische Schmerzen spezialisiert. Wer als Werkzeug nur einen Hammer hat, sieht in jedem Problem einen Nagel." Nun ja, mein lieber hypothetischer skeptischer Freund, das könnte nicht weiter von der Wahrheit entfernt sein. Als wir mit der Studie begannen, gingen wir davon aus, dass einige der Patienten, die an der Studie teilnahmen, unter strukturell bedingten Schmerzen leiden würden. Aber zu unserer Überraschung fanden wir in keinem einzigen Fall Beweise dafür, die das bestätigten. Selbst bei Patienten, auf deren Röntgenaufnahmen und MRT-Aufnahmen deutliche Befunde zu sehen waren, ergab sich am Ende, dass sie unter neuroplastischen Schmerzen gelitten hatten. Das wissen wir, weil sie ihre Schmerzen dank dem Schmerz-Verlern-Programm erfolgreich überwunden haben.

Eine Patientin hatte Skoliose mit einem Cobb-Winkel von 75 Grad. Ihre Wirbelsäule sah aus wie ein S. Doch als die Studie beendet wurde, war sie frei von allen Symptomen.

Ein anderer Patient hatte früher in der College-Football-Mannschaft als Linebacker gespielt. Er war jahrelang immer wieder mit voller Wucht mit dem Offensive Lineman der Gegenmannschaft zusammengeprallt. Infolge seiner Zeit als Footballspieler hatte er sich zwei schwere Bandscheibenvorfälle mit teilweiser Kompression der Nervenwurzeln zugezogen. Er hatte dreißig Jahre lang weder sitzen noch stehen noch gehen können, ohne dabei unter Schmerzen zu leiden.

Trotz dieser körperlichen Befunde war er am Ende der Behandlung schmerzfrei.

Bei der Studie ging es um Patienten mit Rückenschmerzen, aber die Ergebnisse entsprechen meinen Erfahrungen, die ich bei der Behandlung von Patienten gemacht habe, die unter allen möglichen Arten von Schmerzen litten. In den meisten Fällen, in denen Schmerzen durch ein physisches Leiden verursacht werden, werden die Schmerzen nicht chronisch. Das physische Leiden heilt oder spricht auf eine medizinische Behandlung an.

In den meisten Fällen von chronischen Schmerzen handelt es sich um neuroplastische Schmerzen.

Ich bin jedoch keineswegs ein Vertreter einer absoluten Wahrheit. Einige Patienten leiden durchaus unter chronischen Schmerzen, die strukturell bedingt sind. Ohne dass dafür ausreichende Indizien vorliegen, sollte man nie davon ausgehen, dass es sich bei den Schmerzen, unter denen man leidet, um neuroplastische Schmerzen handelt. Es ist wichtig, gründlich zu sein. Im hinteren Teil des Buches habe ich einen Anhang angefügt, der Ihnen dabei helfen kann festzustellen, ob es sich bei Ihren Schmerzen um neuroplastische Schmerzen handelt oder ob sie durch ein physisches Problem in Ihrem Körper verursacht werden.

Fazit: Schmerzen sind gut, neuroplastische Schmerzen sind schlecht

Normalerweise sind Schmerzen gut. Schmerzen fühlen sich zwar nicht gut an, sind aber ein wichtiges Gefahrensignal, das uns dabei hilft, unseren Körper zu schützen. Neuroplastische Schmerzen hingegen sind die Folge eines Irrtums. Sie werden dadurch verursacht, dass das Gehirn fälschlicher unbedenkliche Signale des Körpers so interpretiert, als ob sie Gefahrensignale darstellen würden. Infolgedessen empfinden wir Schmerzen, obwohl gar keine körperliche Verletzung oder Beeinträchtigung vorliegt.

Da unser Gehirn sehr lernfähig ist, können sich neuroplastische Schmerzen festsetzen. Schmerzen führen dazu, dass sich Neuronen miteinander vernetzen, was wiederum zu weiteren Schmerzen führt.

Um neuroplastische Schmerzen zu überwinden, müssen wir zuallererst nach den Gründen dafür suchen, weshalb das Gehirn unbedenkliche Signale falsch interpretiert. Wenn wir verstanden haben, warum das Gehirn diesen entscheidenden Fehler macht, können wir uns darauf konzentrieren zu verhindern, dass es diesen Fehler erneut begeht. Dann können wir uns die erstaunliche Fähigkeit des Gehirns zunutze machen, neue neuronale Pfade zu entwickeln. Mithilfe des Schmerz-Verlern-Programms können wir das Gehirn neu vernetzen und dafür sorgen, dass es schmerzhafte Symptome sozusagen verlernt.

Was ist also die eigentliche Ursache für das Entstehen von neuroplastischen Schmerzen?

Warum begeht unser Gehirn diesen Irrtum? Was ist der Brennstoff, der dafür sorgt, die Schmerzen aufrechtzuerhalten? – Angst.

Kapitel 3

Es gibt nichts zu fürchten außer der Angst selbst

„Was ist, wenn ich ausgerechnet der *eine* Patient bin, der nicht gesund wird?"

Ich saß mit Joe in meinem Büro, einem neuen Patienten, der unter chronischen Nackenschmerzen litt. Ich konnte ihm ansehen, wie ängstlich er war.*

„Ich bin sicher, dass Sie genesen werden", sagte ich. „Sie sind ein guter Kandidat für die Behandlung."

„Was ist, wenn es mir besser geht und die Schmerzen dann wiederkommen?", fragte er besorgt.

Joes Gedanken kreisten um einen ihm Angst machenden Gedanken nach dem anderen.

„Wenn das passiert, werden Sie erneut genesen", sagte ich. „Sie sind sehr motiviert."

Plötzlich weiteten sich seine Augen. „Was ist, wenn ich zu motiviert bin?"

Joe hatte Angst.

Im Laufe der Geschichte haben sich viele bedeutende Denker mit dem Phänomen Angst befasst. Gandhi sagte, die Angst sei unser Feind.[1] Mandela hielt Angst für eine Herausforderung, die man überwinden müsse.[2] Yoda sagte: „Furcht ist der Weg zur dunklen Seite."[3]

Aber im Wesentlichen ist Angst etwas Einfaches. Es ist das Gefühl, das wir wahrnehmen, wenn wir glauben, dass wir uns in Gefahr befinden. Angst ist ein universelles Gefühl, das wir alle jeden Tag verspüren.

Das Gefühl, das Sie empfinden, wenn Sie im Rückspiegel einen Streifenwagen sehen? Angst.

---

* Alle Patienten, die in diesem Buch erwähnt werden, haben eingewilligt, dass ihr Fall dargelegt wird. Um ihre Privatsphäre zu schützen, wurden ihre Namen geändert.

Das Gefühl, das sie haben, wenn Sie aus Versehen den Post Ihres Ex auf Instagram liken? Angst.

Das Gefühl, das Sie überkommt, wenn Ihnen Ihr Handy aus der Hand rutscht und in die Toilette fällt? Angst (zusammen mit ein bisschen Erleichterung, weil Sie viel zu viel Zeit auf Instagram verbringen und das Missgeschick insofern vielleicht ein Glück im Unglück war).

Angst versetzt uns in einen Zustand erhöhter Alarmbereitschaft. Es ist die Art unseres Gehirns, uns mitzuteilen: „Achtung: Gefahr!"

Löwen, Zebras und Ängste. Oje!

Stellen Sie sich zwei Zebras vor: den nervösen Nick und den furchtlosen Frank. Wie der Name schon vermuten lässt, ist der nervöse Nick sehr furchtsam. Er hat immer Angst. Ist immer in höchster Alarmbereitschaft. Hält in der Savanne immer nach Bedrohungen Ausschau. Sein Motto lautet: „Habt ihr das gehört!?"

Der furchtlose Frank hingegen trottet umher, als würde er sich ganz zu Hause fühlen. Er ist absolut entspannt. Er mümmelt ein bisschen Gras und lässt sich durch nichts aus der Ruhe bringen. Vielleicht macht er später ein Nickerchen.

Auf den ersten Blick scheint es so, als ob der furchtlose Frank alles im Griff hätte. Er wirkt wie einer dieser coolen Typen in der Highschool, die sich nie um irgendetwas Sorgen zu machen scheinen. Nur dass diese coolen Typen auf dem Weg zum Schließfach nicht von Löwen angegriffen und gefressen werden. Denn genau das ist Frank passiert. Ohne die schützende Angst sah Frank die Löwen erst, als es zu spät war.

Was ist mit dem nervösen Nick? Fünf Minuten zuvor hat er ein leises Rascheln im Gebüsch gehört und ist sofort weggerannt. Weil er in erhöhter Alarmbereitschaft war, hat Nick überlebt und kann einen weiteren nervösen Tag erleben.

Nicks Ängstlichkeit hat ihn empfänglicher dafür gemacht, Gefahren wahrzunehmen, deshalb hat er das leichte Anzeichen für eine Bedrohung bemerkt. Genau das ist der Sinn und Zweck von Angst. Und das gilt für Menschen genauso wie für Zebras. Angst hilft uns dabei, Gefahren zu identifizieren. Sie verstärkt potenzielle Bedrohungen, um uns zu schützen. Geräusche kommen uns lauter vor, wenn wir Angst haben.[4] Und Menschen reagieren empfindlicher auf Gerüche, wenn sie in erhöhter Alarmbereitschaft sind.[5]

Aber Angst schärft nicht nur unsere Sinne. Angst verstärkt auch Gefahrensignale wie Schmerzen.

Ein Gruppe Wissenschaftler wies dies durch ein Experiment nach. Dabei verwendeten sie schockierende Bilder und eine heiße Sonde.[6] Bei dem Experiment wurde die Haut der Teilnehmer willkürlich heißen Impulsen ausgesetzt, während sie eine Reihe von Fotos betrachteten. Einige der Fotos waren furchterregend, andere neutral. Obwohl die verabreichten heißen Impulse immer gleich waren, verspürten die Teilnehmer, die die furchterregenden Fotos betrachteten, deutlich stärkere Schmerzen als die Betrachter der neutralen Fotos.

Besonders interessant ist, dass die Teilnehmer manchmal auch Schmerz verspürten, wenn ihnen gar kein heißer Impuls verabreicht wurde.[7] Aber das passierte nur, wenn sie die furchterregenden Fotos betrachteten, nicht beim Betrachten der neutralen Bilder. Die durch die Bilder ausgelöste Angst versetzte das Gehirn der Teilnehmer in erhöhte Alarmbereitschaft und sie empfanden Schmerzen, obwohl ihnen gar kein heißer Impuls verabreicht wurde.

Das ist der entscheidende Punkt, um neuroplastische Schmerzen zu verstehen. Wenn wir uns in einem Zustand erhöhter Alarmbereitschaft befinden, kann das die Art und Weise verändern, in der wir Signale unseres Körpers wahrnehmen. Angst kann Schmerzen auslösen.

Im folgenden Kapitel erkläre ich die Ursprünge von Angst und lege dar, warum einige von uns dazu neigen, ständig in erhöhter Alarmbereitschaft zu sein. Dann führe ich drei Fallstudien an, die zeigen, wie Angst Schmerzen auslösen kann. Abschließend erläutere ich, wie Angst dafür sorgen kann, dass Schmerzen in einer Dauerschleife andauern und was man dagegen tun kann.

Zum Ursprung gelangen

Ständig in erhöhter Alarmbereitschaft zu sein, ist eine sehr gute Strategie, wenn man versucht, in der Serengeti keine Bekanntschaft mit hungrigen Löwen zu machen. Aber für viele von uns, da wir in der modernen Zivilisation leben, ist übermäßige Angst eine Last, die uns das Leben erschwert und unsere Schmerzen verschlimmert. Woher kommt all diese Angst?

Es gibt viele Faktoren, die uns in einen Zustand erhöhter Alarmbereitschaft versetzen.

Einige meiner Patienten befanden sich in einer sehr stressigen Lebenssituation, als ihre Schmerzen zum ersten Mal auftraten.[8] Sie hatten zum Beispiel gerade einen neuen Job angetreten, in dem sie stark unter Druck standen, oder eine langjährige Beziehung beendet. Selbst freudige Anlässe können uns in einen Zustand erhöhter Alarmbereitschaft versetzen. Ich hatte Patienten, die Wochen vor ihrer Hochzeit Schmerzen bekamen, und andere, bei denen die Schmerzen nach ihrer Beförderung begannen. Große Veränderungen im Leben, sowohl positive als auch negative, können Stressgefühle verursachen und unser Gehirn in erhöhte Alarmbereitschaft versetzen.

Bei anderen Patienten sind es weniger die aktuellen Stressfaktoren, die bei der Auslösung erhöhter Alarmbereitschaft eine Rolle spielen, sondern etwas, das in ihrer Vergangenheit liegt. Einige Menschen erleben in ihrer Kindheit Dinge, die sie anfällig dafür machen, Ängste zu entwickeln – zum Beispiel eine schwierige Familiendynamik, Schwierigkeiten in der Schule oder die Tatsache, gemobbt worden zu sein. Derartige Belastungen in jungen Jahren können zu einem allgemeinen Gefühl der Unsicherheit führen, das auch nach der Kindheit noch lange anhält. Studien haben gezeigt, dass Menschen, die in ihrer Kindheit Belastungen ausgesetzt waren und Stress erlebt haben, anfälliger dafür sind, Ängste zu bekommen.[9]

Darüber hinaus können uns auch bestimmte Verhaltensweisen in einen Zustand erhöhter Alarmbereitschaft versetzen, ohne dass wir uns dessen bewusst sind. Es gibt drei Gewohnheiten, die, wie ich bei meinen Patienten immer wieder erlebe, Angst auslösen und neuroplastische Schmerzen verschlimmern können: sich Sorgen zu machen, sich selbst unter Druck zu setzen und sich selbst zu kritisieren.[10] Im Folgenden veranschauliche ich, wie jede dieser Gewohnheiten zu einem Zustand erhöhter Alarmbereitschaft führen kann.

Sorgen

„Angenommen ein Baum fällt um, Pu, wenn wir direkt darunter stehen?“, fragte Ferkel.

„Angenommen er fällt nicht um“, sagte Pu nach sorgfältigem Nachdenken.[11]

Wie Ferkel machen sich viele von uns Sorgen über Dinge, die möglicherweise passieren könnten, oder über Dinge, die bereits passiert sind.

„Ist mein Chef sauer auf mich?“

„Ob ich wohl genug Schlaf bekomme?“

„Habe ich Spinat zwischen den Zähnen?“

Unabhängig davon, ob es bei diesen Sorgen um Ihren Job, um Ihren Tagesplan oder um Ihre Zahnhygiene geht, können diese Sorgen das Gefühl verstärken, sich in Gefahr zu befinden, und das Gehirn in erhöhte Alarmbereitschaft versetzen.[12]

Sich selbst unter Druck setzen

Wenn ich Patienten darauf hinweise, dass sie sich selbst ziemlich stark unter Druck setzen, erwidern sie oft: „Da haben Sie recht. Ich *muss* sofort damit aufhören.“ Aber es dürfte nicht überraschen, dass es nicht die beste Strategie ist, sich selbst unter Druck zu setzen, um damit aufzuhören, sich unter Druck zu setzen.

Wir leben in einer Kultur, in der großer Wert auf Perfektion gelegt wird. Deshalb ist es nicht überraschend, dass sich so viele von uns selbst unter Druck setzen.

„Ich muss in meiner Prüfung eine Eins bekommen!“

„Bis zu meiner Hochzeit muss ich fünf Pfund abnehmen!“

„Ich muss zwanzig Minuten am Tag meditieren!“

Diese Gedanken mögen harmlos erscheinen, aber Druck aktiviert Bereiche des Gehirns, die für Angst und Wachsamkeit zuständig sind. Druck versetzt uns in erhöhte Alarmbereitschaft[13] und sorgt dafür, dass wir in einem Zustand der Angst bleiben.

Selbstkritik

Claude Monet ist einer der berühmtesten Maler aller Zeiten.[14] Er war der Vater des Impressionismus und seine Bilder wurden für sehr viel Geld verkauft. Trotzdem war Monet extrem selbstkritisch.

Im Folgenden einige Urteile, die er über sich gefällt hat:

„Ich bin kein großer Maler.“[15]

„Ich mache dumme Fehler.“

„Was ich fabriziere, ist einfach nur grauenvoll.“

„Mein Leben war nichts als ein Misserfolg und alles, was mir bleibt, ist, meine Bilder zu zerstören, bevor ich verschwinde.“

Du lieber Himmel!

Da ist es kein Wunder, dass ein französischer Premierminister Monet den „König der Nörgler“ genannt hat. Auf Französisch klingt es noch besser: *Le roi des grincheux*.[16]

Ähnlich wie Monet gehen viele Patienten, die unter chronischen Schmerzen leiden, sehr hart mit sich ins Gericht. Sie ignorieren, was sie geleistet haben, und halten sich selbst kleinere Fehler vor. Aber Selbstkritik macht Sie nicht nur zu einem *grincheux* – Selbstkritik versetzt auch Ihr Gehirn in erhöhte Alarmbereitschaft.[17] Neurowissenschaftler haben nachgewiesen, dass Kritik das Bedrohungssystem des Gehirns aktiviert und somit also ein weiterer Auslöser von Angst ist.

Der Weg in den Schmerz

Ein starkes Angstgefühl bereitet sozusagen die Bühne für die Entstehung von neuroplastischen Schmerzen. Aber das Verspüren des Schmerzes kann auf unterschiedliche Weisen beginnen.

Neuroplastische Schmerzen können durch eine Verletzung ausgelöst werden oder plötzlich aus dem Nichts auftreten. Das Auftreten der Schmerzen kann sich schlagartig oder schleichend vollziehen. Die Schmerzen können während einer stressigen Lebensphase auftreten oder in einer Zeit, die nicht von irgendwelchen besonderen Belastungen geprägt ist.

Um uns dies vor Augen zu führen, sehen wir uns drei Patienten an, bei denen sich die Schmerzen auf drei verschiedenen Wegen entwickelt haben.

Graduelle Entwicklung

Melanie wuchs mit einer ängstlichen Mutter und einem sorgenvollen Vater auf. Das Resultat ihrer Erziehung war, dass sie sich ständig Sorgen machte.

Wenn sie ein erstes Date mit jemandem hatte und es schlecht lief, dachte sie: „Was ist, wenn ich nie jemanden kennenlerne und alleine bleibe?“

Wenn sie ein erstes Date mit jemandem hatte und es gut lief, dachte sie: „Was ist, wenn wir uns verlieben und er mich betrügt?“

Nachdem Melanie 27 Jahre in einem Zustand ständiger Besorgtheit zugebracht hatte, begann sie unter Spannungskopfschmerzen zu leiden. Zunächst traten sie nur einige Male in der Woche auf, doch nach einigen Monaten wurden sie chronisch.

Sie hörte auf, sich mit anderen zu treffen. Es kostete sie zu viel Energie, so zu tun, als ob es ihr gut ginge.

Sie blieb zehn Monate lang zu Hause, deprimiert darüber, dass sie das Leben verpasste, und voller Sorgen, dass die Schmerzen nie wieder verschwinden würden.

Stressige Situation

Leah war ein Geigen-Wunderkind. Im Alter von nur 16 Jahren wurde sie an einer der besten Musikhochschulen des Landes aufgenommen. Doch nicht zu Hause zu sein und sich ein Wohnheimzimmer mit anderen Musikstudenten teilen zu müssen, die etliche Jahre älter waren als sie, überforderte Leah. Am Ende des ersten Monats hatte sie so starke Schmerzen im Arm und im Handgelenk, dass sie kaum noch den Bogen halten konnte. Der Stress, der dadurch verursacht wurde, dass sie sich in einer neuen Umgebung befand und so starkem Druck ausgesetzt war, versetzte sie in einen Zustand erhöhter Alarmbereitschaft und löste neuroplastische Schmerzen aus.

Aus Sorge, dass sich ihre Symptome womöglich noch verschlimmern würden, spielte Leah sieben Jahre lang nicht mehr Geige.

Anfängliche Verletzung

James ging einer äußerst anstrengenden Arbeit nach, die durch lange Arbeitszeiten und unzählige Verantwortlichkeiten geprägt war. Neue E-Mails gingen bei ihm schneller ein, als er sie lesen konnte. Um Dampf abzulassen, spielte James am Wochenende Basketball. Doch eines Tages erlitt er auf dem Basketballplatz eine Rückenverstauchung – das Gehen tat weh, das Sitzen tat weh, so ziemlich alles, außer bewegungslos zu stehen, tat weh.

Nach ein oder zwei Wochen heilte die Muskelzerrung, aber die Schmerzen blieben.

James fixierte sich auf seine Rückenschmerzen. Er ging dazu über, bei der Arbeit Heizkissen und Rückenkissen zu verwenden, und konzentrierte sich oft auf seinen Körper, um zu kontrollieren, ob die Schmerzen sich gebessert hatten oder schlimmer wurden. Schließlich musste er sich einen Stehschreibtisch kaufen, um den Tag zu überstehen.

Angst haben oder keine Angst haben

Um Sie kurz wissen zu lassen, wie das Ganze ausging – all diese Geschichten haben ein Happy End. Die drei Patienten sind inzwischen allesamt schmerzfrei. Melanie trifft sich wieder mit ihren Freunden. Leah ist Musiklehrerin. Und James sitzt wieder an seinem alten Schreibtisch (auch wenn er mit der Bearbeitung seiner E-Mails nach wie vor nicht hinterherkommt).

Bei Melanie, Leah und James haben sich die Schmerzen auf unterschiedliche Weise entwickelt. Aber sie haben zwei wichtige Dinge gemeinsam. Erstens sind ihre Schmerzen in einem von Angst geprägten Umfeld entstanden. Und zweitens haben sie alle in der gleichen Weise auf die Schmerzen reagiert: mit Angst vor den Schmerzen selbst. Melanie hatte Angst, dass die Schmerzen nie mehr weggehen würden. Leah befürchtete, ihre Symptome zu verschlimmern, James machte sich ständig Sorgen um seinen Rücken. Das sind alles Formen von Angst. Und es ist die Angst vor den Schmerzen selbst, die neuroplastische Schmerzen aufrechterhält.

Wie ich in Kapitel 2 erklärt habe, handelt es sich bei neuroplastischen Schmerzen um einen Irrtum. Das Gehirn interpretiert unbedenkliche Signale des Körpers fälschlicherweise so, als würden sie Gefahr signalisieren. Es handelt sich um einen falschen Alarm. Und die Art und Weise, wie Sie auf diesen falschen Alarm reagieren, macht den entscheidenden Unterschied aus. Wenn Sie mit Angst und Sorge reagieren, verstärkt das die Schmerzen. In dieser Hinsicht verhalten sich Schmerzen wie ein leicht beeinflussbares Kleinkind.

Sicherheit versus Gefahr

Meine zwei Jahre alte Nichte ist unglaublich ungestüm. An dem Tag, an dem sie laufen lernte, lernte sie auch zu rennen, und seitdem rennt sie überall hin.

Aber ihr Tatendrang ist größer als ihre Koordinationsfähigkeit und deshalb fällt sie ständig hin. Kurz nachdem sie hingefallen ist, gibt es einen kurzen Moment, in dem sie einen ansieht und wartet, wie man reagiert, bevor sie entscheidet, wie sie sich fühlt. Wenn man besorgt und aufgeschreckt zu ihr stürzt und sie aufgeregt fragt, ob alles in Ordnung sei, fängt sie an zu weinen, weil sie davon überzeugt ist, schlimm gestürzt zu sein. Wenn man jedoch stattdessen ruhig sagt: „Hey, du bist wohl leicht gestolpert", steht sie schon wieder auf den Beinen und rennt weiter, bevor man den Satz auch nur beendet hat.

Die Art und Weise, wie man reagiert, verstärkt entweder ein Gefühl von Gefahr oder ein Gefühl von Sicherheit. Und das funktioniert genauso wie das Entstehen von neuroplastischen Schmerzen.

Schmerzen sind ein Gefahrensignal. Und im Fall von neuroplastischen Schmerzen entscheidet die Herangehensweise, wie wir auf dieses Signal reagieren, darüber, ob das Signal andauert oder wieder verschwindet. Wenn wir auf Schmerzen mit Angst reagieren, verstärkt dies das Gefühl, dass die Schmerzen gefährlich sind, und das führt dazu, dass die Schmerzen anhalten.

Angst ist der Treibstoff der Schmerzen.[18]

Eine in den Niederlanden durchgeführte Studie demonstrierte dieses Phänomen.[19] Die Wissenschaftler bildeten eine Gruppe aus Probanden, die unter Schmerzen im unteren Rückenbereich litten, und erfassten, wie stark ihre im Zusammenhang mit den Schmerzen stehenden Ängste waren. Nach sechs Monaten zeigte sich, dass die Teilnehmer, deren Ängste im Zusammenhang mit den Schmerzen groß waren, mit einer größeren Wahrscheinlichkeit immer noch unter Schmerzen litten. Dies traf unabhängig davon zu, wie stark die Schmerzen zu Beginn der Studie waren und wie lange der betroffene Teilnehmer bereits unter ihnen litt.

Die niederländischen Wissenschaftler befassten sich mit Rückenschmerzen, aber Dutzende Studien, in denen von Kopfschmerzen über Knieschmerzen bis hin zu Fibromyalgie alle möglichen Arten von Schmerzen untersucht wurden, ergaben allesamt das gleiche Muster.[20] Je mehr Angst man im Hinblick auf die Schmerzen, unter denen man leidet, hat, desto wahrscheinlicher ist es, dass die Schmerzen fortbestehen.

Und das kann in einem Teufelskreis enden.

Gefangen in einer Rückkopplungsschleife

Nichts ist aufregender als ein erstes Date. Sie sitzen diesem Menschen gegenüber, den Sie gerade erst kennengelernt haben, aber es ist so, als würden Sie sich schon seit Jahren kennen. Sie beenden die Sätze des jeweils anderen und versinken in den Augen des anderen. Beim Nachtisch verpassen Sie einander bereits liebevolle Kosenamen.

Mein Freund Chris hatte vor Kurzem sein erstes Date mit einem Mädchen namens Molly – und dieses Date verlief völlig anders. Chris und Molly hatten sich online kennengelernt und sie schrieben sich seit einigen Wochen Textnachrichten. In den Textnachrichten war alles super: Witze, Neckereien, Emojis, einfach alles.

Als sie sich schließlich zu ihrem ersten Date trafen, hatte Chris sehr hohe Erwartungen. Er wollte wirklich einen guten Eindruck machen, aber er war supernervös. Und schon bald entwickelte sich ein Teufelskreis.

Es begann recht harmlos. Chris machte eine scherzhafte Bemerkung und Molly lachte nicht. Das sorgte dafür, dass er noch ein bisschen nervöser wurde. Daraufhin erzählte er eine Geschichte, die sich viel zu lange hinzog. Molly fing an, unruhig auf ihrem Stuhl herumzurutschen, und warf immer wieder einen Blick auf ihre Uhr. Chris begann durchzudrehen. Seine in ihm aufsteigende Panik vernebelte sein Urteilsvermögen und er beging den schlimmsten Fehler, den man bei einem ersten Date begehen kann: Er verstieg sich dazu, ihr in aller Ausführlichkeit von seiner letzten Trennung zu berichten. Es dauerte nicht lange und Molly sah sich hektisch um wie ein *Titanic*-Passagier auf der Suche nach einem Rettungsboot.

Je nervöser Chris wurde, desto schlechter fühlte sich Molly. Und je schlechter sich Molly fühlte, desto nervöser wurde Chris. Die unheilvolle Spirale setzte sich fort, bis der Kellner gnädigerweise die Rechnung brachte.

So etwas wird als Rückkopplungsschleife bezeichnet. Dabei können ein bestimmtes Verhalten und die Reaktion auf dieses Verhalten einen nicht endenden Teufelskreis erzeugen. Schmerzen und Angst vor den Schmerzen können in eine ähnliche Rückkopplungsschleife münden, was dazu führt, dass neuroplastische Schmerzen chronisch werden. Und diese sich selbst verstärkende Schleife entwickelt sich folgendermaßen:

1. Schmerzen lösen Angstgefühle aus.
2. Die Angstgefühle versetzen das Gehirn in erhöhte Alarmbereitschaft, was noch mehr Schmerzen verursacht.
3. Das führt zu noch stärkeren Angstgefühlen.
4. Was wiederum zu noch mehr Schmerzen führt.

Je mehr Angst Sie vor den Schmerzen haben, desto wahrscheinlicher ist es, dass die Schmerzen anhalten und nicht verschwinden. Das Ganze ist eine Abwärtsspirale, die wir den Schmerz-Angst-Teufelskreis nennen.[21]

Ich und mein Knie (und die Angst) – macht drei

Lange bevor ich wusste, was es mit dem Schmerz-Angst-Teufelskreis auf sich hat, befand ich mich bereits in dieser Negativspirale. Eines meiner größten Probleme waren die Schmerzen in meinem linken Knie. Zunächst waren es nur leichte Schmerzen, aber da ich bereits mit chronischen Rückenschmerzen zu kämpfen gehabt hatte, war ich voller Angst. Ich wurde sofort von sorgenvollen Gedanken geplagt: „Was ist, wenn die Schmerzen nicht verschwinden? Was ist, wenn der Zustand meines Knies sich verschlimmert? Was ist, wenn ich nicht tanzen gehen kann?“ (Ich kann Tanzen nichts abgewinnen, aber angstvolle Gedanken sind nicht besonders rational.)

Ich fing an, so mit meinem Knie umzugehen, als wäre es aus Glas. Wenn ich mich setzte, achtete ich darauf, das betroffene Bein hochzuhalten. Ich achtete darauf, die betroffene Seite nicht zu stark zu belasten. Ich dachte ständig an das Knie, war regelrecht besessen von dem Knie und achtete auf das leichteste Stechen. Ich war in erhöhter Alarmbereitschaft.

Je mehr ich mich auf mein Knie konzentrierte, desto mehr Angstgefühle verspürte ich. Und je mehr Angstgefühle ich verspürte, desto stärker konzentrierte ich mich auf mein Knie. Große Überraschung: Mein Knie tat weiterhin weh.

Meine Angst vor chronischen Schmerzen sorgte dafür, dass meine Schmerzen chronisch wurden.

Andere Namen für Angst

Viele meiner Patienten identifizieren das Ganze unmittelbar mit dem Phänomen Angst. Sie fürchten sich vor ihren Schmerzen und sind bereit, die damit einhergehende Dynamik zu begreifen. Aber ich hatte auch andere Patienten, die im Zusammenhang mit ihren Schmerzen nicht den Begriff „Angst“ verwendet haben. Nicht, weil sie keine Angstgefühle verspürt haben, sondern weil sie diese anders nannten.

Eine Patientin sagte, sie verspüre im Hinblick auf ihre Schmerzen nicht wirklich Angst, sondern eher Frustration. Ein anderer Patient sagte, begann eher Verzweiflung. Bei diesen Gefühlen scheint es sich um etwas anderes zu handeln als um Angst, aber sie gehören in die gleiche Kategorie.

Wenn ich mit meinen Patienten über die von ihnen empfundenen Gefühle spreche, stelle ich ihnen eine einfache Frage: „Sorgt das Gefühl dafür, dass Ihr Gehirn eher eine erhöhte oder eher eine geringere Gefahr verspürt?" Wenn die Antwort lautet „eher eine erhöhte Gefahr", handelt es sich bei dem Gefühl um eine Art von Angst. Wenn ich also von Angst vor den Schmerzen spreche, meine ich damit auch Frustration, Verzweiflung, Stress, Gequältsein, Beklemmung, Verärgerung, Bestürzung und alle weiteren Gefühle, die Ihr Gehirn in erhöhte Alarmbereitschaft versetzen.

Die Sicht eines Patienten

„Die Schmerzen begannen an meinem vierzigsten Geburtstag. Mein vierzigster Geburtstag war ein wichtiger Meilenstein in meinem Leben und mein Leben war nicht so gelaufen, wie ich es erwartet hatte. Ich war geschieden und alleinstehend, meine Kinder wurden älter und ich verspürte unterschwellig die Angst, den Rest meines Lebens allein verbringen zu müssen.

Natürlich war mir zu dem Zeitpunkt nicht bewusst, dass alles daran lag, dass ich vierzig wurde. Ich dachte, dass mir der Rücken wehtat, weil ich am Tag zuvor zu viel im Garten gearbeitet hatte. Im Laufe der folgenden Jahre probierte ich alles aus. Ich suchte einen Chiropraktiker auf. Ich ging zu einem Physiotherapeuten. Ich versuchte es mit Yoga. In der Hoffnung, tiefere Bereiche meiner Muskeln zu erreichen, versuchte ich es mit einer anderen Art von Yoga. Schließlich gab ich auf und sagte mir: ‚Rückenschmerzen sind nun mal ein Teil von mir.'

Unter Schmerzen zu leiden, war deprimierend. Meine ganze Denkweise veränderte sich. Bevor die Schmerzen anfingen, war ich ein positiv denkender, optimistischer, kontaktfreudiger Mensch, der gerne Spaß hatte. Doch nachdem die Schmerzen aufgetreten waren, fiel es mir schwer, auch nur ein Lächeln aufzusetzen. Alles war wie ein grauer Nebel.

Ich habe eine ziemlich hohe Schmerzschwelle. Es gibt nicht viel, das mir Angst einflößt. Ich würde nicht sagen, dass ich vor den Schmerzen

Angst hatte. Ich fühlte mich eher niedergeschlagen. Ich hatte all diese verschiedenen Dinge ausprobiert, aber es war so, als würde ich immer wieder gegen eine Wand laufen, als würde ich immer wieder in einer Sackgasse landen. Ich fühlte mich einfach geschlagen.

Als ich erfuhr, was es mit neuroplastischem Schmerz auf sich hat, begann ich die Schmerzen in einem neuen Licht zu sehen. Im ersten Moment war ich hoffnungslos, weil ich dachte, dass sich niemals etwas ändern würde. Doch als ich schließlich über die entsprechenden Werkzeuge verfügte, wurde ich mir dessen bewusst, dass ich die Kontrolle hatte und es nicht so sein musste, wie es war. Ich hatte nicht mehr länger das Gefühl, den Schmerzen hilflos ausgeliefert zu sein, sondern wieder selber die Kontrolle zu haben.

LINDSAY

Den Schmerz-Angst-Teufelskreis durchbrechen

Um es noch einmal zusammenzufassen: Wenn man unter neuroplastischen Schmerzen leidet, verstärkt die Angst, die man wegen dieser Schmerzen verspürt, das Gefühl von Gefahr und das führt dazu, dass die Schmerzen andauern. Das wiederum verstärkt die Angst. Was zu noch mehr Schmerzen führt. Und so setzt sich der Teufelskreis fort.

Egal ob Sie seit Monaten, Jahren oder Jahrzehnten unter Schmerzen leiden – es gibt eine einfache und direkte Möglichkeit, diesen Teufelskreis zu durchbrechen. Man muss die Angst überwinden.[22] Man muss dem Gehirn beibringen, dass die Schmerzen nicht gefährlich sind. Das ist das erste Ziel des Schmerz-Verlern-Programms. „Verlernen“ bedeutet in diesem Fall, die Art und Weise zu verändern, in der das Gehirn Schmerzen interpretiert.

Die Angst vor den Schmerzen zu überwinden, ist natürlich leichter gesagt als getan. Schmerzen werden von Natur aus als bedrohlich empfunden. Es ist schwer, vor etwas, das einem Schmerzen bereitet, keine Angst zu haben! Aber wenn Sie in der Lage sind, auf die Schmerzen ohne Angst zu reagieren, beruhigen Sie Ihr Gehirn, bringen ihm bei, dass es sich um falschen Alarm handelt, und deaktivieren die Schmerzen.

In den Kapiteln 4 bis 6 bringe ich Ihnen bewährte Techniken bei, mit deren Hilfe Sie die Gefahrensignale deaktivieren und den Schmerz-Angst-Teufelskreis durchbrechen können. Aber das ist nur der Anfang. Wir wollen nicht nur Ihre Ängste angehen und verändern, die Sie im Hinblick auf Schmerzen verspüren. Wir wollen jegliche Ängste angehen und verändern, die Sie behindern.

Kartoffeln, Kürbiskuchen und Schmerzen

Jedes Jahr kann ich am Thanksgiving-Feiertag drei Dinge fest einplanen: Jede Menge Truthahn, jede Menge Football und die Tatsache, dass mich ein halbes Dutzend meiner Patienten anruft, weil die Schmerzen, unter denen sie leiden, sich wieder verstärkt haben. Zeit mit der Familie zu verbringen, ist eine tolle Sache, aber es kann auch sehr viel Stress verursachen. Die Cousins trinken zu viel, die Geschwister streiten über Politik, die Mutter bittet einen, ihr zu zeigen, wie man einen E-Mail-Anhang ausdruckt. Zum x-ten Mal.

Das sind viele Dinge, mit denen man klarkommen muss, und das kann das Gehirn in einen Zustand erhöhter Alarmbereitschaft versetzen, was die Alarmsignale verstärkt und die Schmerzen verschlimmern kann. So, wie wir Ihre Ängste im Hinblick auf Ihre Schmerzen in den Griff zu bekommen versuchen, werden wir auch die eher allgemeinen Formen von Ängsten und Stress angehen, die Ihnen zu schaffen machen. Das ist das zweite Ziel des Schmerz-Verlern-Programms: ein umfassendes Gefühl von Sicherheit zu stärken. Indem wir den „Lautstärkeregler für Gefahr" herunterdrehen, können wir das Entstehen von neuroplastischen Schmerzen sozusagen an der Wurzel neutralisieren. In den Kapiteln 7 bis 9 bringe ich Ihnen spezielle Strategien bei, die Ihnen dabei helfen können, von einem Zustand erhöhter Alarmbereitschaft in einen Zustand niedriger Alarmbereitschaft überzugehen. Sogar an Thanksgiving.

Was kommt als Nächstes?

Wenn Sie dieses Buch lesen, leiden Sie höchstwahrscheinlich unter Schmerzen. Und Sie haben festgestellt, dass die bisher angewandten Methoden, um die Schmerzen zu behandeln, nicht funktionieren. Ich möchte Ihnen eine neue Methode anbieten. Bisher habe ich die neurowissenschaftlichen Grundlagen von Schmerzen beschrieben. Ich habe erklärt, wie diese Schmerzen chronisch werden können, und ich habe dargelegt, dass

Angst der Treibstoff für die Entstehung chronischer Schmerzen ist. Jetzt ist es an der Zeit, etwas gegen die Schmerzen zu unternehmen.

Sie verfügen nun über alle erforderlichen Informationen, die Sie brauchen. Im weiteren Verlauf des Buches geht es darum, Sie von Ihren Schmerzen zu befreien. Ich werde Ihnen die Werkzeuge an die Hand geben, die Sie benötigen, um den Schmerz-Angst-Teufelskreis zu durchbrechen. Ich werde Ihnen beibringen, wie Sie diese Werkzeuge einsetzen können und wann Sie auf sie zurückgreifen sollten.

Als jemand, der unter chronischen Schmerzen gelitten hat, kenne ich den Kampf. Ich weiß, dass Sie wahrscheinlich eine Menge durchgemacht haben, bevor Sie an den Punkt gekommen sind, dieses Buch in den Händen zu halten. Aber ich möchte, dass Sie Hoffnung haben. Ich kenne die durchschlagende Wirkung des Schmerz-Verlern-Programms. Es wurde durch eine gründliche wissenschaftliche Studie bestätigt. Es hat meinen Patienten geholfen. Und ich weiß, dass es auch Ihnen helfen wird, wenn Sie unter neuroplastischen Schmerzen leiden.

Legen wir also los.

Kapitel 4

Eine neue Sichtweise verinnerlichen

Es war 21 Uhr, kalifornische Zeit, was bedeutete, dass es in Michigan Mitternacht war. Ich betrachtete das Telefon. Ich erwog, bis zum Morgen zu warten, aber ich war verzweifelt. Ich konnte nicht mehr warten. Also begann ich zu wählen.

Im Dezember 2008 war ich bereits seit einigen Jahren schmerzfrei. Das Leben war wieder schön – bis zu jener Nacht, in der sich der Unfall ereignete. Bis dahin war der Tag super gewesen. Ich hatte mit einem Freund Mittag gegessen, im Fitnessstudio trainiert und ich hatte mir im Kino jenen Film angesehen, in dem Brad Pitt rückwärts altert.[1] (Spoiler-Alarm: Er stirbt als Baby an Altersschwäche.)

Als ich den Kinoparkplatz verlassen wollte, sah ich ein Auto, das direkt auf mich zukam. Ich drückte auf die Hupe, aber es war zu spät. Der Wagen krachte in meine Beifahrertür.

Der Fahrer entschuldigte sich vielmals und versicherte mir, dass seine Versicherung für den Schaden aufkommen werde. Es gab da nur ein kleines Problem: Mein Rücken schmerzte.

Als ich nach Hause kam, war ich kurz davor, in Panik auszubrechen.

„Habe ich mir bei dem Unfall die Wirbelsäule verletzt?"

„Oder sind das nur meine neuroplastischen Schmerzen, die ihr hässliches Haupt erheben?"

Es war spat am Abend, ich hatte Schmerzen, und ich war panisch. Also tat ich, was jeder vernünftige Mensch tun würde. Ich rief einen der weltweit renommiertesten Experten für die Diagnose von Schmerzen an.

Vielleicht erinnern Sie sich an Dr. Howard Schubiner, den ich weiter vorne in diesem Buch bereits erwähnte habe.[2] Er beurteilte im Rahmen der Rückenschmerzstudie der University of Colorado Boulder, ob es sich bei den Schmerzen, unter denen die Teilnehmer der Studie litten, um neuroplastische Schmerzen handelte oder ob ihnen strukturelle Beeinträchtigungen zugrunde lagen. Dr. Schubiner ist Facharzt für Innere Medizin und Gründer des *Mind Body Medicine Program* am Providence Hospital in Michigan. Er ist brillant und verständnisvoll, aber sein größter Vorzug ist, dass er sein Telefon nicht auf lautlos stellt, wenn er schlafen geht.

Dr. Schubiner *(schläfrig)*: „Hallo?"
Ich: „Howard, Sie müssen mir helfen! Mir ist ein anderes Auto in die Beifahrertür gekracht und jetzt bringt mich mein Rücken um. Ich bin mir nicht sicher, ob es neuroplastische Schmerzen sind oder ob ich körperlich etwas abbekommen habe."
Dr. Schubiner *(alarmiert)*: „Wie schnell war das Auto unterwegs?"
Ich: „Ich schätze acht Stundenkilometer."
(Dr. Schubiner lacht.)
Ich: „Glauben Sie, es war schnell genug, um meinem Rücken eine strukturelle Verletzung zuzufügen?"
Dr. Schubiner: „Alan, ich glaube, es war nicht einmal schnell genug, um die Wassermoleküle in Ihrem Körper in Bewegung zu versetzen."

Ich habe bis zum heutigen Tag keinen blassen Schimmer, was Wassermoleküle im Körper bewirken können, aber ich war beruhigt. Mein Gehirn entspannte sich und im Laufe der folgenden Stunden verschwanden meine Rückenschmerzen komplett.

Die Moral der Geschichte

Was können wir – abgesehen von der Tatsache, dass Howard Schubiner ein wirklich netter Kerl ist – aus dem Zwischenfall mit meinem Autounfall lernen? Nach dem Unfall litt ich unter Schmerzen, die mir Angst machten, was zu noch schlimmeren Schmerzen führte. Ich war auf direktem Wege wieder im Schmerz-Angst-Teufelskreis gelandet.

Aber ich hatte nicht nur Angst vor den Schmerzen, ich hatte eine ganz konkrete Angst. Ich befürchtete, dass die Schmerzen durch ein körperliches Problem in meinem Rücken verursacht wurden. Ich hatte Angst, weil ich dachte, dass in meinem Körper etwas gebrochen, gerissen oder anderweitig verletzt war.

Und genau diese Angst ist der Treibstoff für neuroplastische Schmerzen.[3] Wenn wir Schmerzen haben, schließen wir ganz natürlich daraus, dass diesen Schmerzen eine physische Ursache zugrunde liegt.

Vielleicht glauben wir, dass es eine Entzündung, ein Narbengewebe oder eine Arthritis ist. Oder wir meinen, dass es sich möglicherweise um ein Bandscheibenproblem, ein Nervenleiden oder eine gekrümmte Wirbelsäule handelt. Oder wir führen die Schmerzen auf eine schlechte Körperhaltung, auf Muskelschwäche oder auf Vitaminmangel zurück. Ungeachtet dessen, auf welches spezielle Problem die Schmerzen zurückgeführt werden – im Wesentlichen haben alle Patienten, die unter chronischen Schmerzen leiden, die gleiche Angst: „In meinem Körper muss *irgendetwas* vorgehen, das diese Schmerzen verursacht."

Und wenn das Gehirn glaubt, dass der Körper in irgendeiner Weise geschädigt oder beeinträchtigt ist, reagiert es mit Schmerzen.

Aber wenn Sie sich dazu bringen können, etwas anderes zu glauben, nämlich dass die Schmerzen darauf zurückzuführen sind, dass Ihr Gehirn einen Fehler macht und mit Ihrem Körper alles in Ordnung ist, verschwindet die Angst. Und kurz danach hören auch die Schmerzen auf.[4]

Womit wir wieder bei meinem Unfall sind. Nachdem Dr. Schubiner mir versichert hatte, dass der Aufprall kein physisches Problem in meinem Rücken verursacht haben konnte, verschwand meine Angst. Ich verspürte zwar noch eine Zeit lang Schmerzen, aber ich war in der Lage, sie auf eine andere Weise zu betrachten. Ich wusste, dass es sich um falschen Alarm handelte.

Indem die Angst zum Verschwinden gebracht wurde, hatte ich den Schmerzen sozusagen den Treibstoff entzogen, der sie antrieb. Nach wenigen Stunden hörte mein Gehirn auf, die Schmerzen als etwas Gefährliches zu interpretieren, und die Schmerzen verflüchtigten sich.

Damit neuroplastische Schmerzen ein Ende nehmen, müssen wir begreifen, dass im Körper kein physisches Problem vorliegt. Das ist möglich. Ich habe es geschafft und ich habe meinen Patienten geholfen, es ebenfalls zu schaffen. Aber es ist nicht einfach. Um dies zu bewerkstelligen, sind drei grundlegende Barrieren zu überwinden.

Erste Barriere: Biologie

Vielen meiner Patienten fällt es schwer zu glauben, dass ihre Schmerzen von ihrem Gehirn verursacht werden könnten. Selbst wenn sie es von der Logik her für einleuchtend halten, sagt ihnen ihr Bauchgefühl, dass mit ihrem Körper irgendetwas nicht in Ordnung sein *muss*.

Dafür gibt es einen einfachen Grund: die Biologie. Im Laufe der Millionen Jahre unserer evolutionären Entwicklung wurde unser Gehirn darauf programmiert, körperliche Schmerzen mit körperlichen Verletzungen zu assoziieren, um uns zu schützen.

Was würde passieren, wenn wir nicht mit diesem biologischen Instinkt ausgestattet wären? Tja, da fragen Sie am besten Pete Reiser.

Pete Reiser war einer der besten Baseballspieler aller Zeiten, aber es gibt einen Grund dafür, weshalb Sie noch nie etwas von ihm gehört haben. Seine Karriere war zu Ende, bevor sie richtig begonnen hatte. Pete verfügte über alles, was man sich von einem Baseballspieler wünschen konnte – Kraft, Schnelligkeit und einen wirklich coolen Spitznamen (Pistol Pete). Aber eines fehlte ihm: gesunder Menschenverstand.

Wenn Pete sich verletzte, spielte er einfach weiter. Er brach sich den Arm und warf wochenlang weiter Bälle mit dem gebrochenen Arm. Er brach sich den Knöchel und stand am nächsten Tag wieder auf dem Spielfeld. Egal wie schlimm die Verletzung war – Pete weigerte sich zuzulassen, dass sein Körper heilte,[5] und schließlich war es mit seiner Spielerkarriere zu Ende.

Um genau dieses Problem zu vermeiden, sind wir so programmiert, Schmerzen mit körperlichen Verletzungen zu assoziieren. Wir wissen, dass wir unserem Körper, wenn wir uns verletzen, Zeit geben müssen, um zu heilen, und wenig später ist unser Körper wie neu.

Aber im Fall neuroplastischer Schmerzen hält uns dieser biologische Instinkt davon ab zu genesen. Unser Gehirn sagt uns: „Mit deinem Körper ist etwas nicht in Ordnung!" Auch wenn das gar nicht der Fall ist.

Um diese Barriere zu überwinden, müssen wir eine Sichtweise einnehmen, die unserer Intuition widerspricht. Wir müssen uns sagen: „Meine Schmerzen fühlen sich so an, als ob ich eine körperliche Verletzung oder Beeinträchtigung hätte, aber in diesem Fall handelt es sich tatsächlich um falschen Alarm."

Zweite Barriere: Konditionierte Reaktionen

Ende der 1960er-Jahre war der Komiker Steve Martin ganz oben. Mit seiner Karriere ging es steil bergauf, er verdiente gutes Geld und hatte jede Menge Dates. Doch eines Abends brach auf einmal alles zusammen. Er war mit einigen Freunden unterwegs, als er plötzlich wie aus heiterem Himmel einen Panikanfall erlitt.[6]

„Mein Herz raste auf einmal mit mehr als 200 Schlägen pro Minute", sagte er. „Der Speichel rann mir so heftig aus dem Mund, dass ich meine Zunge nicht mehr bewegen konnte."

Am nächsten Tag ging es ihm besser, aber am Abend hatte er wieder einen Panikanfall.

Sein Gehirn hatte eine unheilvolle Verbindung hergestellt: Es brachte ihn dazu, den Abend mit Angst zu assoziieren. Und diese Assoziation dauerte monatelang an. Während des Tages ging es ihm gut, aber sobald die Sonne untergegangen war, war er nur noch ein Häufchen Elend. So etwas nennt man eine konditionierte Reaktion. Sein Gehirn brachte ein körperliches Symptom mit einem neutralen Auslöser in Verbindung.

In evolutionsgeschichtlicher Hinsicht sind konditionierte Reaktionen hilfreich. Wenn Sie eine giftige Beere essen und es Ihnen anschließend schlecht geht, stellt Ihr Gehirn eine Verknüpfung her. Es stellt sozusagen ein GEFAHR-Schild auf und ab dem Moment wird Ihnen schon von dem Geruch der Beere übel. Konditionierte Reaktionen können uns davor bewahren, gefährliche Verhaltensweisen zu wiederholen.

Aber was ist, wenn die Beere gar nicht giftig war? Was ist, wenn Sie sich kurz nach dem Verzehr der Beere einfach nur zufällig ein Magen-Darm-Virus eingefangen haben? Ihr Gehirn, das kein Risiko eingeht, könnte trotzdem eine Assoziation herstellen und ein GEFAHR-Schild aufstellen, um vor einem Nahrungsmittel zu warnen, das in Wahrheit unbedenklich ist.

Diese Art von konditionierter Reaktion ist bei Betroffenen, die unter neuroplastischen Schmerzen leiden, sehr verbreitet. Das passiert, wenn Schmerzen zum Beispiel mit einer bestimmten Körperhaltung oder einer Aktivität verbunden werden. Die Schmerzen werden nicht durch die Körperhaltung oder durch die Aktivität verursacht, sondern durch das Gehirn, das eine Assoziation zwischen der Körperhaltung oder der Aktivität und den Schmerzen herstellt.[7] Und diese Assoziation kann uns dazu bringen zu denken, dass mit unserem Körper etwas strukturell nicht in Ordnung ist.

Während der Zeit, in der ich unter chronischen Schmerzen litt, entwickelte ich etliche konditionierte Reaktionen. Wenn ich Knieschmerzen hatte, war Gehen der Auslöser. Wenn ich Schulterschmerzen hatte, tat es mir schon weh, wenn ich mir nur eine Jacke anzog. Wenn ich Nackenschmerzen hatte, konnte ich den Kopf nicht nach links wenden (was das Wechseln der Fahrspur auf der Autobahn zu einer besonders schwierigen Angelegenheit machte).

Aber die schlimmste konditionierte Reaktion war die Reaktion auf das Sitzen. Nur wenige Minuten, nachdem ich mich gesetzt hatte, begann mir der

Rücken wehzutun. Je länger ich saß, desto schlimmer wurde es. Und es gab auch weitere Besonderheiten. Auf harten Stühlen schmerzte es schlimmer als auf weichen und auf niedrigen Stühlen schlimmer als auf hohen. Von Bänken rede ich lieber gar nicht erst.

Ich wurde ein regelrechter Stuhlexperte. Ich wusste, welche Kinos die bequemste Bestuhlung hatten. Ich wusste, in welchem Restaurant es die besten Stühle gab (Antwort: Makai Lounge – so hohe Stühle und so bequem).

Aber in Wahrheit waren es gar nicht die Stühle, die meine Rückenschmerzen verursachten – so sehr es auch danach aussehen mochte, dass sie es waren. Mein Gehirn hatte einfach nur eine bestimmte Assoziation erzeugt: Sitzen = gefährlich. Die Stühle lösten Schmerzen aus, jedoch nicht aufgrund des Drucks, den sie auf meine Wirbelsäule ausübten, sondern weil mein Gehirn eine Verknüpfung erzeugt hatte. Es gab nichts von Natur aus Schlechtes an der Abendzeit, das bei Steve Martin die Angstzustände auslöste. Und die Stühle, die bei mir Schmerzen verursachten, wiesen ebenfalls nichts von Natur aus Schlechtes auf. Wir hatten beide sehr starke konditionierte Reaktionen entwickelt.

Woher ich weiß, dass meine Schmerzen durch eine Konditionierung ausgelöst wurden und nicht durch die Stühle? Weil ich heute, solange ich will auf jedem Stuhl sitzen kann, ohne Schmerzen zu haben. Die Stühle haben sich nicht verändert. Das Einzige, was sich verändert hat, ist, dass ich mein Gehirn dazu gebracht habe, die konditionierte Reaktion zu vergessen.

Konditionierte Reaktionen können es einem schwer machen zu glauben, dass die Schmerzen, unter denen man leidet, vom Gehirn verursacht werden. Wenn man jedes Mal, wenn man sitzt, Rückenschmerzen hat, liegt es nahe zu glauben, dass das Sitzen die Schmerzen verursacht. Schließlich sagt einem alles, was man je über Ursache und Wirkung gelernt hat, dass es so sein muss.

Wenn Sie jedoch unter neuroplastischen Schmerzen leiden, ist es nicht das Sitzen oder Stehen oder Gehen, das Ihre Schmerzen verursacht.[8] Die Schmerzen werden durch Konditionierung ausgelöst. Ihr Gehirn hat eine Assoziation zwischen einer bestimmten Körperhaltung oder einer bestimmten Aktivität und dem Auftreten von Schmerzen entwickelt. Aber genauso, wie bestimmte Assoziationen gelernt werden können, können diese auch wieder verlernt werden.

Dritte Barriere: Medizinische Diagnosen

Die moderne Medizin beruht auf einem Konzept, das biomedizinisches Modell genannt wird. Dieses Konzept besteht darin, sich bei der Behandlung eines Leidens darauf zu konzentrieren, eine einzige strukturelle Ursache zu finden und diese anzugehen.

Wenn Sie sich verletzen, kann das biomedizinische Modell sehr hilfreich sein. Stellen Sie sich vor, Sie verletzen sich das Handgelenk bei dem Versuch, einen Korbleger am Kinderbasketballkorb auszuführen (lachen Sie nicht, das kann jedem passieren). Als Erstes wird ein Arzt das Handgelenk röntgen, um sich zu vergewissern, dass es nicht gebrochen ist. Anschließend wird er das Handgelenk gründlich untersuchen, um bestimmen zu können, wie heftig die Verstauchung ist. Schließlich wird er Ihnen einen Stützverband anlegen, damit das Handgelenk einige Wochen lang nicht bewegt wird und heilen kann. Ein Punkt für die moderne Medizin.

Doch im Fall von chronischen Schmerzen richtet das biomedizinische Modell oft eher Schaden an, als dass es hilft. Ärzte haben während ihrer Ausbildung gelernt, nach strukturellen Ursachen zu suchen,[9] wenn ihre Patienten über Beschwerden klagen. Und wenn sie nach strukturellen Problemen suchen, finden sie wahrscheinlich auch welche, selbst wenn sie die Beschwerden gar nicht verursachen.

Viele Patienten, die unter chronischen Schmerzen leiden, haben von ihrem Arzt eine Diagnose erhalten:[10] degenerative Bandscheibenerkrankung, Verletzung durch wiederholte Belastung, Fibromyalgie und so weiter. Die Liste ließe sich beliebig fortsetzen.

Manchmal ist es sogar tröstlich, so eine Diagnose zu erhalten. Unter Schmerzen zu leiden und nicht zu wissen warum, ist furchtbar. Die Ungewissheit kann extrem belastend sein. Wenn man dann eine Erklärung für die Symptome erhält, unter denen man leidet, kann das sehr erleichternd sein. Aber mit einer derartigen medizinischen Diagnose geht auch ein Nachteil einher.[11] So eine Diagnose bestärkt Menschen darin, dass mit ihrem Körper etwas nicht in Ordnung ist, auch wenn das gar nicht der Fall ist.

Ich habe in Kapitel 2 bereits darauf hingewiesen, aber es lohnt sich, es noch einmal zu wiederholen: In den meisten Fällen von chronischen Schmerzen handelt es sich um neuroplastische Schmerzen. Unser Körper mag unter Abnutzungserscheinungen leiden und wir mögen uns Verletzungen zuziehen, aber unser Körper ist ziemlich robust und widerstandsfähig.

Die Sicht eines Patienten

„Ich litt unter allen möglichen Arten von Schmerzen. Ich hatte Schmerzen in den Knien, in den Füßen, am Brustkorb und in der

Schulter. Aber die Schmerzen, die mir nachts den Schlaf raubten, waren meine Handgelenkschmerzen. Ich suchte alle möglichen Ärzte auf und versuchte herauszufinden, was mit meinen Handgelenken nicht in Ordnung war. Die meisten Ärzte teilten mir mit, dass ich eine Sehnenscheidenentzündung hatte.

Mein schlimmster Feind war das Internet. Ich klickte alle möglichen Websites zum Thema Sehnenscheidenentzündung an und erfuhr dort, dass man seine Handgelenke täglich ZWEI STUNDEN lang mit Eis kühlen müsse und, wenn man die Handgelenke weiterhin benutze und belaste, dafür sorge, dass sich der Zustand der Sehnen noch weiter verschlechtere. Ich machte mir große Sorgen, dass es immer schlimmer werden würde.

Ich konnte an nichts anderes mehr denken. Und ich konnte von nichts anderem mehr sprechen. Ich konnte mich nicht mehr mit meinen Freunden treffen. Es führte dazu, dass ich total isoliert war. Mein Leben war einfach angehalten worden. Ich musste meine ganze Aufmerksamkeit und all meine Energie darauf verwenden, meinen Zustand zu verbessern. Es fühlte sich an, als befände ich mich auf Treibsand.

Als ich erfuhr, dass meine Schmerzen von meinem Gehirn verursacht werden könnten, dachte ich: ‚Das ergibt wirklich Sinn, ich bin inspiriert.' Aber ein Teil von mir sagte auch: ‚ABER WAS IST, WENN ES NICHT STIMMT UND ALLES NOCH VIEL SCHLIMMER WIRD?'

Es fiel mir schwer, mich von dem Gedanken zu verabschieden, dass meinen Schmerzen strukturelle Ursachen zugrunde liegen mussten, weil ich davon drei oder vier Jahre lang fest überzeugt gewesen war. Es vergingen einige Monate der Ungewissheit. Ich war hin- und hergerissen, bis ich in der Lage war zu akzeptieren, dass mit meinem Körper alles in Ordnung war.

Als der Glaube, dass die Schmerzen von meinem Gehirn verursacht wurden, sich schließlich durchgesetzt hatte, war das ungeheuer befreiend. Noch bevor die Schmerzen vollständig verschwanden, fühlte ich mich erleichtert und energiegeladen. Ich ging wieder in die Schule, fuhr wieder Auto, nahm wieder am Unterricht teil. Ich weiß noch, wie ich eines Tages in der Cafeteria saß und dachte: ‚Ich nehme wieder am Leben teil. Das ist fantastisch. Ich bin wieder ein Mensch. Ich bin wieder ein ganzer Mensch.'"

EMMET

Barrieren überwinden

Die drei beschriebenen Barrieren können es uns erschweren anzuerkennen, dass es sich bei den Schmerzen, unter denen wir leiden, um neuroplastische Schmerzen handelt. Sie bestärken uns in der Überzeugung, dass chronische Schmerzen eine körperliche Ursache haben müssen, und sorgen dafür, dass wir im Schmerz-Angst-Teufelskreis gefangen bleiben.

Zum Glück gibt es eine einfache Möglichkeit, diese Barrieren zu überwinden: Beweise. Je mehr Beweise Sie dafür haben, dass mit Ihrem Körper alles in Ordnung ist, desto leichter fällt es Ihnen zu glauben, dass Ihr Gehirn der Verursacher Ihrer Schmerzen ist.

Und die überzeugendste Art eines Beweises ist, wenn Ihre Schmerzen von ihrem normalen Muster abweichen. Das erfuhr ich an einem ziemlich unerwarteten Ort.

Suche nach Ausnahmen

Ich litt seit zwei Jahren unter chronischen Rückenschmerzen. Während dieser Zeit suchte ich etliche Ärzte, Physiotherapeuten, Chiropraktiker und Akupunkteure auf. Doch am meisten halfen mir die Los Angeles Lakers.

Im April 2006 besuchte ich ein Basketballspiel. Sitzen bereitete mir immer Schmerzen, aber ich wollte auf keinen Fall verpassen, wie die Lakers, das Team meiner Heimatstadt, in den Play-offs gegen die Phoenix Suns spielten. Und was für ein Spiel das war! Im vierten Viertel legten die Lakers eine spektakuläre Aufholjagd hin und in allerletzter Sekunde gelang ihnen ein Treffer, mit dem sie es in die Verlängerung schafften. Das Publikum feuerte die Teams euphorisch an! Die Verlängerung war noch spannender und mit einem weiteren Treffer in *allerletzter* Sekunde gewannen die Lakers das Spiel.

Es war ein regelrechter Hexenkessel!

Aber niemand im Stadion war so aufgeregt wie ich, denn zum ersten Mal seit zwei Jahren saß ich und hatte dabei keine Schmerzen.

Manchmal, wenn wir den Moment genießen, entziehen wir dem Schmerz die einzige Quelle, die ihn aufrechterhält: die Angst. Ich gab mich so dem Spiel hin, dass die Gefahrensignale in meinem Gehirn ausgeschaltet wurden, ohne dass ich mir dessen auch nur bewusst war. Mit anderen Worten: Die Lakers lenkten mich so stark ab, dass ich dem Schmerz-Angst-Teufelskreis entkam!

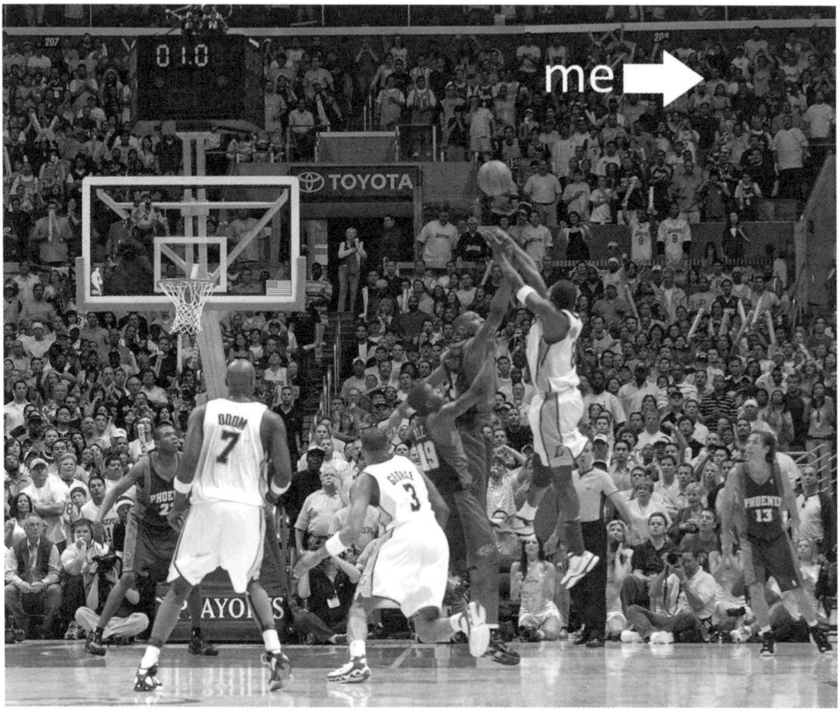

Damit hatte ich den ersten Beweis dafür erhalten, dass meine Schmerzen nicht durch das Sitzen verursacht wurden. Wie konnte das sein? Ich hatte drei Stunden lang gesessen und mein Rücken fühlte sich gut an!
So etwas bezeichnen wir als eine Ausnahme – einen Moment, in dem die Schmerzen sich anders verhalten, als sie sich verhalten würden, wenn sie tatsächlich durch ein körperliches Problem verursacht würden. Ausnahmen zu erleben, erleichtert es einem zu glauben, dass die Schmerzen von unserem Gehirn verursacht werden und nicht von unserem Körper.

Wenn Sie schon Ausnahmen erlebt haben, ist das super! Wenn nicht, ist das auch in Ordnung. Wenn Sie die Techniken des Schmerz-Verlern-Programms anwenden, werden auch Sie Ausnahmen erleben.

Beweismaterial zusammentragen

Zusätzlich zu dem Erleben von Ausnahmen gibt es andere Möglichkeiten, Beweise dafür zu erhalten, dass die Schmerzen, unter denen Sie leiden, nicht physisch verursacht werden.

Scheinen die Schmerzen, abhängig von Ihrem Stresslevel, schwächer oder stärker zu werden?

Sind die Symptome, als sie zum ersten Mal aufgetreten sind, aus heiterem Himmel gekommen?

Haben die Schmerzen nach der Phase eines normalen Heilungsprozesses fortbestanden?

Diese Zeichen (die komplette Liste finden Sie im Anhang) können Ihnen dabei helfen, überzeugende Beweise dafür zusammenzutragen, dass es sich bei Ihren Schmerzen um neuroplastische Schmerzen handelt. Ich ermuntere Sie, sich rückblickend darüber klar zu werden, ob Sie Erfahrungen gemacht haben, die darauf hindeuten, dass es sich bei Ihren Schmerzen um neuroplastische Schmerzen handeln könnte.

Die folgenden zwei Fälle meiner Patienten Rebecca und Barry sollen veranschaulichen, wie der Prozess des Zusammentragens von Beweisen verlaufen kann.

Rebecca

Rebecca war im letzten Studienjahr am College. Sie hatte eine hohe Arbeitsmoral, eine vielversprechende Zukunft vor sich und eine leicht ungesunde Obsession für ihren Hund.

Einige Monate vor ihrem Abschluss bekam Rebecca auf einmal Schmerzen in den Handgelenken. Die Schmerzen machten ihr jeden Tag zu schaffen und bald entwickelte sie eine konditionierte Reaktion: Sie reagierte mit körperlichen Symptomen auf Tippen. Je länger sie auf ihrer Tastatur tippte, desto schlimmer wurden die Schmerzen (keine ideale Situation für eine Studentin). Sie kaufte sich einen ergonomischen Schreibtisch und eine ergonomische Tastatur, aber das half nicht.

Als sie es geschafft hatte, ihre Abschlussprüfungen zu bestehen, war sie fest im Schmerz-Angst-Teufelskreis gefangen. In den folgenden Jahren hatte sie furchtbare Angst vor dem Tippen auf einer Tastatur und versuchte, eine der wenigen Arbeitsstellen zu finden, bei denen sie nicht an einem Computer arbeiten musste.

Als Rebecca zum ersten Mal zu mir kam, suchten wir nach Beweisen dafür, dass es sich bei ihren Schmerzen um neuroplastische Schmerzen handelte. Leider hatte sie keine Ausnahmen erlebt (zu tippen bereitete ihr *immer* Schmerzen). Also suchten wir nach weiteren Anhaltspunkten.

Folgendes fanden wir heraus:

Erstens litt sie nicht unter irgendeiner Verletzung, bevor die Schmerzen zum ersten Mal aufgetreten waren. Ihre Symptome waren einfach eines Tages aus heiterem Himmel da. Das ist bei neuroplastischen Schmerzen sehr häufig der Fall.

Zweitens traten die Schmerzen während einer sehr stressigen Phase ihres Lebens auf. Rebecca war kurz davor, ihr Studium abzuschließen, und hatte keine Ahnung, was sie mit ihrem Leben anfangen wollte (abgesehen davon, den Instagram-Auftritt ihres Hundes regelmäßig zu aktualisieren).

Drittens hatte sie früher bereits unter Nackenschmerzen und Knieschmerzen gelitten. Beide Arten von Schmerzen bestanden über mehrere Monate hinweg fort. Mehrere verschiedene, nicht miteinander in Verbindung stehende Symptome sind ein Hinweis auf das Vorliegen von neuroplastischen Schmerzen.

Viertens fingen ihre beiden Handgelenke gleichzeitig an zu schmerzen. Das war ein wichtiges Indiz. Wenn keine Krankheit und keine Verletzung vorliegt und zwei Symptome sozusagen spiegelbildlich auftreten (wenn beide Hände, beide Füße usw. betroffen sind), ist das ein absolut sicherer Hinweis.

Aus diesen vier Indizien konnten wir schließen, dass es sich bei ihren Schmerzen um neuroplastische Schmerzen handelte.

Barry

Barrys Schmerzen begannen mit einer ziemlich ungewöhnlichen Verletzung. Während er vor einer Kneipe auf ein Taxi wartete, wurde er unvermittelt von einem betrunkenen Fremden geschlagen.

Dabei wurden zwei seiner Zähne beschädigt.

Der Schuldige wurde zwar verhaftet und musste die Zahnbehandlung bezahlen, aber der Schaden war angerichtet. Barry bekam Schmerzen im Mund, die die folgenden sechs Jahre andauerten.

Barry wollte unbedingt herausfinden, was seine Schmerzen verursachte. Er suchte Zahnärzte, Kieferchirurgen und Neurologen auf, die alle möglichen Diagnosen stellten, unter anderem: myofasziales Schmerzsyndrom, Trigeminusneuralgie und Burning-Mouth-Syndrom (du lieber Himmel!).

Als ich Barry kennenlernte, hatte er jede nur erdenkliche Behandlungsmethode ausprobiert – von Zahnschienen bis hin zu Wurzelbehandlungen. Verständlicherweise fiel es ihm schwer zu glauben, dass es sich bei seinen Schmerzen um neuroplastische Schmerzen handelte – jede Diagnose, die ihm gestellt, und jede Behandlung, die ihm verordnet worden war, hatte ihn darin bestärkt, dass seine Schmerzen eine physische Ursache haben mussten.

Also suchten wir nach Indizien.

Folgende Hinweise haben wir gefunden:

Erstens waren die Verletzungen in seinem Mund ungeachtet der zahlreichen Diagnosen, die er erhalten hatte, geheilt. Im Laufe der Jahre wurden bei Barry Röntgen-, MRT- und CT-Aufnahmen gemacht und sie ergaben ausnahmslos das gleiche Resultat: In seinem Mund gab es keine erkennbaren Anzeichen irgendeiner Verletzung oder Schädigung.

Zweitens litt er morgens deutlich weniger unter Schmerzen. Wenn die Symptome einem bestimmten Muster folgend je nach Tageszeit stärker oder weniger stark ausgeprägt sind, deutet das auf neuroplastische Schmerzen hin.

Drittens gab es den Tony-Robbins-Vorfall.

Einige Jahre zuvor hatte Tony Robbins, der bekannte Motivationstrainer, auf einer Klausurtagung der Firma, in der Barry arbeitete, einen Vortrag gehalten. Der Vortrag war so beeindruckend und ermutigend, dass Barrys Schmerzen komplett verschwanden! Anschließend war er zwei ganze Wochen lang völlig schmerzfrei.

Obwohl seine Symptome zurückkehrten, war dies ein starkes Indiz. Wie bei meinem Erlebnis bei dem Spiel der Lakers handelte es sich bei dem Tony-Robbins-Vorfall um eine Ausnahme. Und das ermöglichte es uns, zu schlussfolgern, dass mit Barrys Mund in physischer Hinsicht alles in Ordnung war.

Die Beweise verstärken

Sowohl bei Rebecca als auch bei Barry lagen genügend Indizien vor, um feststellen zu können, dass ihre Schmerzen in der Kategorie der neuroplastischen Schmerzen einzuordnen waren. Doch manchmal reicht es nicht aus, eindeutige Beweise zu haben.

Ich weiß noch, wie ich an dem Abend, an dem ich bei dem Lakers-Spiel mein magisches Erlebnis hatte, dachte: „Jetzt weiß ich, dass meine Schmerzen neuroplastische Schmerzen sind. Ich bin frei!“ Am darauffolgenden Abend ging ich zum Abendessen in ein Restaurant und in dem Moment, in dem ich mich hingesetzt hatte, fing mein Rücken an zu schmerzen. Es fühlte sich so an, als flöge die Offenbarung, die mir gekommen war, gerade zum Fenster hinaus.

Ungeachtet dessen, über wie viele Beweise wir auch verfügen, kann es schwer sein, weiter an ihre Beweiskraft zu glauben, wenn wir uns in einem Zustand befinden, in dem wir unter Schmerzen leiden. Deshalb sollten wir nicht nur Beweise zusammentragen, sondern wir sollten sie auch verstärken. Einige meiner Patienten empfinden es als hilfreich, ein Beweisblatt anzufertigen: eine Liste all der Indizien, die dafürsprechen, dass sie unter neuroplastischen Schmerzen leiden. Im Folgenden beispielhaft die Beweisblätter, die Rebecca und Barry erstellt haben.

Rebecca

1. Die Schmerzen traten aus heiterem Himmel auf.
2. Die Schmerzen begannen, als ich gerade total gestresst war.
3. Ich hatte in verschiedenen Bereichen meines Körpers Symptome.
4. Die Schmerzen begannen gleichzeitig in beiden Handgelenken (netter Versuch, Gehirn!).

Barry

1. Die CT-Aufnahmen zeigten, dass alle Verletzungen in meinem Mund vollständig geheilt sind.
2. Morgens habe ich weniger Schmerzen.
3. Nach dem Vortrag von Tony Robbins war ich zwei Wochen lang schmerzfrei.

Wenn Sie es für hilfreich halten, verfassen Sie Ihr eigenes Beweisblatt. Sehen Sie es sich jedes Mal an, wenn Sie Zweifel haben, dass es sich bei Ihren Schmerzen um neuroplastische Schmerzen handelt. Je mehr Sie sich darin bestärken, dass Ihre Schmerzen keine Gefahr darstellen, desto leichter wird es Ihnen fallen, das auch zu glauben. Und je stärker Sie es glauben, desto leichter wird es Ihnen fallen, sich aus dem Schmerz-Angst-Teufelskreis zu befreien.

Im nächsten Kapitel bringe ich Ihnen „Empfindungsverfolgung" bei, die allerwirksamste Technik des Schmerz-Verlern-Programms. Es ist eine einfache, aber effektive Technik, die dafür sorgt, die Beziehung Ihres Gehirns zu Ihren Schmerzen zu verändern.

Kapitel 5

Empfindungsverfolgung

Als ich zum ersten Mal *Der Zauberer von Oz*[1] gesehen habe, war ich von dem Film wie gebannt. Hier gibt es Tornados, Hexen und fliegende Affen – das hat meinen sieben Jahre alten Verstand regelrecht umgehauen.

In dem Film reisen Dorothy und ihre bunt zusammengewürfelte Truppe von Reisebegleitern in die Smaragdstadt, wo sie den Zauberer treffen. Er nennt sich selbst der „Große und Mächtige Oz" und er scheint tatsächlich groß und mächtig zu sein. Er erscheint ihnen als schwebender Kopf in einer Rauchsäule mit einer laut dröhnenden Stimme, umgeben von Feuerstößen. Die Helden haben entsetzliche Angst vor ihm, bis Toto, Dorothys entzückender Hund, einen Vorhang zur Seite zieht und dadurch enthüllt, dass der Zauberer in Wahrheit nur ein alter Mann ist, der eine spezielle Apparatur einsetzt, um groß und bedrohlich zu wirken.

Das ist der Plot von „Der Zauberer von Oz", aber es ist auch der Plot des Schmerz-Verlern-Programms. Neuroplastische Schmerzen fühlen sich groß und mächtig an. Auf jeden Fall tun sie so weh, als wären sie groß und mächtig. Sie erscheinen dem Betroffenen beängstigend, als ob sie von einer gefährlichen Verletzung oder Erkrankung im Körper verursacht würden. Aber in Wahrheit sind die Schmerzen gar nicht Ausdruck von etwas Gefährlichem. Wenn wir sie als einen Irrtum unseres Gehirns entlarvt haben, verlieren sie ihre Macht. Um den Vorhang wegzuziehen, der unsere neuroplastischen Schmerzen verhüllt, müssen wir so sein wie Toto. Wir müssen unsere Schmerzen furchtlos erkunden. Und die Art und Weise, in der wir das tun, nennen wir „Empfindungsverfolgung".[2]

Empfindungsverfolgung in der Praxis

Wie „Empfindungsverfolgung“ funktioniert, lässt sich am besten anhand eines Beispiels erklären. Deshalb werde ich im Folgenden über eine praktische Anwendung der Empfindungsverfolgung berichten, die ich mit einer Patientin namens Janet durchgeführt habe. Im Verlauf des Berichts werde ich immer wieder kurz innehalten und darauf eingehen, was wir getan haben und aus welchem Grund.

Janet litt unter chronischen Rückenschmerzen und sämtliche medizinische Behandlungen waren erfolglos geblieben. Sie hatte Physiotherapie, chiropraktische Behandlungen und Steroidinjektionen ausprobiert, aber nichts hatte geholfen. Während unserer ersten Sitzung erklärte ich ihr, wie das Gehirn Signale der Unbedenklichkeit irrtümlich als Gefahrensignale fehlinterpretieren kann. Nachdem wir ihre Krankheitsgeschichte auf Indizien überprüft hatten, kamen wir zu dem Schluss, dass Janet unter neuroplastischen Schmerzen litt. Als Janet verstanden hatte, was die Quelle ihrer Schmerzen war, war sie bereit für die Empfindungsverfolgung.

> **Ich:** „Ich weiß, dass Sie Schmerzen im unteren Rückenbereich haben. Tut es jetzt gerade weh?"
> **Janet:** „Ja."
> **Ich:** „Okay, das ist eigentlich gut so, denn wir wollen Ihre Schmerzen erkunden. Machen Sie es sich also bitte bequem, schließen Sie die Augen und konzentrieren Sie sich auf Ihren Rücken. Wir machen jetzt nichts anderes, als das Schmerzempfinden in Ihrem Rücken zu erforschen. Sie müssen nicht schmerzfrei werden, die Schmerzempfindung muss sich nicht verändern – Sie sollen Ihren Schmerz nur beobachten. Wie würden Sie die Empfindung beschreiben? Ist es eine Art Verspannung? Ein Kribbeln? Ein Wärmegefühl?"
> **Janet:** „Es ist eine Verspannung – und irgendwie pulsierend."

Die erste Komponente der Empfindungsverfolgung ist Achtsamkeit. Viele Menschen assoziieren Achtsamkeit mit Meditation oder mit östlicher Philosophie, aber im Grunde genommen ist es ganz einfach. Jon Kabat-Zinn, der dazu beigetragen hat, das Konzept der Achtsamkeit im Westen bekannt zu machen, definiert sie wie folgt: „Achtsamkeit bedeutet, auf eine bestimmte Weise aufmerksam zu sein: bewusst, im gegenwärtigen Augenblick und ohne zu urteilen.“[3] Genau das tat Janet. Sie schenkte ihren

Schmerzen Aufmerksamkeit, jedoch ohne eine bestimmte Absicht und ohne zu urteilen.

Es ist nicht kompliziert, aber sehr wirkungsvoll. Wenn Sie Ihrem Schmerz achtsam Aufmerksamkeit schenken, beobachten Sie ihn angstfrei. Neurowissenschaftler haben gezeigt, dass Achtsamkeit das Gefühl von Sicherheit erhöht, indem die Angstschaltkreise des Gehirns deaktiviert werden.[4] Dies unterbricht den Schmerz-Angst-Teufelskreis[5] und hilft Ihrem Gehirn dabei, Signale Ihres Körpers richtig zu interpretieren.

Ich: „Während Sie dieses verspannte, pulsierende Gefühl in Ihrem Rücken erkunden, denken Sie daran, dass es nichts gibt, wovor Sie Angst haben müssen. Neuroplastische Schmerzen sind in Wahrheit eine Empfindung, die Unbedenklichkeit signalisiert. Es ist nur Ihr Gehirn, das auf neutrale, harmlose Signale Ihres Körpers überreagiert."
Janet: „Okay."

Unser Ziel ist es, den Schmerzen angstfrei Aufmerksamkeit zu schenken. Aber das kann schwer sein, wenn wir die Schmerzen so lange gefürchtet haben. Die zweite Komponente der Empfindungsverfolgung besteht darin, dem Gehirn Botschaften zu senden, die Unbedenklichkeit signalisieren. Forscher haben nachgewiesen, dass diese Technik, die wir „Neubewertung von Sicherheit" nennen, Ängste signifikant reduzieren kann.[6]

An dieser Stelle erinnerte ich Janet daran, dass ihre Schmerzen keine Gefahr darstellen. Dass es nichts gebe, wovor sie Angst haben müsse. Dass es sich nur um ein Missverständnis zwischen ihrem Gehirn und ihrem Körper handele. Dass sie, indem sie sich selber darin bestärke, dass die Empfindung unbedenklich sei, damit beginnen könne, das Missverständnis aufzuklären und zu beseitigen.

Erinnern Sie sich an die Beweise, die Sie im vorherigen Kapitel dafür zusammengetragen haben, dass es sich bei Ihren Schmerzen um neuroplastische Schmerzen handelt? Diese werden Ihnen bei der Empfindungsverfolgung helfen. Je mehr Beweise Sie zusammentragen, desto authentischer und wirkungsvoller werden Ihre Botschaften der Unbedenklichkeit an Ihr Gehirn sein.

Ich: „Was spüren Sie, wenn Sie sich auf Ihr Schmerzempfinden konzentrieren? Werden die Schmerzen stärker oder lassen sie nach? Breiten sie sich aus oder spüren Sie einen kontrahierenden Schmerz? Wandern Ihre Schmerzen hin und her oder bleiben sie auf der gleichen Stelle? Verändert sich Ihre Empfindung überhaupt auf irgendeine Weise?"

Janet: „Es pulsiert immer noch, aber die Schmerzen breiten sich aus. Sie sind jetzt irgendwie diffuser."

Ich: „Das ist sehr gut. Denken Sie daran: Was auch immer mit Ihrer Schmerzwahrnehmung passiert, ist in Ordnung. Lassen Sie also zu, dass es sich so entwickelt, wie es sich entwickelt. Das Einzige, was Sie tun müssen, ist zu beobachten. Es ist so, als würden Sie schnorcheln oder tauchen und einfach nur im Wasser treiben und einem Schwarm wunderschöner Fische zusehen. Sie versuchen nicht, den Fischen hinterherzuschwimmen. Sie versuchen nicht, sie zu fangen. Sie beobachten die Fische einfach nur ruhig. Ihr Rücken ist der Ozean, und die Empfindungen, die Sie verspüren, sind diese Fische. Sie schauen nur zu. Ich bin nur eine freundliche Meeresschildkröte, die neben Ihnen im Wasser treibt. Eine wohlgesinnte, sprechende Meeresschildkröte. Na gut, vielleicht habe ich es mit dieser Analogie ein bisschen übertrieben."

Das ist die dritte Komponente der Empfindungsverfolgung. Yoni, der die Rückenschmerzstudie der University of Colorado Boulder durchführte und abgedrehte wissenschaftliche Begriffe liebt, nennt es „Induktion eines positiven Effekts". Ich nenne es „herumscherzen". Es ist ein bisschen albern, wenn man sich mich als sprechende Schildkröte vorstellt, aber genau darum geht es. Bei dieser dritten Komponente geht es vor allem um die Stimmung. Wir wollen unsere körperlichen Empfindungen mit Leichtigkeit und Neugier beobachten.

Den Schmerzen mit Leichtigkeit Aufmerksamkeit zu schenken, ist ein wichtiger Bestandteil der Empfindungsverfolgung. Wissenschaftler untersuchen die positive Wirkung,[7] indem sie Probanden erfreuliche Bilder betrachten, sie lustige Videos sehen oder angenehme Musik hören lassen. Solche Experimente zeigen, dass Menschen durch Schmerzen verursachte Ängste besser überwinden können, wenn ihre Stimmung aufgehellt ist.[8]

Ich setzte auf Humor, um Janets Stimmung aufzuheitern und dafür zu sorgen, dass sie entspannt blieb, aber ich erwarte nicht, dass Sie sich selber

Witze erzählen. Es geht nicht darum, dass Sie sich selbst zum Lachen bringen, sondern um die Art, wie Sie diese inneren Empfindungen betrachten. Im weiteren Verlauf dieses Kapitels werden wir uns noch eingehender damit befassen, diese positive, neugierige Haltung zu kultivieren.

Ich: „Sie konzentrieren sich nur auf Ihren Rücken, um zu sehen, was passiert. Sie sind nur eine stille Beobachterin. Die Empfindungen sind absolut unbedenklich. Ihr Gehirn mag sie mitunter irrtümlicherweise als Schmerzen fehlinterpretieren, aber sie sind ungefährlich. Was spüren Sie in Ihrem Rücken? Was passiert gerade?"
Janet: „Es pulsiert nicht mehr. Die Schmerzen sind gleichmäßiger. Und über einen größeren Bereich verteilt. Es tut weniger weh als vorher."
Ich: „Das ist super. Aber denken Sie daran, dass das nicht unser Ziel ist. Was auch immer mit den Schmerzen passiert, passiert einfach. Sie beobachten und fühlen einfach nur mit Leichtigkeit und Neugier. Das bestärkt Ihr Gehirn darin, dass die Empfindung unbedenklich ist. Nehmen Sie sich noch ein paar letzte Sekunden, um Ihre Empfindungen in Ihrem Rücken zu erkunden … und jetzt öffnen Sie die Augen."

Während dieser Sitzung war Janet in der Lage, ihren Schmerzen Aufmerksamkeit zu schenken, allerdings durch eine neue Brille. Bis dahin hatte Janet auf ihre Schmerzen mit Angst reagiert, was dafür sorgte, dass sie im Schmerz-Angst-Teufelskreis gefangen blieb. Bei der Empfindungsverfolgung gelang es Janet, ihre Schmerzen durch die Linse der Unbedenklichkeit zu erkunden. Das ist der erste Schritt, um ihr Gehirn neu zu vernetzen, damit es die Empfindungen, die ihr Rücken ihr sendet, richtig interpretiert.

„Unbedenklichkeit" ist unser Schlüsselbegriff. Ich möchte, dass Sie immer im Kopf haben, dass es um Unbedenklichkeit geht, wenn Sie die Empfindungsverfolgung durchführen. Jede Komponente dieses Prozesses ist darauf ausgerichtet, die Gefühle von Gefahr zu verringern und ein Gefühl von Unbedenklichkeit und Sicherheit zu stärken. Achtsamkeit ist eine Möglichkeit, Ihre Schmerzen urteilsfrei und ohne Angst zu betrachten. Die Neubewertung von Sicherheit erinnert Ihr Gehirn daran, dass diese Empfindungen nicht gefährlich sind. Und eine entspannte, fröhliche Stimmung ermöglicht es Ihnen, die Empfindungen auf eine natürliche, positive und neugierige Art und Weise zu erkunden.

Jetzt sind Sie an der Reihe

Nachdem Sie nun gesehen haben, wie die Empfindungsverfolgung funktioniert, und die einzelnen Komponenten, die dabei wichtig sind, verstanden haben, können Sie es selbst ausprobieren. Im weiteren Verlauf gehen wir noch ausführlicher darauf ein, wie und wann man die Empfindungsverfolgung durchführen sollte, aber an dieser Stelle möchte ich, dass Sie einmal am eigenen Leib erfahren, wie dies funktioniert und wirkt. Fürs Erste werden Sie also nur einen zaghaften Versuch starten und es ausprobieren.

Noch eine kurze Anmerkung, bevor wir loslegen: Das Ziel der Empfindungsverfolgung ist, die Beziehung Ihres Gehirns zu Ihren Schmerzen zu verändern. Deshalb ist es hilfreich, während der Übung leichte Schmerzen zu empfinden (genau, das ist der einzige Moment, in dem Sie tatsächlich Schmerzen haben *möchten*). Wenn Sie also Schmerzen haben, wenn Sie sitzen, führen Sie die Empfindungsverfolgung im Sitzen durch. Wenn Sie Schmerzen haben, wenn Sie stehen, führen Sie sie im Stehen durch. Wenn Sie Schmerzen haben, wenn Sie gehen, versuchen Sie sie durchzuführen, während Sie herumlaufen.

Möglicherweise finden Sie es förderlich, während der Empfindungsverfolgung die Augen zu schließen, um sich besser auf Ihre inneren Wahrnehmungen konzentrieren zu können. Wenn Sie es jedoch im Gehen durchführen, lassen Sie die Augen bitte geöffnet. Sie können Ihrem Gehirn nicht beibringen, dass es unbedenklich ist, mit dem Schienbein gegen einen Couchtisch zu stoßen.

Ich möchte, dass Sie einfach nur versuchen, Ihre Aufmerksamkeit einige Momente lang auf Ihre Schmerzen zu richten, wo auch immer Sie diese Schmerzen in Ihrem Körper empfinden.

Konzentrieren Sie sich als Erstes darauf, zu identifizieren, um was für eine Empfindung es sich bei diesen Schmerzen genau handelt. Wie fühlt es sich an? Ist es ein Gefühl von Verspannung? Ist es ein brennendes Gefühl? Ist es ein Kribbeln? Nehmen Sie sich einige Momente Zeit, um es herauszufinden.

Wenn Sie ermittelt haben, um was für eine Empfindung es sich genau handelt, beobachten Sie sie ein wenig. Breitet die Empfindung sich über einen größeren Bereich aus oder konzentriert sie sich auf eine bestimmte Stelle? Fühlt sie sich überall gleich an oder ist sie an einigen Stellen stärker zu spüren als an anderen?

Während Sie beginnen, das Terrain zu erkunden, studieren Sie die Empfindung einfach nur. Sie müssen sie nicht loswerden, Sie müssen sie nicht verändern – das Einzige, was Sie tun müssen, ist, sie mit einer inneren Einstellung der Leichtigkeit und Neugier zu betrachten, wahrzunehmen

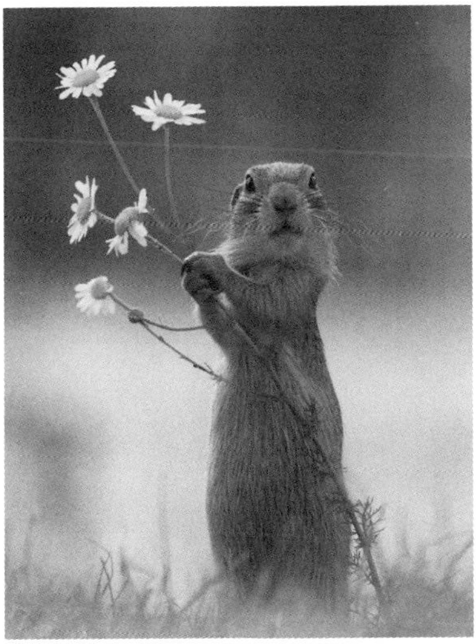

und zu erforschen. Das Foto auf dieser Seite liefert Ihnen eine kleine Dosis Leichtigkeit, die Ihnen helfen wird.[9]

Was spüren Sie, während Sie dem Schmerzempfinden in Ihrem Körper Aufmerksamkeit schenken? Wird es stärker? Lässt es nach? Ändert sich die Art der Empfindung? Verlagert sie sich? Was auch immer sie tut, ist in Ordnung. Rufen Sie sich in Erinnerung: Es handelt sich um eine unbedenkliche Empfindung. Es ist einfach nur eine Folge davon, dass Ihr Gehirn Botschaften, die Ihr Körper sendet, falsch interpretiert. Lehnen Sie sich also einfach zurück und genießen Sie das Schauspiel.

Herzlichen Glückwunsch! Sie haben gerade Ihre erste Empfindungsverfolgung durchgeführt. Irgendwann hat Ihr Gehirn irrtümlicherweise gelernt, bestimmte Empfindungen Ihres Körpers als gefährlich zu erachten. Durch Empfindungsverfolgung wird Ihr Gehirn diese Signale neu verarbeiten und mit Unbedenklichkeit assoziieren.

Wenn Sie selber mit der Empfindungsverfolgung beginnen ist es wichtig, die richtige innere Einstellung zu haben. Dabei sollten Sie die folgenden beiden Grundsätze beachten, um erfolgreich zu sein: die Intensität verringern und ergebnisoffen sein.

Die Intensität verringern

Es kann eine ziemliche Herausforderung darstellen, die schmerzhaften Empfindungen in Ihrem Körper mit Leichtigkeit und Neugier zu erkunden.

Schmerzen tun weh und Betroffene, die unter chronischen Schmerzen leiden, haben eine lange emotionale Beziehung zu ihren Schmerzen. Das kann zu einer Einstellung führen, die ich den „Falkenmodus" nenne.

Als ich anfing, Patienten anzuleiten, die Empfindungsverfolgung durchzuführen, fiel mir bei vielen dieser Patienten etwas auf. Während sie ihren Schmerzen Aufmerksamkeit schenkten, legten viele von ihnen dabei eine große Intensität an den Tag und nahmen sie so konzentriert ins Visier, als ob sie einen Laserstrahl darauf richteten. Sie beobachteten ihre Schmerzen wie ein Falke ein potenzielles Beuteopfer.[10] Und an dem scharfen Blick eines Falken ist nun wirklich nichts, das Unbedenklichkeit und Sicherheit signalisiert.

Aber es gibt eine andere Möglichkeit, einer Sache Aufmerksamkeit zu schenken, die weniger intensiv ist. So wie wenn man einen farbenprächtigen Sonnenuntergang genießt oder auf einer Wiese liegt und die Wolken betrachtet, die über einen hinwegziehen. Man beobachtet auch in diesem Fall, aber mit einem Gefühl von Leichtigkeit und Neugier. Das ist die Art von Leichtigkeit, mit der wir die Empfindungsverfolgung durchführen wollen. Viele meiner Patienten haben mir darüber hinaus berichtet, dass die Empfindungsverfolgung bei ihnen erst in dem Moment funktioniert hat, in dem sie ihren Schmerzen mit echter Neugier Aufmerksamkeit geschenkt haben.

Denken Sie an die Schlüsselszene aus Der *Zauberer von Oz*. Dorothy, die Vogelscheuche, der Zinnmann und der feige Löwe folgen dem Zauberer mit großer Intensität. Manchmal haben sie Angst vor ihm, manchmal sind sie wütend, aber ihre Haltung ist immer von angespannter Intensität geprägt. Toto hingegen ist ganz locker. Er ist einfach nur ein neugieriger kleiner Hund, der alles beschnuppert. „Schnupper, schnupper, schnupper. Oh, was ist das denn? Ein Vorhang? Ich liebe Vorhänge! Ich laufe mal zu dem Vorhang hin! He, dahinter verbirgt sich ja ein Mensch! Ich liebe Menschen! Ich ziehe den Vorhang mal zur Seite und sehe mal, was dann passiert. An Sachen zu ziehen ist das Beste!"

Die Intensität, die alle anderen an den Tag legten, fesselte sie regelrecht und sorgte dafür, dass sie sich so fühlten, als ob sie sich in Gefahr befänden. Totos Leichtigkeit und Neugier ermöglichte es ihm, die Lage zu erkunden und zu enthüllen, dass es sich bei der vermeintlichen Gefahr um eine Illusion handelte und dass sie alle in Wahrheit nichts zu befürchten hatten. Wenn Sie sich also dabei ertappen, dass Sie die Empfindungsverfolgung mit zu großer Intensität durchführen, versuchen Sie, die Rolle Ihres inneren Falken abzulegen, und schlüpfen Sie in die Rolle Ihres inneren Totos.

Ergebnisoffen sein

Mein Vater war von 1958 bis 1960 Mitglied in der Turnmannschaft der Michigan State University. Am Reck war er einer der besten Turner im ganzen Land, aber er hatte einen Erzrivalen, der genauso gut war: Abie Grossfeld.

Abie und mein Vater trieben sich immer gegenseitig zu Höchstleistungen an. Mein Vater zog alle mit einem doppelten Salto in den Bann, und dann kam Abie und setzte mit einem gewaltigen Rückwärtssalto noch einen drauf. Die beiden waren wie Bill Gates und Steve Jobs in der Disziplin des College-Turnens.

Eines Tages beschloss mein Vater, bei einem Turnwettbewerb in Chicago eine der schwierigsten und gefährlichsten Übungen durchzuführen, die man sich nur vorstellen kann: den Sprung in den Adler. Bei dieser Übung lässt man die Stange los, wenn man sich in Kopfüber-Position über ihr befindet und umfasst sie im nächsten Moment mit einem anderen Griff.

Im besten Fall schreibt man Geschichte. Im schlechtesten Fall ist man Geschichte.

Begleitet von den Anfeuerungsbekundungen tausender Zuschauer betrat mein Vater die Matte. Als er die Hälfte seiner Darbietung absolviert hatte und sich in Kopfüber-Position über der Stange befand, setzte er alles auf eine Karte.

Er ließ die Stange los.

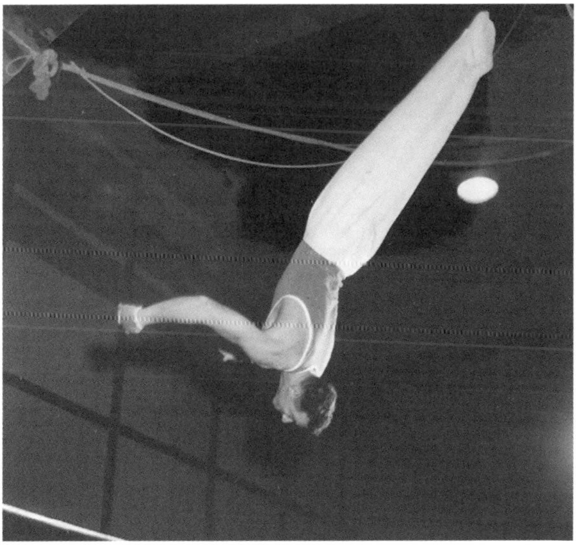

Stan Gordon, 1959

Im nächsten Moment langte er nach der Stange … und sie war nicht da. Mein Vater hatte die Stange komplett verfehlt. Er krachte auf den Boden und die Zuschauermenge stöhnte entsetzt auf.

Als mein Vater zurück zur Bank humpelte, war er ein wenig enttäuscht. Aber gleichzeitig verspürte er noch ein stärkeres Gefühl. Er war stolz. Und er fühlte sich mutig. Er hatte den Sprung in den Adler nicht geschafft, aber er hatte sein Bestes gegeben.

Genau das bedeutet, ergebnisoffen zu sein. Das Handeln an sich ist wichtiger als das Ergebnis. Und die Empfindungsverfolgung sollte man auf die gleiche Weise angehen.

Als ich zum ersten Mal im Zusammenhang mit meinen eigenen Schmerzen die Empfindungsverfolgung ausprobiert habe, befand ich mich rein zufällig in einem Zustand, in dem ich nicht auf ein Ergebnis konzentriert war. Ich erinnere mich, im unteren Rückenbereich ein unterschwelliges Brennen verspürt zu haben. Also begann ich einfach, dieser Empfindung Aufmerksamkeit zu schenken und sie zu beobachten. Es war ein unangenehmes Gefühl, aber ich rief mir in Erinnerung, dass es sich um eine unbedenkliche Empfindung handelte und mit meinem Körper alles in Ordnung war.

Während ich die Schmerzen wahrnahm, fingen sie ansich zu verändern. Anfangs wurden sie stärker, dann ließen sie ein wenig nach und schließlich gingen sie von einem brennenden Gefühl in ein Stechen über. Und dann veränderten sie sich erneut und gingen in ein Kribbeln über.

Was ging da vor sich?

Ich begann, die Macht meines Gehirns zu bewundern. War ich ein Jedi? Wie stellte ich das an? Ich forschte weiter. Es gab kein Ergebnis, das ich mir wünschte. Ich beobachtete einfach nur neugierig und wartete ab, was als Nächstes passieren würde. Ich genoss das Erlebnis sogar.

Und dann passierte etwas Erstaunliches. Die Schmerzen verschwanden! Ich empfand immer noch etwas in meinem Rücken, aber es war nicht mehr unangenehm – es war einfach neutral. Endlich hatte ich ein Mittel gefunden, um meine Schmerzen loszuwerden – das dachte ich zumindest.

Als mir das nächste Mal der Rücken wehtat, versuchte ich es wieder mit der Empfindungsverfolgung. Aber diesmal war etwas anders. Ich hatte ein klares Ziel: Ich wollte, dass die Schmerzen verschwanden. Ich erkundete das Gefühl nicht mehr einfach nur mit ehrlicher Neugier. Ich genoss das Erlebnis nicht mehr. Ich war frustriert und ungeduldig und fühlte mich definitiv nicht wie ein Jedi. Und die Schmerzen hielten an.

Als ich die Empfindungsverfolgung zum ersten Mal ausprobierte, war ich nicht auf ein bestimmtes Ergebnis fixiert. Das Ergebnis spielte für mich gar keine Rolle, sondern ich studierte einfach nur neugierig meine Empfindungen und vermittelte meinem Gehirn Botschaften, dass es sich bei diesen um etwas Unbedenkliches handelte. Beim zweiten Mal setzte ich die Empfindungsverfolgung als ein Mittel ein, um ein bestimmtes Vorhaben zu realisieren. Ich wollte die Schmerzen loswerden.

Und je stärker wir versuchen, unsere Schmerzen loszuwerden, desto stärker vermitteln wir unserem Gehirn die Botschaft, dass die Schmerzen eine Gefahr darstellen.

Bedeutet das, dass Sie nicht wollen sollten, dass Ihre Schmerzen verschwinden? Natürlich sollen Sie das wollen! Ich habe dieses Buch geschrieben, um Ihnen dabei zu helfen, genau das zu erreichen. Aber es gibt einen Unterschied zwischen einem kurzfristigen und einem langfristigen Ziel.

Nachdem mein Vater es an jenem schicksalhaften Tag in Chicago nicht geschafft hatte, den Sprung in den Adler zu vollbringen, war er stolz darauf, es zumindest versucht zu haben. Aber es war trotzdem sein Ziel, die Meisterschaft der *National Collegiate Athletic Association* (NCAA) irgendwann zu gewinnen. Die Tatsache, dass er bei kleineren Turnwettkämpfen nicht auf das Ergebnis fixiert war, ermöglichte es ihm, Übungen auszuprobieren, ohne dem Druck und der Bewertung ausgesetzt zu sein. Das versetzte ihn in die Lage, besser zu werden. Und schließlich gewann er die Meisterschaft der NCAA zweimal hintereinander.[11] (Was er gerne jedem erzählt, der es hören will. Tatsächlich lautet sein personalisiertes Nummernschild IINCAA. Sehr dezent, Dad.)

Die gleiche Strategie funktioniert, wenn Sie die Empfindungsverfolgung praktizieren. Indem Sie sich vom Ergebnis unabhängig machen, bestärken Sie Ihr Gehirn darin, dass die Schmerzen unbedenklich sind. Irgendwann lernt Ihr Gehirn diese Lektion, und die Schmerzen lassen nach. Kurzfristig ergebnisoffen zu sein, hilft Ihnen dabei, Ihr langfristiges Ziel zu erreichen, schmerzfrei zu werden.

Ich habe festgestellt, dass es meinen Patienten, wenn sie zum ersten Mal die Empfindungsverfolgung durchführen, schwerfallen kann, ergebnisoffen zu sein. Möglicherweise fällt Ihnen das am Anfang ebenfalls schwer. Das ist in Ordnung. Mit der Zeit und mit etwas Übung wird es zunehmend einfacher.

Die Sicht einer Patientin

„Als ich die Empfindungsverfolgung zum ersten Mal ausprobierte, war es mir sehr fremd. Es fiel mir schwer, denn mich auf meinen Rücken zu konzentrieren, hatte für mich immer bedeutet, sofort zu versuchen, das Problem zu beheben. Ich dachte dann: ‚Welche Dehnungsübung muss ich machen, damit sich diese Verspannung löst?' Oder: ‚Ob ich es mit dem Eisbeutel probieren sollte?' Meine ganze Aufmerksamkeit war immer darauf gerichtet, was ich tun konnte, um die Schmerzen zu lindern. Es fiel mir also nicht leicht, einfach nur dazusitzen und zu beobachten, was passierte.

Eine Sache, die mir bei der Empfindungsverfolgung half, war, andere Worte zu verwenden. Wenn ich bei der Empfindung an *Schmerzen* dachte, fühlte sich das wie etwas an, das ich loswerden musste. Ich ging dazu über, mein Schmerzempfinden in Gedanken einfach nur als ein *Gefühl* zu bezeichnen, und das half mir dabei, dass es sich nicht mehr so anfühlte, als ob es etwas wäre, das ich in Ordnung bringen musste.

Eine andere Sache, die mir half, war, passende Adjektive auszuwählen, die ich verwenden konnte, um die Empfindung in meinem Rücken zu beschreiben. Fühlt es sich warm oder kalt an, heftig, ziehend oder stechend? Aus welchem Grund auch immer, half mir die Verwendung dieser Adjektive dabei, den Prozess der Beobachtung in Gang zu setzen.

Nach und nach war ich immer besser in der Lage, die Empfindungsverfolgung mit einer Haltung zu praktizieren, die von Neugier geprägt war. Infolgedessen wurden die Empfindungen weniger bedrohlich und schließlich ließen die Schmerzen nach.

Ich ging sogar dazu über, auch in anderen Bereichen meines Lebens nicht immer alle Probleme lösen zu wollen. Früher habe ich stets all meine Energie darauf verwendet zu versuchen, jedes noch so kleine Problem in meiner Beziehung oder bei meiner Arbeit aus der Welt zu schaffen. Heute gehe ich damit eher nach dem Motto um: ‚Was soll's, finde dich einfach damit ab. Es ist, wie es ist.' Nicht alles sofort in Ordnung bringen zu müssen, ist wirklich befreiend.

Inzwischen bin ich sogar dankbar dafür, unter Schmerzen gelitten zu haben. Andernfalls hätte ich wohl nicht diese Gelegenheit gehabt, einmal innezuhalten und mir darüber klar zu werden, wie ich mein Leben anging und angehen wollte. Allerdings könnte ich durchaus darauf verzichten, die Erfahrung, unter Schmerzen zu leiden, noch einmal zu machen."

YOLANDA

Du musst wissen, wann du ihnen folgen musst

Ich bin kein großer Fan von Countrymusik, aber ein spezieller Song hat mir schon immer gefallen:[12] „The Gambler“, der vor allem in der Version von Kenny Rogers bekannt geworden ist. In dem Lied geht es um eine Begegnung mit einem Spieler „in einem Zug, unterwegs nach Nirgendwo.“ Für einen Schluck Whiskey und eine Zigarette (schließlich ist es ein Countrysong) erteilt der Spieler einen Rat:

You've got to know when to hold 'em,
know when to fold 'em,
know when to walk away,
and know when to run.
You never count your money
when you're sittin' at the table,
there'll be time enough for countin'
when the dealin's done.

Der Spieler redete über Poker (oder eher allgemein über das Leben), aber Kenny Rogers hätte genauso gut über Empfindungsverfolgung singen können.

Empfindungsverfolgung ist eine wirkungsvolle Technik, um Schmerzen zu überwinden. Aber über diese Technik zu verfügen, reicht nicht aus. Das Entscheidende ist zu wissen, wann man die Empfidungsverfolgung praktizieren und wann man es lassen sollte. In Kapitel 6 werde ich Ihnen eine Methode nahebringen, die darauf abzielt, die Wirksamkeit der Empfindungsverfolgung zu optimieren und Rückschläge zu minimieren. Tauchen wir ein in „den Prozess“.

Kapitel 6

Der Prozess

Die Philadelphia 76ers haben eine glorreiche Geschichte. Einige der besten Basketballspieler aller Zeiten trugen das Trikot der 76ers: Wilt Chamberlain, Julius Erving, Charles Barkley. Doch in letzter Zeit ist die glorreiche Geschichte das Einzige, was den Philadelphia-Fans geblieben ist. Seit 1983 haben die 76ers keine NBA-Meisterschaft mehr gewonnen.

Vor einigen Jahren stellten die Philadelphia 76ers einen Analysten namens Sam Hinkie als neuen General Manager ein. Hinkie hatte eine umstrittene Strategie, um ein Meisterschaftsteam zusammenzustellen. Er wusste: Wenn man gewinnen will, braucht man die besten Spieler. Und wenn man die besten Spieler haben will, muss man beim jährlich stattfindenden NBA Draft, einer Veranstaltung, bei der die Teams der Liga die Rechte an verfügbaren Nachwuchsspielern erwerben können, die besten Nachwuchsspieler bekommen. Und wie bekommt man die besten Nachwuchsspieler?

Man muss verlieren.

Die am schlechtesten platzierten Teams der jeweiligen Saison erhalten die besten Auswahlrechte, sogenannte „picks". Also bestand Sam Hinkies Plan darin, zu verlieren. Deutlich zu verlieren. Mehrere Jahre hintereinander. Einige waren skeptisch, dass Hinkies Strategie funktionieren würde. Ein Sportreporter nannte Hinkie „einen Betrüger", „einen Dummkopf" und „einen Trottel"[1] – alles in einem einzigen Artikel. Aber Hinkie ließ sich davon nicht beeindrucken. Er bat die Fans der Philadelphia 76ers um ihre Geduld. Das Ganze sei ein langfristiger Prozess, der Vertrauen erfordere.

Also verkaufte er die besten Spieler der Philadelphia 76ers. Und anschließend verkaufte er alle mittelmäßigen Spieler. Infolgedessen war die Mannschaft schlecht. Extrem schlecht. Im Jahr 2014 brachen die 76ers den NBA-Rekord für aufeinanderfolgende Niederlagen. Und im Jahr 2015 brachen sie auch diesen Rekord.

Doch die Fans sagten sich: „Vertraut dem Prozess."[2]

Die Zeit verging und Hinkies Plan fing an aufzugehen. Die Philadelphia 76ers sicherten sich einige hervorragende neue Spieler. Doch einer der neuen beim Draft erworbenen Topspieler brach sich den Fuß und fiel ein Jahr lang aus. Und dann brach sich ein anderer der neu erworbenen Topspieler *ebenfalls* den Fuß und fiel *zwei* Jahre lang aus!

Aber die Fans sagten sich: „Vertraut dem Prozess."

Im Jahr 2017 fügte sich schließlich alles zusammen. Die 76ers hatten jede Menge neue Talente verpflichtet, endlich waren alle Stars gesund und sie begannen zu gewinnen. Sie gewannen fünf Spiele in Folge. Und daraus wurden zehn Spiele in Folge. Und dann 15!

Jahrelang hatten sich die loyalen Fans der Philadelphia 76ers damit getröstet, wehmütig vor sich hinzumurmeln: „Vertraut dem Prozess." Doch inzwischen murmelten sie nicht mehr leise vor sich hin. Als die 76ers anfingen, Spiele zu gewinnen, war das Stadion von dem ohrenbetäubenden Jubel von 20.000 Fans erfüllt, die im Einklang riefen: „VERTRAUT DEM PROZESS!"

Die Philadelphia 76ers beendeten die Saison mit mehr Siegen als in den vorangegangenen 17 Jahren.[3] Aber das hätten sie nie geschafft, wenn sie in den Zeiten, in denen die Dinge am schlechtesten liefen, kein Vertrauen gehabt hätten.

Im weiteren Verlauf des Kapitels erkläre ich Ihnen einen Prozess, der Ihnen, wenn Sie ihn befolgen, dabei helfen kann, sich von neuroplastischen Schmerzen zu befreien. Es handelt sich um eine Vielzahl von Techniken und Strategien, die je nach der Intensität der Schmerzen, unter denen Sie leiden, variieren. Im Laufe des Prozesses wird es Höhen und Tiefen geben. Manchmal werden Sie das Gefühl haben, auf dem richtigen Weg zu sein, und manchmal werden Sie Zweifel haben. Aber halten Sie Kurs – genauso wie die Fans der Philadelphia 76ers. Wenn es am schlechtesten läuft, vertrauen Sie dem Prozess.

Aber bevor Sie dem Prozess vertrauen können, müssen Sie verstehen, warum er funktioniert.

Ängste überwinden

Wie ich bereits dargelegt habe, handelt es sich bei neuroplastischen Schmerzen um einen Irrtum. Die Schmerzen sind eine Folge dessen, dass

Signale vom Körpers Ihr Gehirn in der Art missinterpretiert werden, dass sie gefährlich wären. Und Ihre Ängste im Zusammenhang mit den Schmerzen verstärken die Botschaften an Ihr Gehirn, dass dieses es mit einer Gefahr zu tun hat. Deshalb müssen wir Ihre Ängste angehen.

Wenn Sie irgendeine Angst überwinden wollen, müssen Sie eines tun: Sie müssen sich dem, wovor Sie Angst haben, aussetzen.[4] Wenn Sie zum Beispiel Angst davor haben, vor anderen Menschen Reden zu halten, müssen Sie vor anderen Menschen Reden halten. Wenn Sie Angst vor Höhen haben, müssen Sie sich auf hohe Gebäude begeben. Wenn Sie Angst vor Konflikten haben, sollten Sie an Thanksgiving meine Eltern besuchen.

Um die Angst vor neuroplastischen Schmerzen zu überwinden, müssen Sie sich den Schmerzen aussetzen. Wenn Sie unter chronischen Schmerzen leiden, tun Sie das offenkundig bereits ausgiebig, aber Sie müssen sich diesen Schmerzen in einer ganz bestimmten Weise stellen. Und hier kommt die Empfindungsverfolgung ins Spiel. Indem Sie Ihren Schmerzen in einer besonderen Form Aufmerksamkeit schenken, die dem Gehirn vermittelt, dass es sich bei diesen Schmerzen um etwas Unbedenkliches handelt, setzen Sie sich ihnen auf eine Art und Weise aus, die erforderlich ist, damit Sie Ihre Angst überwinden und Ihr Gehirn neu programmieren können.

Aber sich dem auszuliefern, was einem Angst macht, kann ein zweischneidiges Schwert sein. Wenn Sie sich mit dem, wovor Sie Angst haben, konfrontieren, kann dies Ihre Angst verringern, aber es kann auch dafür sorgen, dass Ihre Angst sogar noch stärker wird. Reden wir zunächst darüber, wann es gut verläuft, sich dem auszusetzen, wovor man Angst hat.

Korrekturerfahrungen

Vor einigen Jahren nahm mein Freund Phil einen Hund namens Rocky aus einem Tierheim auf. Rocky war sehr süß, aber er war in den ersten Jahren seines Lebens schlecht behandelt worden, weshalb er ein ziemliches Nervenbündel war. Wenn jemand an die Tür klopfte, huschte Rocky immer aufgeschreckt weg und verkroch sich hinter einem Sofa. Weil er misshandelt worden war, hatte er gelernt: Menschen = Gefahr. Armes Hündchen.

Alle Freunde von Phil wussten, dass Rocky Angst vor Menschen hatte. Also achteten wir jedes Mal, wenn wir Phil besuchten, darauf, nett zu Rocky zu sein. Wir redeten leise, vermieden ruckartige Bewegungen und wenn Rocky bereit war, kraulten wir ihn ausgiebig hinter den Ohren und am Bauch.

Jedes Mal, wenn Rocky mit einem Fremden in einer Weise zu tun hatte, die ihm ein Gefühl von Sicherheit und Geborgenheit vermittelte, trug dies dazu bei, seine Angst zu verringern. So etwas nennt man eine „Korrekturerfahrung".[5] Nach vielen Korrekturerfahrungen war Rocky in der Lage, seine Angst zu „verlernen" und durch eine neue Assoziation zu ersetzen: Menschen = Geborgenheit. Ab irgendeinem Zeitpunkt versteckte sich Rocky, wenn es klopfte, nicht mehr hinter dem Sofa, sondern er stürmte zur Tür, um den oder die Besucher freudig zu begrüßen.

Wenn Sie sich, während Sie sich der Quelle Ihrer Angst aussetzen, sicher fühlen, handelt es sich um eine Korrekturerfahrung. Und das ist der einzuschlagende Weg, um neuroplastische Schmerzen zu überwinden. Wenn Sie ausreichend Korrekturerfahrungen machen, wird Ihr Gehirn lernen, dass es sich bei den Botschaften, die Ihr Körper sendet, in Wahrheit um Botschaften handelt, die Unbedenklichkeit signalisieren.

Wenn Sie sich dem, wovor Sie Angst haben, jedoch in einer Weise aussetzen, die Ihnen das Gefühl von Gefahr vermittelt, kann dies dafür sorgen, dass sich Ihre Angst sogar noch verstärkt.

Rückschläge

Als wir die Chance erhielten, an der Rückenschmerzstudie der University of Colorado Boulder mitzuwirken, wusste ich, dass ich nicht alle Patienten allein würde behandeln können. Ich benötigte Hilfe und Christie war die beste Wahl. Wir arbeiteten schon seit Jahren miteinander, sie kennt sich mit dem Schmerz-Verlern-Programm bestens aus und ihre Patienten lieben sie. Es gab nur ein Problem: Christie hat Flugangst.

Christie erklärte sich mutig bereit, sich ihrer Angst zu stellen, und ich bestärkte sie mit ein paar aufmunternden Worten:

> **Ich:** „Es wird sogar gut für dich sein, zwischen Los Angeles und Colorado hin und her zu fliegen. Das verschafft dir viele Gelegenheiten, Korrekturerfahrungen zu machen!"
> **Sie:** „Super ..."

Und was die ersten Flüge anging, hatte ich recht. Bis zu einem verhängnisvollen Flug zurück nach Los Angeles.

Christie bestieg das Flugzeug an diesem Tag mit einem guten Gefühl. Bis dahin waren die Flüge alle reibungslos verlaufen. Christie setzte sich auf den mittleren Platz und begrüßte ihre Sitznachbarin. Die beiden stellten einander nicht namentlich vor, deshalb nenne ich sie aus Gründen, die sich noch erschließen werden, einfach Jüngstes-Gericht-Julia.

Jüngstes-Gericht-Julia: „Dieser Flugzeugtyp wurde übrigens gerade ausgemustert. Dieses Flugzeug hebt heute wahrscheinlich zum letzten Mal ab. Ich hoffe, wir schaffen es nach Los Angeles."
Christie: „Wie bitte?"

Wie sich herausstellte, hatte Jüngstes-Gericht-Julia noch mehr Flugangst als Christie. Und sie schreckte nicht davor zurück, jedem, der bereit war, ihr zuzuhören, offen mitzuteilen, was für Ängste sie hatte. Ob das Flugzeug tatsächlich im Begriff war, ausgemustert zu werden? Wer wusste das schon. Und Christie hatte keine Zeit, das nachzuprüfen. Das Flugzeug startete und im gleichen Moment wurde Christie von ihrer Flugangst erfasst.

Während des gesamten Fluges versuchte Christie, Entspannungsübungen zu machen, redete sich selbst ein, dass sie in Sicherheit war, und mied jeglichen Blickkontakt mit Jüngstes-Gericht-Julia. Doch als sie sich im Landeanflug auf den Flughafen von Los Angeles befanden, hörten sie unter sich ein ungewöhnliches mahlendes Geräusch.

Jüngstes-Gericht-Julia: „Ich glaube, es gibt ein Problem mit dem Fahrwerk."
Christie: „Nein, alles in Ordnung, da bin ich ganz si..."
Jüngstes-Gericht-Julia: „Ich glaube, die Räder haben sich verklemmt. Wir werden ohne Fahrwerk landen müssen!"
Christie: *„Oh nein!"*

Im Nachhinein ist klar, dass Jüngstes-Gericht-Julia keine Ahnung hatte, wovon sie redete. Aber in jenem Moment war Christie in blanke Panik ausgebrochen, weshalb sie unfähig war, logisch zu denken. Dafür war sie viel zu sehr damit beschäftigt, sich eine Notlandung auf dem Wasser auszumalen und sich dafür zu verfluchen, dass sie die Sicherheitskarte in der Rücklehnentasche vor ihr nicht studiert hatte.

Während das Flugzeug auf die Erde zuraste, bohrten sich Christies Fingernägel immer tiefer in ihre Armlehnen. Genau in dem Moment, als Christie es nicht mehr länger aushalten konnte (und die Armlehnen auch nicht), setzte das Flugzeug auf. Auf dem Boden. Und mit voll funktionsfähigen Rädern. Der Flug war vorbei, aber der Schaden war angerichtet. Christie war ein einziges Wrack. Während der folgenden 45 Minuten konnte sie kein einziges Wort herausbringen.

Dass das keine Korrekturerfahrung war, muss wohl nicht extra betont werden. Christie hatte sich definitiv ihren Ängsten gestellt, aber leider in einer Weise, die dafür gesorgt hatte, dass sie sich weniger sicher fühlte. Sich seinen Ängsten mit einem Gefühl von Sicherheit auszusetzen, sorgt für eine Korrekturerfahrung. Wenn die Konfrontation mit seinen Ängsten jedoch Gefühle der Gefahr auslöst, verstärkt das die Ängste noch.[6] Da dies das genaue Gegenteil von dem ist, was wir erreichen wollen, nennen wir so etwas einen Rückschlag. Aber das ist in Ordnung. Es wird Rückschläge geben. Sie sind vorübergehend. Nach ihrem Rückschlag arbeitete Christie weiter an der Überwindung ihrer Flugangst. Sie war geduldig, machte weiter Korrekturerfahrungen und redete im Flugzeug nicht mehr mit ihren Sitznachbarn.

Während Sie daran arbeiten, den Prozess zu durchlaufen, werden Sie hin und wieder Rückschläge erleben. So geht es allen Betroffenen, die unter chronischen Schmerzen leiden.

Einer meiner Patienten erlebte einen Rückschlag, als er mit einigen Freunden in einem Burger-Restaurant essen ging. Vorher hatte er sich wegen seiner Schmerzen ein wenig Sorgen gemacht, aber er wollte unbedingt mit seinen Freunden ausgehen. Leider plagten ihn während des gesamten Essens stechende Schmerzen und das Ganze entpuppte sich als ein furchtbares Erlebnis. Frustriert dachte er: „Ich kann nicht einmal Dinge tun, die mir Spaß machen, ohne dass meine Schmerzen mir alles vermiesen.“

Einer Patientin ging es mehrere Tage hintereinander gut, bis sie eine stressige Unterhaltung mit ihrem Sohn hatte. Ihre Schmerzen verstärkten sich und hielten in der Intensität zwei Tage an. Sie dachte: „Wie soll es mir je besser gehen, wenn schon das kleinste bisschen Stress solche Schmerzen auslösen kann?“

Bei einer dritten Patientin kehrten die starken Schmerzen scheinbar aus heiterem Himmel zurück. Es fühlte sich für sie völlig willkürlich an. Und das machte ihr wirklich Angst, denn sie dachte, dass sie nie in der Lage sein würde, ihre Schmerzen zu überwinden, wenn sie nicht einmal herausfinden konnte, was diesen Schmerzschub verursacht hatte.

Die Umstände waren sehr verschieden, aber in jedem Fall verstärkten sich die Ängste der betroffenen Patienten im Hinblick auf ihre Schmerzen. Das ist ein Rückschlag. Erfreulicherweise kann ich jedoch berichten, dass diese Hindernisse in allen Fällen nur vorübergehend waren. All diese Patienten vertrauten dem Prozess und arbeiteten weiter an ihrer Genesung.

Rückschläge sind auf Ihrem Weg in ein schmerzfreies Leben wie Bremsschwellen auf der Straße. Sie können dafür sorgen, dass Sie auf Ihrem Weg kurzfristig ausgebremst werden, aber solange Sie Kurs halten, können sie Sie nicht aufhalten.

Eine sehr gute Art, sich den Ängsten auszusetzen

Egal wie stark die Ängste sind – mit ausreichend Korrekturerfahrungen kann unser Gehirn ein neues Verständnis entwickeln. Der Weg, den man beschreiten muss, um aus dem Schmerz-Angst-Teufelskreis auszubrechen, besteht darin, die Schmerzen einfach auf eine Weise zu empfinden, die dem Gehirn signalisiert, dass die gesendeten Signale unbedenklich sind. Und dieser zu beschreitende Weg sieht so aus, dass man die Empfindungsverfolgung anwendet.

Wie ich bereits erwähnt habe, ist die Empfindungsverfolgung eine Technik, mithilfe derer man sich den Schmerzen durch eine Brille der Unbedenklichkeit und Sicherheit aussetzt. Mit anderen Worten: Die Empfindungsverfolgung ist eine Methode, sich mit den Schmerzen zu konfrontieren, die sorgfältig darauf zugeschnitten ist, Korrekturerfahrungen zu machen.

Empfindungsverfolgung ist der Grundpfeiler des Schmerz-Verlern-Programms. Aber es gibt noch eine weitere Technik, die Sie einsetzen müssen, um den Prozess zu durchlaufen: Vermeidungsverhalten.

Das Gegenteil davon, sich seinen Ängsten auszusetzen

Wenn Sie sich dem, was Ihre Angst auslöst, stellen, setzen Sie sich ihr aus. Wenn Sie versuchen, Ihren Ängsten zu entkommen, legen Sie ein Vermeidungsverhalten an den Tag. Indem Rocky, der Rettungshund, sich hinter dem Sofa verkroch, zeigte er ein Vermeidungsverhalten. Wenn Christie sich geweigert hätte, noch einmal nach Colorado zu fliegen, sondern stattdessen lieber 22 Stunden mit dem Bus gefahren wäre (was sie angedroht hatte zu tun), wäre das ein Vermeidungsverhalten gewesen. Und zudem ein sehr nachvollziehbares.

Manchmal haben Betroffene wegen ihres Vermeidungsverhaltens ein schlechtes Gewissen. „Vermeiden" klingt so, als würde man vor seinen Problemen davonlaufen. Aber wenn ein Vermeidungsverhalten gezielt eingesetzt wird, kann es eine wirksame Technik sein, um Ängste zu überwinden.[7]

Betroffene, die unter chronischen Schmerzen leiden, legen sehr häufig ein Vermeidungsverhalten an den Tag.[8] Alles, was man tut, um seine Schmerzen zu lindern (oder dafür zu sorgen, sie gar nicht erst auszulösen), ist ein Vermeidungsverhalten. Aber Betroffene zeigen sehr unterschiedliche Ausprägungen da von. Um beispielhaft zu veranschaulichen, was für unterschiedliche Arten von Vermeidungsverhalten Betroffene einsetzen, kommen wir noch einmal auf einige der Patienten zurück, die ich in den Kapiteln 3 und 4 vorgestellt habe.

- Melanie ist die Patientin, die chronische Kopfschmerzen entwickelt hatte, nachdem sie sich ihr ganzes Leben lang Sorgen gemacht hatte. Sie griff auf unterschiedliche Arten von Vermeidungsverhalten zurück, die ihr dabei halfen, ihre Schmerzen zu reduzieren. Um sich vorübergehend Linderung zu verschaffen, massierte Melanie ihre Schläfen. Aber wenn sie wirklich schlimme Kopfschmerzen hatte, legte sie sich entweder im Dunkeln hin oder nahm ein heißes Bad.
- James ist der Patient, der sich beim Basketballspielen den Rücken verletzt hatte (und nie mit der Beantwortung seiner E-Mails hinterherkam). James' Rückenschmerzen wurden durch Sitzen ausgelöst, deshalb bestand sein Vermeidungsverhalten darin, aufzustehen. Wenn er längere Zeit sitzen musste, verwendete er Rückenkissen oder Heizkissen, um die Schmerzen zu lindern.
- Rebecca ist die College-Studentin, die unter Hand- und Handgelenkschmerzen litt, wenn sie auf einer Tastatur tippte. Ihr am häufigsten eingesetztes Vermeidungsverhalten bestand darin, Tipppausen zu machen. Außerdem stellte sie fest, dass es ihr ein wenig Linderung verschaffte, wenn sie die Handgelenke streckte und dehnte, sodass sie knackten.
- Barry ist der Patient, der chronische Mundschmerzen entwickelte. Er hatte ein wirkungsvolles Vermeidungsverhalten entdeckt: Pfefferminzkaugummis zu kauen. Und je intensiver der Pfefferminzgeschmack,

desto besser. Er stellte fest, dass er, wenn er sich auf den Pfefferminzgeschmack konzentrierte, weniger Schmerzen verspürte.

Wenn man unter chronischen Schmerzen leidet, werden bestimmte Arten von Vermeidungsverhalten zu einem festen Bestandteil der Lebensweise. Durch Ausprobieren lernen wir, wie wir Schmerzen entkommen und sie so gut wie möglich in den Griff bekommen können. Und jetzt möchte ich, dass Sie sich Ihrer eigenen Vermeidungsverhaltensweisen bewusst werden.[9] Was sind die Dinge, die Ihnen Linderung verschaffen, wenn Sie starke Schmerzen haben? In den folgenden beiden Abschnitten werde ich Ihnen beibringen, wie Sie Ihr Vermeidungsverhalten als Bestandteil des Prozesses einsetzen können.

Die Teile zusammenfügen

Manchmal spiele ich mit meinen Nichten Brettspiele. Ihr Lieblingsspiel ist „Leitern und Rutschen".[10] Wahrscheinlich haben Sie es als Kind auch gespielt. Es ist ein sehr einfaches Spiel. Man würfelt, bewegt seine Spielfigur über das Spielbrett und versucht, eine Ziellinie zu erreichen. Wenn man auf einem Feld mit einer Leiter landet, darf man eine Abkürzung nehmen und ist dem Ziel ein Stück näher. Wenn meine Nichten auf einem Feld mit einer Leiter landen, jubeln sie so, als hätten sie gerade im Lotto gewonnen. Das ist einfach hinreißend anzusehen. Wenn man auf einem Feld mit einer Rutsche landet, rutscht man ein paar Felder zurück. Das ist weniger hinreißend anzusehen, da es manchmal zu Tränen führt und dazu, dass das Brett umgeworfen wird.

Das Schmerz-Verlern-Programm funktioniert genau nach dem gleichen Prinzip. Unsere Ziellinie ist ein schmerzfreies Leben. Eine Korrekturerfahrung ist wie eine Leiter: Ihr Gehirn lernt, dass Ihre Schmerzen in Wahrheit unbedenklich sind, und Sie rücken ein Stück näher an die Ziellinie heran. Ein Rückschlag ist wie eine Rutsche.[11] Die Assoziation zwischen Schmerzen und Gefahr wird verstärkt und Sie entfernen sich wieder ein Stück weit von der Ziellinie.

Um beim Schmerz-Verlern-Programm zu „gewinnen", sind wir darauf aus, möglichst viele Korrekturerfahrungen zu machen und möglichst wenige Rückschläge zu erleben. Um uns dabei zu helfen, dieses Ziel zu erreichen, stehen uns zwei wirkungsvolle Techniken zur Verfügung: Empfindungsverfolgung und Vermeidungsverhalten. Der Prozess beschreibt genau, wie jede dieser beiden Techniken einzusetzen ist, um die Ziellinie zu erreichen. Doch bevor ich auf die Details des Prozesses zu sprechen komme, möchte ich Ihnen zunächst noch zwei allgemeine Ratschläge mit auf den Weg geben.

Erstens: Der Prozess wird Sie wissen lassen, was Sie zu tun haben und wann Sie es tun sollen. Aber ich möchte nicht, dass es für Sie wie eine Art Job oder eine Obsession wird. Gehen Sie bitte nicht mit einem Gefühl von Druck oder Dringlichkeit an diese Leitlinien heran. Denken Sie daran, dass Druck Ihr Gehirn in erhöhte Alarmbereitschaft versetzt. Wir wollen den Prozess mit Geduld und einem Gefühl von Sicherheit durchlaufen. Ich möchte, dass Sie Ihr Leben so gut wie möglich genießen – in dem Wissen, dass Ihre Schmerzen schließlich verschwinden werden, wenn Sie die beschriebenen Schritte befolgen. Vertrauen Sie dem Prozess!

Zweitens: Rückschläge sind normal. Sie sind keine große Sache und ich möchte, dass Sie keine Angst davor haben, Rückschläge zu erleiden. Denken Sie daran, dass ich gesagt habe, unser Ziel sei es, „möglichst wenige Rückschläge" zu erleiden. Ich habe nicht gesagt, „vermeiden Sie Rückschläge komplett", weil das unmöglich ist. Bitte machen Sie sich keine Sorgen oder Vorwürfe, wenn Sie einen erfahren. Ein Rückschlag führt einfach nur dazu, dass Sie sich schlecht fühlen und Ihr Gehirn in erhöhte Alarmbereitschaft versetzt wird. Ich gebe Ihnen den gleichen Rat, den ich auch meinen Nichten gegeben habe: „Es ist ganz normal, enttäuscht zu sein, wenn man auf einem Feld mit einer Rutsche landet. Das verstehe ich. Ich lande auch nicht gerne auf einem Feld mit einer Rutsche. Aber sie gehören nun mal zu dem Spiel dazu und sollten uns nicht daran hindern, Spaß an dem Spiel zu haben. Es gibt ja noch jede Menge Felder mit Leitern, die auf euch warten! Und hör bitte auf, deine Schwester zu piesacken."

Und jetzt lassen Sie uns ohne weitere Umschweife zur Sache kommen. Der Prozess basiert auf der Intensität Ihrer Schmerzen. Je nach Intensität Ihrer Schmerzen werden Ihnen unterschiedliche Strategien dabei helfen, möglichst viele Korrekturerfahrungen zu machen und möglichst wenige Rückschläge zu erleiden.

Wenn Ihre Schmerzen stark sind

Wenn Sie starke Schmerzen haben, nimmt Ihr Gehirn eine große Gefahr wahr. Das bedeutet, dass es in so einem Zustand ziemlich unmöglich ist, eine Korrekturerfahrung zu machen. Deshalb werden wir in diesem Zustand nicht einmal den Versuch unternehmen, die Empfindungsverfolgung zu praktizieren. Das ist in Ordnung – wir werden später noch Gelegenheiten haben, Korrekturerfahrungen zu sammeln. In der Zwischenzeit konzentrieren wir uns darauf, so wenige Rückschläge wie möglich einzustecken. Falls Sie also unter starken Schmerzen leiden, sollten Sie ein Vermeidungsverhalten an den Tag legen.

Wenn Ihnen also danach ist, alle zehn Minuten aufzustehen oder sich hinzusetzen, tun Sie es! Wenn Sie das Verlangen verspüren, ein Kissen oder eine Wärmflasche zu verwenden oder den schmerzenden Körperbereich zu massieren, tun Sie es! Wenn Sie unter starken Schmerzen leiden, tun Sie, was immer Sie tun können, um sich Linderung zu verschaffen. Das Einzige, was Sie auf keinen Fall tun sollten, ist, die Schmerzen einfach hinzunehmen und zu ertragen. Ich selber habe diese Lektion auf die harte Tour gelernt.

Lange bevor ich die Technik des Prozesses entwickelte, hatte ich eines Tages schlimme Rückenschmerzen. Ich war total verzweifelt. Ich hatte ausreichend Indizien gesammelt, um zu wissen, dass es sich bei meinen Schmerzen um neuroplastische Schmerzen handelte, aber ich hatte noch nicht herausgefunden, wie ich die Schmerzen loswerden konnte. „Ich werde meinen Schmerzen trotzen“, sagte ich mir. „Ich werde meinem Gehirn beweisen, dass ich so lange sitzen kann, wie ich will!“ Also stieg ich in mein Auto, tankte voll, deckte mich mit wichtigem Proviant wie Cool Ranch Doritos ein und fuhr, ohne anzuhalten, nach San Francisco.

Die Fahrt von Los Angeles nach San Francisco dauert fünf Stunden. Nach drei Stunden erreichten meine Rückenschmerzen auf einer Skala von 0 bis 10 Punkten 9 Punkte. Aber ich hielt durch.

Nach vier Stunden erreichten sie 10 Punkte. Aber ich hielt durch.

Nach fünf Stunden wurde mir klar: „Oh, das waren noch gar nicht 10 Punkte. So schlimm, wie es *jetzt* ist, sind es 10 Punkte!“

Schließlich kam ich in San Francisco an. Ich war regelrecht wahnsinnig vor Schmerzen. Ich hatte keine Ahnung, wo ich war. Ich erinnere mich schwach an einen Kai. Ich parkte, öffnete die Autotür und ließ mich auf den Boden sinken. Und dann lag ich einfach nur da, mit entsetzlichen Schmerzen. Voller Selbstmitleid. Und mit Doritos.

Ich wollte meinem Gehirn eine Lektion erteilen und das hatte ich getan. Leider hatte ich meinem Gehirn beigebracht, dass meine Schmerzen eine noch größere Gefahr darstellten, als ich bis dahin gedacht hatte. Es war ein Rückschlag von epischen Ausmaßen.

Manchmal denken wir, wir würden uns selbst stärken, wenn wir starke Schmerzen einfach durchstehen, aber das Gegenteil ist der Fall. Die Schmerzen durchzustehen, führt zu einem Rückschlag. Wenn Sie Ihren Schmerzen trotzen, versetzen Sie Ihr Gehirn einfach nur in erhöhte Alarmbereitschaft und bestärken es darin, dass die Schmerzen eine Gefahr darstellen.

Wenn Sie unter starken Schmerzen leiden, legen Sie vielleicht schon so ein ausgeprägtes Vermeidungsverhalten an den Tag wie nur irgend möglich. Wenn Sie das tun, machen Sie es genau richtig. Falls Sie das nicht tun, ist es höchste Zeit, damit anzufangen. Aber unabhängig davon, ob Sie dies bereits tun oder noch nicht, gibt es noch eine weitere Komponente, die Bestandteil dieser Phase des Prozesses ist.

Wenn Sie unter starken Schmerzen leiden, fluten Gefahrensignale Ihr Gehirn. Deshalb werden Betroffene häufig von Gefühlen der Angst und der Hoffnungslosigkeit geplagt.[12]

„Ich werde nie schmerzfrei werden."

„Bei mir wird dieser Prozess nicht funktionieren."

„Ich bin verloren."

Ich könnte ein ganzes Heft mit den furchtbaren und hoffnungslosen Gedanken füllen, die mich geplagt haben, als meine Schmerzen am schlimmsten waren. Es ist schwer, von solchen Gedanken nicht heimgesucht zu werden, wenn man sich in einem Zustand befindet, in dem man stark leidet. Aber in Wahrheit sind es genau solche Gedanken die dafür sorgen, dass wir noch tiefer in einem Zustand der Angst landen.

Stellen Sie sich ein Kind vor, das zum ersten Mal in seinem Leben ein Gewitter erlebt. Die Blitze und das laute Donnern machen ihm sowieso schon Angst. Jetzt stellen Sie sich vor, Sie sagen dem Kind: „Oje, das ist wahrscheinlich der Weltuntergang!"

Das Kind ist daraufhin nicht mehr nur verängstigt, sondern total entsetzt. Was es in dieser Situation tatsächlich am meisten benötigt, ist tröstende Beruhigung. Eine ruhige, feste Stimme, die ihm sagt, dass es keine Angst haben muss, dass es sich nicht in Gefahr befindet, dass das Gewitter vorübergehen und ihm nichts passieren wird.

Und genau das benötigen Sie, wenn Sie unter starken Schmerzen leiden. Außer Vermeidungsverhalten an den Tag zu legen, sollten Sie sich selbst Botschaften senden, die Sicherheit signalisieren. Das kann jede Art von Botschaft sein, die Ihnen das Gefühl von Sicherheit vermittelt. Das Ziel, das Sie verfolgen, besteht darin, dazu beizutragen, Ihre erhöhte Alarmbereitschaft herunterzufahren. Im Folgenden einige Beispiele von Botschaften, die sich bei meinen Patienten bewährt haben:

- „Das ist nur vorübergehend. Es wird mir bald wieder besser gehen."
- „Ich bin in Sicherheit und mit meinem Körper ist alles in Ordnung."
- „Mein Gehirn denkt, dass ich mich in Gefahr befinde, aber es handelt sich nur um falschen Alarm."
- Und natürlich: „Vertraue dem Prozess."

Die Worte selbst sind nicht so wichtig wie das, was Sie sich mit diesen Worten vermitteln wollen. Ihr Gehirn verspürt Gefahr und Sie beruhigen es, indem Sie ihm Botschaften zukommen lassen, die Sicherheit und Unbedenklichkeit signalisieren.[13] Das ist ein wichtiger Bestandteil des Prozesses, den Schmerz-Angst-Teufelskreis zu durchbrechen.

Möglicherweise sind Sie nicht in der Lage, ständig ein Vermeidungsverhalten an den Tag zu legen. Und möglicherweise sind Sie auch nicht in der Lage, sich ständig Botschaften zu senden, die Behütetheit und Gefahrlosigkeit signalisieren. Aber setzen Sie beides so oft wie möglich ein, um die schwierige Phase, die Sie durchleben, erträglicher zu machen und möglichst wenige Rückschläge zu haben.

Wenn Sie unter leichten oder moderaten Schmerzen leiden

Auch wenn Sie unter leichten oder moderaten Schmerzen leiden, können Sie ein Vermeidungsverhalten an den Tag legen. Es ist immer gut, sich besser zu fühlen, wenn das möglich ist. Aber da Ihre Schmerzen erträglicher sind, haben Sie die Möglichkeit, durch das Praktizieren der Empfindungsverfolgung einige Korrekturerfahrungen zu machen. Denken Sie daran, das Ganze nicht obsessiv zu betreiben. Es sollte nicht von einem Gefühl der Intensität oder der Dringlichkeit begleitet werden, sondern eher von einem Gefühl der Leichtigkeit und Mühelosigkeit. Ein möglicher Gedankengang wäre zum Beispiel: „Oh, super, auf einer Schmerzskala von 0 bis 10 erreichen meine Schmerzen gerade mal eine Intensität von 2. Das ist eine gute Gelegenheit, die Empfindungsverfolgung auszuprobieren."

Wenn die Intensität Ihrer Schmerzen sich verändert oder verringert oder der betroffene Bereich sich verlagert, während Sie die Empfindungsverfolgung praktizieren, ist das in Ordnung. Aber eine erfolgreiche Korrekturerfahrung zu machen, bedeutet nicht, dass die Schmerzen verschwinden. Das ist unser langfristiges Ziel. Fürs Erste konzentrieren wir uns darauf, unser Gehirn darin zu bestärken, dass die Schmerzen nicht gefährlich sind. Und das tun wir, indem wir die Schmerzen beobachten, ohne zu versuchen, irgendetwas zu ändern, und ohne dringliche Intensität. Das Ziel besteht nur darin, sich gut zu fühlen. „Hey, ich habe mich ein bisschen meinen Schmerzen ausgesetzt, und es geht mir gut."

Zu diesem Teil des Prozesses haben meine Patienten immer die gleichen zwei Fragen:

1. Wie lange sollte die Empfindungsverfolgung jedes Mal dauern?

Rufen Sie sich in Erinnerung, wie es war, als Sie zum ersten Mal Fahrrad gefahren sind. Es ist eine neue Aktivität und man braucht einige Zeit, um damit klarzukommen. Anfangs konnten Sie sich nur einige Sekunden lang auf dem Fahrrad aufrecht halten und mussten dann wieder absteigen, um nicht umzukippen. Aber durch Übung konnten Sie immer länger und immer weiter fahren.

Für das Praktizieren der Empfindungsverfolgung empfehle ich die gleiche Herangehensweise. Fangen Sie mit kurzen Sitzungen an und steigern Sie die Dauer nach und nach. Wenn Sie das Gefühl haben, sich gestresst zu fühlen, oder wenn es zu schmerzhaft wird, beenden Sie das Ganze.

Ich hatte eine Patientin, die anfangs nur eine Sekunde lang die Empfindungsverfolgung durchführen konnte! Wir versuchten es mit zwei Sekunden und es fiel ihr schwer, es zu ertragen. Das ist in Ordnung. Sie praktizierte es immer nur eine Sekunde lang, bis sie das Gefühl hatte, ihre Übungen verlängern zu können, ohne sich dabei schlecht zu fühlen.

Hören Sie auf Ihren Körper. Wenn Sie Ihre Schmerzen mit Neugier und Leichtigkeit erkunden, können Sie weitermachen. Wenn es sich wie eine lästige Pflicht anfühlt oder zu intensiv wird, ist es an der Zeit aufzuhören. Sie wissen, dass Sie die Empfindungsverfolgung richtig ausführen, wenn es sich entspannt und gut anfühlt.

Sobald Sie ein wenig Erfahrung mit der Empfindungsverfolgung haben, wissen Sie, was für Sie am besten funktioniert. Natürlich müssen Sie die Übungen nicht einfach nur deshalb verlängern, weil Sie es können. Einige meiner Patienten praktizieren es am liebsten fünf Minuten lang, andere bevorzugen einen fünfsekundigen Check und gehen dann wieder zu ihrem Alltag über.

2. Wie oft sollte ich die Empfindungsverfolgung anwenden?

Auf diese Frage gibt es keine allgemeingültige Antwort. Einige meiner Patienten wünschen sich von mir strenge Regeln und strikte Zeitpläne. Ich sage ihnen dann, dass Qualität wichtiger ist als Quantität. Das Ziel ist, sein Leben so gut wie möglich zu genießen und dabei hin und wieder eine Korrekturerfahrung zu machen.

Als ich damit begann, die Empfindungsverfolgung zu praktizieren, tat ich das in einer sehr reglementierten Weise – mehrmals am Tag fünf Minuten pro Übung. Diese Herangehensweise hat für mich nicht funktioniert. Es fühlte sich an wie eine Pflicht, wie etwas, das ich tun *musste*, und wie etwas, das mir ein schlechtes Gewissen bereitete, wenn ich es nicht in einem ausreichenden Maß tat.

Also änderte ich meine Vorgehensweise. Ich ging dazu über, die Empfindungsverfolgung durchzuführen, wenn ich irgendwo unterwegs war und einfach mein Leben lebte – zum Beispiel wenn ich auf dem Weg zum Supermarkt war und den Tag genoss. Waren die Schmerzen nicht so schlimm, schenkte ich ihnen kurz Aufmerksamkeit und ging dann wieder zu dem über, was ich gerade tat. An einigen Tagen machte ich das ein halbes Dutzend Mal, an anderen Tagen gar nicht.

Als ich dem Ganzen den Druck genommen hatte, begann die Empfindungsverfolgung mir irgendwie Spaß zu machen. Ich setzte sie um, wann ich wollte, und so lange, wie mir danach war.

Wie oft Sie die Empfindungsverfolgung anwenden, ist nicht so wichtig wie die innere Einstellung und die Haltung, mit der Sie es tun. Sie kennen sich selbst am besten. Wenn Sie zu der Sorte Mensch gehören, die dazu neigt, etwas zu übertreiben, oder wenn Sie anfangen, im Hinblick auf die Empfindungsverfolgung obsessiv zu werden, sollten Sie sich damit zurückhalten. Wenn Ihnen die Empfindungsverfolgung wirklich Spaß macht, praktizieren Sie diese, so oft Sie wollen.

Wenn Sie keine Schmerzen haben

Wenn Sie gerade keine Symptome haben, sind Sie während dieser Phasen keinen Schmerzen ausgesetzt. Dann können Sie auch keine Korrekturerfahrungen machen und sind nicht anfällig für Rückschläge. Aber gibt es während dieser Phasen etwas, das Sie tun können, um dazu beizutragen, Ihre Symptome ein für allemal zu überwinden? Natürlich gibt es etwas. Auch während dieser

Phasen gibt es Dinge, die Sie tun können, um Ihr Angstlevel insgesamt zu senken. Aber darauf gehen wir in den Kapiteln 7 und 8 näher ein.

Die Sicht einer Patientin

„Die Vorstellung ‚für immer' ist das Schlimmste. Davor hatte ich am meisten Angst. Der Gedanke daran, den Rest meines Lebens mit Schmerzen leben zu müssen, war unerträglich. Und das wiederum wirkte sich definitiv auf meine Genesung aus.

Als ich mit der Behandlung begann, wirkte sie ziemlich schnell. Die Schmerzen wurden gelindert und ich war in der Lage, immer mehr Dinge zu tun. Doch nach kurzer Zeit kehrten die Schmerzen wieder zurück und das machte mir Angst. Es war mir doch so gut gegangen – warum erlitt ich einen Rückfall?

Ich hatte das Gefühl, total die Kontrolle verloren zu haben. Ich dachte, wenn ich härter an mir arbeiten und mehr Empfindungsverfolgung praktizieren würde, könnte das helfen. Ich ging dazu über, morgens, nachmittags und abends die Empfindungsverfolgung durchzuführen.

Ich bin so gestrickt, dass ich, wenn man mir eine Methode anbietet, diese Methode so lange und so intensiv anwende, bis sie funktioniert. Ich habe es übertrieben. Ohne es auch nur zu merken, war ich auf einmal wie besessen davon.

Dann wurde mir klar, dass ich zu angestrengt versuchte, meine Schmerzen loszuwerden, und ich mir dadurch nur noch zusätzlichen Stress bereitete. Ich musste meine Herangehensweise ändern.

Ich ging dazu über, seltener die Empfindungsverfolgung zu praktizieren. Doch was noch wichtiger war: Ich führte sie auf andere Weise aus. Anstatt es als eine Pflicht zu erachten, betrachtete ich es als eine Art und Weise, mich um mich selbst zu kümmern. Als eine Art und Weise, mich sicher zu fühlen.

Als meine Angst vor den Schmerzen nachließ, begannen auch die Schmerzen nachzulassen. Ich hatte wieder Hoffnung. Ich wusste, dass es Höhen und Tiefen geben würde, gute und schlechte Tage, aber ich hatte gelernt, damit klarzukommen.

Heute verspüre ich immer noch hin und wieder ein wenig Schmerzen, aber die Schmerzen machen mir keine Angst mehr. Nach einem stressigen Tag bei der Arbeit bemerke ich manchmal eine Verspannung in meinem Nacken und in meinen Schultern, aber ich weiß, dass ich deshalb nicht in Panik geraten muss. Inzwischen habe ich gelernt, damit umzugehen. Und ich weiß, dass dieses schmerzhafte Gefühl nicht für immer anhält."

GRACE

Während Sie den Prozess durchlaufen

Jetzt haben Sie – basierend auf der Intensität Ihrer Schmerzen – einige Strategien und Techniken kennengelernt, um mit Ihren Symptomen umzugehen. Aber der Prozess verläuft nicht linear. Möglicherweise haben Sie am Morgen starke Schmerzen, sind am Nachmittag schmerzfrei und haben am Abend und in der Nacht wieder stärkere Schmerzen. Das kann vorkommen und stellt kein Problem dar. Das Muster, in dem die Schmerzen auftreten, ist nicht so wichtig wie die Herangehensweise, in der Sie darauf reagieren.

Unabhängig davon, ob Ihre Schmerzen stark, moderat oder schwach sind, verfügen Sie nun über einige Ratschläge und Hilfsmittel, die Ihnen dabei helfen, damit zurechtzukommen. Und Sie bringen Ihrem Gehirn in jeder eintretenden Situation, so gut Sie können, bei, sich sicher zu fühlen.

Wenn sich die Gelegenheit bietet

Wir neigen dazu, uns riesig zu freuen, wenn die Schmerzen verschwunden sind, und enttäuscht zu sein, wenn sie zurückkehren. Das ist absolut nachvollziehbar. Schmerzen fühlen sich furchtbar an, weshalb wir natürlich aufgebracht sind, wenn die Schmerzen stärker werden. Aber so natürlich diese Reaktion auch sein mag – sie führt uns direkt zurück in den Schmerz-Angst-Teufelskreis.

Es kann hilfreich sein, das Wiederauftreten von Schmerzen aus einer anderen Perspektive zu sehen und sie tatsächlich als eine Chance zu begreifen. Wie Sie bereits wissen, ist es nur dann möglich, Korrekturerfahrungen zu machen, wenn man Schmerzen ausgesetzt ist. Jede Korrekturerfahrung signalisiert Ihrem Gehirn, dass die Empfindungen, die Schmerzen auslösen, in Wahrheit unbedenklich sind. Man kann das Ganze also auch so sehen, dass sich jedes Mal, wenn man Schmerzen empfindet, eine Gelegenheit bietet, das Gehirn neu zu vernetzen.

Einige meiner Patienten werden so gut darin, Korrekturerfahrungen zu machen, dass sie dem Auftreten von Schmerzen sogar erwartungsvoll entgegensehen. Sie entwickeln den Schmerzen gegenüber eine selbstbewusste Haltung nach dem Motto „Na los, zeigt mir, was ihr draufhabt." Ich weiß. Das klingt verrückt. Wenn man unter chronischen Schmerzen leidet, verwendet man so einen großen Teil seines Lebens darauf, den Schmerzen zu entkommen, dass es kaum vorstellbar ist, dass es Menschen gibt, die sich darüber freuen, wenn sie Schmerzen verspüren. Aber es ist wahr.

Eine meiner Lieblingsgeschichten über Menschen, die diese selbstbewusste Haltung gegenüber Schmerzen entwickelt haben, ist die Geschichte meiner Patientin Daisy. Sie kämpfte schon seit sechs Jahren mit chronischen Schmerzen im unteren Rückenbereich, als sie mit der Behandlung begann. Einer der schlimmsten Schmerzauslöser war bei ihr das Bücken. Das war für sie besonders bitter, denn Daisy ist Yogalehrerin!

Die Empfindungsverfolgung und der Prozess funktionierten bei Daisy sehr gut. Von Woche zu Woche machte sie immer mehr Korrekturerfahrungen. Ihre Schmerzen ließen nach und ihre Zuversicht war groß. Ihre Angst war definitiv dabei zu verblassen. Aber da ihre Schmerzen nachgelassen hatten, hatte sie auf einmal nicht mehr viele Gelegenheiten, die Empfindungsverfolgung zu praktizieren. Also fand sie es gut, wenn sie spürte, dass ihr Rücken sich bemerkbar machte und sie die Chance hatte, eine Korrekturerfahrung zu machen.

Eines Tages schrieb Daisy mir eine Textnachricht: „Ich habe heute drei Stunden im Garten gearbeitet und hatte nur zweimal die Möglichkeit, die Empfindungsverfolgung durchzuführen." Sie war enttäuscht darüber, sich den ganzen Nachmittag lang immer wieder in ihrem Garten gebückt und dabei nur zweimal Schmerzen im Rücken verspürt zu haben. Was für eine starke Einstellung!

So eine selbstbewusste Herangehensweise ist nicht für jeden die passende Methode. Sie müssen diese nicht gezwungenermaßen übernehmen, wenn sie nicht zu Ihnen passt. Sie muss Ihrem Typ entsprechen und von sich aus für Sie geeignet sein. Viele meiner Patienten sind ohne die Herangehensweise „Los, ihr Schmerzen, zeigt mir, was ihr drauf habt" schmerzfrei geworden.

Aber wenn diese starke und selbstbewusste Art etwas für Sie ist, sollten Sie vielleicht gezielt dafür sorgen, dass sich Gelegenheiten ergeben, in denen Sie die Empfindungsverfolgung anwenden können. Wenn bei Ihnen zum Beispiel Gehen ein Schmerzauslöser ist, könnten Sie einen Spaziergang durch

Ihr Wohnviertel machen. Aber auch wenn ich ein großer Freund dieser Herangehensweise bin – lassen Sie es lieber langsam angehen. Melden Sie sich also bitte nicht gleich für einen Marathon an.

Löschungstrotz

Viele Patienten erleben Folgendes: Genau in dem Moment, in dem ihre Angst nachlässt, ihre Symptome abklingen und sie anfangen, eine wirkliche Besserung im Hinblick auf ihre Schmerzen zu spüren, werden sie auf einmal aus heiterem Himmel von starken Schmerzen heimgesucht. Das entsetzt sie natürlich und sie werden sofort wieder in den Schmerz-Angst-Teufelskreis hineingezogen.

Um dieses Phänomen zu verstehen, müssen wir ungefähr achtzig Jahre zurückgehen zu einem Psychologen namens B. F. Skinner, der an der Harvard University forschte.[14] Skinner beschäftigte sich damit, wie Verhaltensweisen erlernt werden. Er führte alle möglichen faszinierenden Experimente durch und brachte einmal sogar einigen Tauben bei, Tischtennis zu spielen.[15]

Bei einem seiner bekanntesten Experimente setzte er eine Ratte in einen Käfig.[16] Wenn die Ratte einen Hebel betätigte, erhielt sie ein Futterkügelchen. Natürlich lernte die Ratte, den Hebel zu drücken, wenn sie Hunger hatte. Doch eines Tages gab es einen unerwarteten Zwischenfall: Die Vorrichtung funktionierte nicht.[17] Eine der Versuchsratten drückte den Hebel, aber der Futterspender blockierte. Anstelle des erwarteten Kügelchens bekam die Ratte nichts. Schließlich hörte die Ratte auf, den Hebel zu drücken. Ein Verhalten wird nicht aufrechterhalten, wenn es nicht verstärkt wird. So etwas wird Extinktion oder Löschung genannt.[18] Genauso wie die Dinosaurier ausgestorben sind, kam das Verhalten der Ratte zum Erliegen.

Doch bevor die Ratte aufgegeben hat, ist etwas Interessantes passiert: Sie drückte den Hebel wie verrückt. In der Hoffnung, dass sie doch noch mit einem leckeren Futterkügelchen belohnt werden würde, wenn sie nur hartnäckig genug wäre, drückte sie den Hebel immer wieder.

Das nennt man Löschungstrotz.[19] Verhaltensweisen geben nicht kampflos auf.

Indem Sie Ihre Beziehung zu Ihren Ängsten wirklich verändern, können Sie damit beginnen, sich aus dem Schmerz-Angst-Teufelskreis zu befreien, und Ihre Symptome werden anfangen nachzulassen. Aber wenn die Angst lange Zeit ein Bestandteil Ihres Lebens war, hat sich Ihr Gehirn daran gewöhnt und wird sich nicht ohne Weiteres umstellen.

Viele meiner Patienten erleben einen solchen Löschungstrotz in Form eines Wiederauftretens der Schmerzen, unter denen sie ursprünglich gelitten haben. Einige wenige erleben ihn in Form des Auftretens einer neuen Art von Schmerzen. Im Rahmen der Rückenschmerzstudie der University of Colorado Boulder erlebten einige Teilnehmer einen Löschungstrotz in der Form, dass die Schmerzen sich in die Füße, die Knie oder die Hüften verlagerten.

Egal ob der Löschungstrotz sich dadurch äußert, dass die bekannten Schmerzen ein Comeback versuchen oder sich ganz neue Schmerzen bemerkbar machen – die Lösung ist die Gleiche: Halten Sie Kurs. Tappen Sie nicht wieder in die Angstfalle – halten Sie einfach an dem fest, was Sie tun. Wenden Sie weiter die Techniken des Prozesses an und bringen Sie Ihrem Gehirn bei, dass die Empfindungen unbedenklich sind. Der Löschungstrotz wird vorübergehen.

Der Löschungstrotz kann beängstigend sein, wenn man nicht darauf vorbereitet ist, aber wenn Sie verstehen, was es damit auf sich hat, wissen Sie, dass es sich dabei nicht um etwas handelt, das Ihnen Angst machen muss. Tatsächlich kann es sogar ein positives Zeichen sein. Schließlich setzt der Löschungstrotz nur während der Löschung ein. Wenn Sie einen erleben, sagen Sie sich einfach: „Ich bin auf dem richtigen Weg. Das ist ein Zeichen, dass meine Schmerzen dabei sind zu verschwinden."

Der Prozess in der Praxis

In den vorangegangenen beiden Kapiteln habe ich die Themen Empfindungsverfolgung, den Prozess, Exposition gegenüber Schmerzen, Korrekturerfahrungen, Rückschläge, Vermeidungsverhalten und Löschungstrotz behandelt. Ich weiß, dass das eine Menge ist, und denke, dass es hilfreich ist zu sehen, wie all diese Dinge sich ineinanderfügen. Deshalb beschreibe ich im Folgenden das Beispiel einer Patientin namens Hannah und ihrer gesamten Erfahrung, die sie mit dem Schmerz-Verlern-Programm gemacht hat.

Hannah war eine meiner Patientinnen, die an der Rückenschmerzstudie der University of Colorado Boulder teilgenommen hat. Sie litt seit mehr als zehn Jahren unter Schmerzen im Kreuzbeinbereich (dem Bereich, in dem der

Rücken und das Becken zusammentreffen). Die Intensität ihrer Schmerzen schwankte auf einer Skala von 0 bis 10 zwischen 2 und 9. Im Laufe der Jahre hatte sie diverse Ärzte und Angehörige anderer Heilberufe konsultiert und verschiedene Diagnosen erhalten. Ihr wurde mitgeteilt, dass sie eine Bandlaxität (lockere Bänder) aufweise, dass ihre Hüften zu stark rotierten, dass eins ihrer Beine kürzer sei als das andere und dass sie Skoliose habe. Oje! Hannah ist eine gesunde, aktive Frau, aber all diese Diagnosen sorgten dafür, dass sie sich fühlte wie ein kaputter Haufen aus schlaffen Bändern und verdrehten Knochen.

Einer der stärksten Schmerzauslöser bei Hannah war das Gehen. Auf der Grundlage all der Diagnosen, die sie erhalten hatte, legte sie sich im Hinblick darauf, was sie glaubte, was in ihrem Körper passierte, ein Szenario zurecht: „Wenn ich gehe, rotieren meine Hüften zu stark, und mein Kreuzbein verrutscht und verklemmt sich." Kein Wunder, dass das Gehen ihr solche Schmerzen bereitete. Sich vorzustellen, dass ihre Knochen verrutschten und sich verklemmten, bereitete ihr große Ängste.

Außer dem Gehen gab es bei Hannah noch zwei weitere Schmerzauslöser. Erstens verursachte das Sitzen auf Sitzgelegenheiten, die tiefer waren als ihre Knie (wie zum Beispiel der Fahrersitz in ihrem Auto) ihr durchgängig Schmerzen. Sie nannte sich sogar selbst das „Kissenmädel", weil sie immer Kissen bei sich hatte, die sie sich beim Sitzen unterlegen konnte. Und zweitens verschlimmerten sich ihre Rückenschmerzen, wenn sie stehen musste. Das war für Hannah besonders unerfreulich, weil sie Lehrerin ist und viele Stunden am Tag vor der Klasse steht.

Hannah war wegen ihrer Schmerzen sehr frustriert, was absolut nachvollziehbar ist. Manchmal war sie wütend auf ihre Schmerzen. Manchmal war sie sogar auf die Möbel wütend. (Einmal sagte sie mir: „Bei mir zu Hause gibt es einen Stuhl, der für mich zu niedrig ist, um darauf sitzen zu können. Auf diesen Stuhl bin ich stinksauer.") Doch vor allem war Hannah auf sich selbst wütend. Sie gab sich selbst die Schuld für ihre Schmerzen. Sie vertraute mir an: „Jetzt leide ich schon seit zehn Jahren unter diesen Schmerzen. Ich hätte längst herausfinden müssen, was es damit auf sich hat." Zusätzlich zu ihren Ängsten setzte Hannah sich ganz offenkundig selbst unter Druck, was dazu beitrug, dass sie sich in einem Zustand erhöhter Alarmbereitschaft befand.

In unserer ersten Therapiesitzung erklärte ich ihr, wie neuroplastische Schmerzen funktionieren und wie der Schmerz-Angst-Teufelskreis uns gefangen hält. Hannah hatte geglaubt, dass ihre Schmerzen durch strukturelle

Probleme verursacht wurden, aber sie willigte ein, auch anderen Erklärungen gegenüber offen zu sein.

Ich brachte Hannah bei, die Empfindungsverfolgung zu praktizieren. Ich erklärte ihr die Regeln, nach denen der Prozess funktioniert. Ich legte ihr nahe, so viele Arten von Vermeidungsverhalten an den Tag zu legen wie nur irgend möglich, wenn sie unter schlimmen Schmerzen litt. Ich riet ihr, möglichst wenig zu gehen, wenn die Schmerzen schlimm waren, und beim Unterrichten auf einem hohen Stuhl oder einem Barhocker zu sitzen und sich so viele Kissen unterzulegen, wie sie wollte. Aber ich ermunterte sie auch, die Empfindungsverfolgung anzuwenden, wenn ihre Schmerzen weniger intensiv waren, um ein paar Korrekturerfahrungen zu sammeln.

Als sie zur nächsten Sitzung kam, hatte sie Schmerzen und war noch frustrierter als zuvor. „Alan, ich mache die Empfindungsverfolgung nicht richtig!“ (Ich hatte ja bereits erwähnt, dass sie hart mit sich selbst ins Gericht ging.) Also unterhielten wir uns darüber, wie sie vorgegangen war, und es stellte sich heraus, dass sie die Empfindungsverfolgung mit großer Intensität durchgeführt hatte. Sie war sehr frustriert und das erschwerte es ihr, die Empfindungsverfolgung mit Leichtigkeit und Neugier auszuführen. Sie erzählte mir, dass sie sich fühle, als würde sie „mit den Schmerzen kämpfen“. Hannah versuchte, die Empfindungsverfolgung als eine Waffe einzusetzen, anstatt sie als ein Werkzeug zu benutzen. Sie beobachtete die Schmerzen nicht nur wie ein Falke ein potenzielles Beuteopfer. Sie wollte sie in Stücke reißen wie ein Falke sein Opfer. Indem sie gegen die Schmerzen kämpfte, verstärkte sie unbeabsichtigt die Botschaft, dass diese eine Gefahr darstellten.

Hannah benötigte einen Neustart. Wir beschlossen, das Besprechungszimmer zu verlassen und uns nach draußen zu begeben. In Colorado war bestes Wetter. Wir spazierten über den Parkplatz und genossen die wärmende Sonne auf unseren Gesichtern. Hannah machte eine kurze Übung und schaffte es schließlich, sich von ihrer Intensität bei der Umsetzung der Empfindungsverfolgung zu lösen. Zumindest vorübergehend kämpfte sie nicht gegen die Schmerzen. Das ermöglichte es ihr, die Empfindungsverfolgung auf eine mühelose Art und Weise zu praktizieren. Sie sagte mir: „Ich habe zum ersten Mal einfach nur beobachtet, anstatt mich auf die Schmerzen zu fixieren.“

Nach diesem Erfolg ermunterte ich sie, mit dieser neu entdeckten Leichtigkeit weiter zu versuchen, die Empfindungsverfolgung einzusetzen. Zuvor hatte sie diese fünf Minuten am Stück praktiziert. Jetzt reduzierte sie die Dauer der Übung auf fünf Sekunden. Manchmal erlebte sie

Korrekturerfahrungen, manchmal nicht. Aber mit zunehmender Praxis wurde sie immer besser. Bei ihren Empfindungsverfolgungsübungen legte sie immer weniger Intensität an den Tag. Dann verlängerte sie die Übungsdauer. Ihr Gehirn begann, ein neues, Unbedenklichkeit und Sicherheit signalisierendes Verständnis im Hinblick auf die Empfindungen ihres Körpers zu entwickeln.

Und dann kam die Wanderung.

Als die Studie sich ihrem Ende näherte, hatte Hannah so viel Selbstvertrauen gefasst, dass sie eine lange Wanderung machte (13,5 Kilometer lang, um genau zu sein). Als sie nach Hause kam, hatte sie solche Rückenschmerzen, dass sie auf einer Skala von 0 bis 10 eine Intensität von 9 erreichten. Sie durchlebte einen furchtbaren Löschungstrotz.

Hannah war am Boden zerstört. Sie war frustriert und von mir und der Behandlung enttäuscht. Sie sagte, dass sie „drauf und dran sei, den ganzen Mist hinzuschmeißen." Als die Schmerzen zurückkehrten, kam mit ihnen auch alles andere zurück: ihre Ängste, die Intensität und der Druck, den sie sich selbst auferlegte. Sie fühlte sich, als ob sie versagt hätte.

Nach einigen Stunden kam Hannah zu dem Schluss, dass sie doch nicht aufgeben wollte. Sie traf die bewusste Entscheidung, dem Prozess zu vertrauen. Sie sagte sich: „Das ist nur vorübergehend. Ich weiß, dass mit mir alles in Ordnung ist." Zwei Tage später befand sich ihr Rücken wieder in dem Zustand, in dem er sich vor dem Aufflammen des Löschungstrotzes befunden hatte.

Hannah setzte weiter auf den Prozess und machte Korrekturerfahrungen, wann immer sie konnte. Außerdem konzentrierte sie sich darauf, einfach nur ihr Leben zu leben. Schließlich verschwanden ihre Schmerzen komplett. Sie hat immer noch das gleiche Auto mit dem gleichen Fahrersitz, aber inzwischen sitzt sie darauf, ohne sich Kissen unterzulegen, und verspürt absolut keine Schmerzen. Sie ist auch nicht mehr wütend auf den niedrigen Stuhl, der bei ihr zu Hause steht, weil sie problemlos auf ihm sitzen kann. Sie spaziert und wandert lange Strecken, ohne dass ihr Rücken ihr irgendwelche Schwierigkeiten bereitet.

Folgendes sagte Hannah sechs Monate nach Beendigung der Studie über ihre Erfahrung:

> „Diese Behandlung hat mein Leben verändert. Während der Studie fragte Alan mich einmal: „Sind Sie bereit, sich auf die Vorstellung einzulassen, dass Sie ein schmerzfreier Mensch sein können?" Und

ich sagte Nein! Das lag jenseits meiner Vorstellungskraft. Ich hatte so lange unter Schmerzen gelitten, dass ich mir das nicht einmal vorstellen konnte.

Inzwischen habe ich das Gefühl, meine alte Identität abgestreift und mich in einen neuen Menschen verwandelt zu haben. Ich musste aufhören, die Schmerzen als Teil meiner Identität zu begreifen. Und das galt auch für all die Ängste und die Scham, die mit meinen Schmerzen einhergingen. Nachdem ich aufgehört hatte, so dringlich zu versuchen, meine Schmerzen zu überwinden, war ich befreit und konnte mein Leben genießen."

Jetzt sind Sie an der Reihe

Ich freue mich sehr, Ihnen mitteilen zu können, dass Sie nun bereit sind, die Schmerzen, unter denen Sie leiden, selber zu behandeln. Sie haben gelernt, was es mit Schmerzen und Ängsten auf sich hat und über welche erstaunlichen Kräfte Ihr Gehirn verfügt. Sie haben die Empfindungsverfolgung ausprobiert und Sie sind bereit, diese zu praktizieren, während Sie die Regeln des Prozesses befolgen.

Wie Hannah werden Sie womöglich gute und schlechte Momente erleben. Einige der in diesem Buch vorgestellten Techniken sind intuitiv, andere erfordern mehr Übung. Ich habe es bereits gesagt und ich sage es noch einmal: Vertrauen Sie dem Prozess. Aber vertrauen Sie auch sich selbst. Niemand kennt Sie so gut wie Sie selber. Ich habe versucht, nicht nur die Techniken des Schmerz-Verlern-Programms zu erklären, sondern auch den Sinn und den Hintergrund dieser Therapie. Weil Sie die Ziele verstanden haben, können Sie Ihren eigenen Weg finden und beschreiten. Wenn etwas dafür sorgt, dass Sie sich ruhig und sicher fühlen, machen Sie damit unbedingt weiter. Wenn etwas dafür sorgt, dass Sie Angst oder Schmerzen empfinden, machen Sie eine Pause. Es geht nicht darum, dass Sie die Regeln buchstabengetreu befolgen oder sich selbst unter Druck setzen, um perfekt zu sein. Es geht darum, dass Sie Ihrem Gehirn behutsam und nach und nach beibringen, einen neuen Pfad einzuschlagen.

Ich hoffe, das klingt hier nicht wie eine Abschiedsrede, denn ich habe Ihnen noch mehr mitzuteilen. Bisher haben wir uns darauf konzentriert, das Gefühl von Sicherheit zu erzeugen, um die Schmerzen, unter denen Sie leiden, direkt anzugehen. Aber Schmerzen entstehen nicht in einem Vakuum.

Im nächsten Kapitel werde ich Ihnen zeigen, wie Sie Ihr allgemeines Gefühl von Sicherheit verbessern können, um Ihre Schmerzen zu lindern oder zum Verschwinden zu bringen und Ihr Leben zu verbessern.

Kapitel 7

Mit der Gewohnheit brechen, sich in erhöhter Alarmbereitschaft zu befinden

Rachel stürmte wie ein Wirbelwind in mein Büro. „Es tut mir wirklich leid, dass ich mich verspätet habe!“, entschuldigte sie sich und ließ sich auf einen Stuhl fallen. Rachel, eine hochrangige Führungskraft, hatte schon seit Jahren mit Kopfschmerzen zu kämpfen. Sie war erst seit einigen Wochen meine Patientin, aber das verspätete, hektische Eintreffen zu unseren Sitzungen hatte sich bereits als ihr Standardauftritt etabliert. Wir unterhielten uns ein wenig und sie berichtete mir von den Symptomen, unter denen sie in der vorangegangenen Woche gelitten hatte.

Ich: „Letztes Mal haben wir über die Bedeutung von Angst gesprochen. Ich habe Ihnen erklärt, wie Angst Ihr Gehirn in erhöhte Alarmbereitschaft versetzt, was zu Schmerzen führen kann."
Rachel: „Ja, ich habe darüber nachgedacht, aber ich glaube nicht, dass ich wirklich Angst habe."
Ich: „Gut, dann möchte ich Sie Folgendes fragen: Wie haben Sie sich gefühlt, als Sie heute hierher gefahren sind?"
Rachel: „Ähm, ich habe mich beeilt, weil ich nicht zu spät kommen wollte. Ich habe mir vorgenommen, diese Woche pünktlich zu sein, aber kurz bevor ich losfahren wollte, habe ich eine wichtige E-Mail bekommen, die ich sofort beantworten musste."
Ich: „Verstehe. Und wie oft haben Sie heute schon Ihre E-Mails gecheckt?"
Rachel: „Tja, ich musste etliche Brände löschen ... Vielleicht so um die fünfzig Mal?"

Ich: „Alles klar. Letzte Frage: Als Sie vorhin hierhergefahren sind und sich beeilt haben, weil Sie spät dran waren – haben Sie da auch noch einmal im Auto Ihre E-Mails gecheckt?"
Rachel: „Nun ja ... ja, aber immer nur vor einer roten Ampel. Deshalb war es nicht gefährlich oder so!"
Ich: „Also, um es zusammenzufassen: Heute haben Sie diverse Brände gelöscht und sich beeilt, um nicht zu spät zu kommen. Es ist noch nicht einmal Mittag und Sie haben schon mehr als fünfzig Mal Ihre E-Mails gecheckt, auch im Auto auf dem Weg hierher. Und Sie glauben tatsächlich, Ihr Gehirn befindet sich nicht in einem Zustand erhöhter Alarmbereitschaft?"
Rachel: „Nein, das ist doch keine erhöhte Alarmbereitschaft. Das ist doch einfach nur ... ganz normal."

Die Wahrheit lautet: Wir hatten beide recht. Rachels Lebensstil versetzte ihr Gehirn definitiv in erhöhte Alarmbereitschaft. Und für viele von uns ist ein Leben in einem ständigen Zustand erhöhter Alarmbereitschaft zur neuen Normalität geworden. Im Rahmen einer kürzlich durchgeführten Studie gaben 35 Prozent der weltweit befragten Menschen an, „während eines Großteils des Tages" unter Stress zu stehen.[1] Das ist ein globales Problem, aber die Vereinigten Staaten sind besonders stark davon betroffen. In der gleichen Umfrage gaben unglaubliche 55 Prozent der US-Amerikaner an, viel Stress zu haben. Damit landen wir, was den gefühlten Stresspegel angeht, unter 143 Ländern auf Rang 4. Warum sind wir so gestresst?

Zebra 2.0

In Kapitel 3 lernten wir zwei Zebras kennen: den nervösen Nick, der immer Angst hat, und den furchtlosen Frank, der nie Angst hat. Aber in Wahrheit sind alle Zebras (und Menschen) zu beiden Extremen fähig. Wir haben die Fähigkeit entwickelt, in bestimmten Situationen ängstlich zu sein, während wir in anderen ruhig bleiben. Betrachten wir zur Veranschaulichung ein drittes Zebra: den normalen Neil.

Wenn der normale Neil einen Löwen sieht, ist er sofort in höchster Alarmbereitschaft. Sein Gehirn löst die Ausschüttung von Stresshormonen wie Adrenalin und Cortisol aus,[2] die sein Herz schneller schlagen lassen, seine Muskeln mit mehr Blut versorgen und ihm einen Energieschub verleihen.

Diese Reaktion ist als Kampf-oder-Flucht-Reaktion bekannt. Neil ist kein großer Kämpfer, deshalb entscheidet er sich jedes Mal für die Flucht und mithilfe der ausgeschütteten Hormone zieht er ab wie ein geölter Blitz.

Dank der Kampf-oder-Flucht-Reaktion kann Neil einem Löwen entkommen, aber er befindet sich nicht die ganze Zeit in erhöhter Alarmbereitschaft. Die meiste Zeit ist Neil ein ruhiger Typ, der es genießt, mit seinen Kumpels zu chillen, zu grasen und sich die afrikanische Sonne aufs Fell scheinen zu lassen. Abgesehen von gelegentlichen Situationen, in denen er um sein Leben rennt, verläuft Neils Leben in der Savanne überwiegend in ruhigen Bahnen.[3]

Aber was wäre, wenn wir dem normalen Neil ein paar Extras anbieten würden?

Als Erstes besorgen wir Neil einen Fernseher. Damit kann er das Zebra News Network sehen. ZNN berichtet rund um die Uhr über Neuigkeiten aus der ganzen Welt, die mit Zebras zu tun haben, aber meistens geht es um Löwen. Neil sieht Berichte über jüngste Löwenangriffe, zu erwartende Löwenangriffe und einen erschreckenden Beitrag mit dem Titel „Werden Löwen schneller?" Auch wenn keine echten Löwen in der Nähe sind, ist Neil jetzt in erhöhter Alarmbereitschaft.

Als Nächstes geben wir Neil ein Handy. Die afrikanischen Ebenen sind ziemlich weitläufig, also nutzt Neil Instagram, um sich mit seinen Freunden auszutauschen, die weit weg sind. Aber aus irgendeinem Grund scheint es seinen Zebrafreunden immer besser zu gehen als Neil. Ihre Streifen sind perfekt gepflegt, ihre Gefährtinnen sehen gut aus und das Gras, das sie fressen, wirkt grüner als das Gras, das Neil frisst. Bei jedem Benachrichtigungs-Ping erhält Neil einen kleinen Hormonschub, der dafür sorgt, dass er in erhöhter Alarmbereitschaft bleibt.

Zu guter Letzt geben wir Neil einen Job, damit er seine Kabelanschluss- und Mobiltelefonrechnung bezahlen kann. Leider gibt es in der Nähe keine Arbeit für ihn, deshalb muss er 45 Minuten nach Antelope Springs pendeln. Schon wenige Stunden nach dem Eintreffen an seinem Arbeitsplatz hört das Telefon nicht mehr auf zu klingeln, sein Terminkalender ist überfüllt und die Tabellenkalkulation, an der er arbeitet, bringt seinen Computer ständig zum Abstürzen. Es ist sein erster Arbeitstag und Neil ist schon urlaubsreif.

Ein paar kleine Veränderungen haben dazu geführt, dass aus einem ruhigen Zebra, das es gelassen angehen lässt, ein panisches, unsicheres, überarbeitetes Stressbündel geworden ist.

Alarmbereitschaft senken, um Schmerzen zu lindern

Verstehen Sie mich nicht falsch, ich weiß die moderne Welt zu schätzen. Sie hat uns medizinische Durchbrüche, internationale Reisen und 72 verschiedene Geschmacksrichtungen von Oreo-Keksen[4] beschert. Aber sie hat uns auch ein Maß an Stimulation beschert, das es im Tierreich noch nie gegeben hat.

Wir sind so konstruiert, nach Dingen Ausschau zu halten, die uns stimulieren.[5] In der Wildnis findet man diese Dinge selten, aber sie sind wichtig für das Überleben, zum Beispiel nahrhaftes Essen und attraktive Paarungspartner. In unserer heutigen Welt sind Dinge, die uns stimulieren, definitiv im Übermaß. Wir werden ständig mit E-Mails, Textnachrichten, Anrufen, Meetings, Artikeln, Werbung, Videos usw. bombardiert. Und all diese Dinge sind definitiv nicht wichtig für unser Überleben.

Da unser Gehirn dafür geschaffen wurde, in jener „alten" Welt zu funktionieren, ist es leicht, überstimuliert zu werden. Und ähnlich wie Rachel, die wir zu Beginn dieses Kapitels kennengelernt haben, legen viele von uns Verhaltensweisen an den Tag, die unser Gehirn in erhöhte Alarmbereitschaft versetzen, ohne dass wir uns dessen bewusst sind.

Wie ich in Kapitel 3 dargelegt habe, ist das Gehirn, unabhängig davon, ob man den Zustand, dem es ausgesetzt ist, Angst, Stress oder Überstimulation nennt, schmerzempfindlicher, wenn es sich in erhöhter Alarmbereitschaft befindet. Das mag sich wie eine schlechte Nachricht anhören, da wir in einer Welt leben, die darauf angelegt zu sein scheint, uns in erhöhter Alarmbereitschaft zu halten, aber eigentlich ist es eine gute Nachricht. Denn sobald Sie erkennen, wie Sie Ihr Gehirn ungewollt in erhöhte Alarmbereitschaft versetzen, können Sie dies ändern. Indem Sie einige einfache Änderungen Ihrer alltäglichen Verhaltensweisen vornehmen, können Sie Ihr Gehirn in einem ruhigeren Zustand halten und Ihre Schmerzen verringern.

Weniger Schmerzen sind immer eine gute Sache, aber unter weniger Schmerzen zu leiden, hilft Ihnen auch beim Befolgen des Prozesses. Wenn Sie weniger Schmerzen haben, ist die Wahrscheinlichkeit geringer, dass es zu Rückschlägen kommt, und es ist einfacher, Korrekturerfahrungen zu machen.

Aber wie bei allem, worauf ich in diesem Buch eingehe, ist das Ziel nicht Perfektion. Sie müssen Ihr Smartphone nicht aus dem Fenster werfen. Sie müssen Ihren Job nicht kündigen. Sie müssen nicht auf einem Berggipfel meditieren. Alles, was Sie tun müssen, ist, Verhaltensweisen zu erkennen, die Ihr Gehirn unnötigerweise in erhöhte Alarmbereitschaft versetzen, und diese Verhaltensweisen dann zu reduzieren. Das ist alles! Mit der Zeit wird das auf natürliche Weise dafür sorgen, dass sich Ihr Gehirn beruhigt und Ihre Schmerzen nachlassen. Druck und Perfektionismus haben hingegen die gegenteilige Wirkung. Seien Sie also bitte geduldig mit sich selbst. Es braucht Zeit, um alte Gewohnheiten zu ändern.

Der Spielautomat in Ihrer Tasche

Ich ging mit einem Typen namens Brett in die Grundschule. Ein netter Kerl. Gut im Völkerball. Ich habe seit dreißig Jahren nicht mehr mit Brett gesprochen. Und doch weiß ich, was Brett gestern zum Brunch gegessen hat. Woher ich das weiß? Er hat ein Foto von seinem Brunch gemacht, „Hmm, lecker“ darunter geschrieben und es in den sozialen Medien gepostet. Hunderte von Kilometern entfernt pingte mein Handy, um mir zu signalisieren, dass einer meiner Freunde einen neuen Post veröffentlicht hatte. Ich klickte darauf und jetzt weiß ich, was er gegessen hat: French Toast (übrigens sah der Toast wirklich sehr lecker aus).

Ich habe von Bretts French-Toast-Genuss erfahren, weil ich auf die Benachrichtigung geklickt habe. Aber warum ich auf diese Benachrichtigung geklickt habe, ist eine ganz andere Sache. Und die Antwort hat mit Ratten und Spielautomaten zu tun.

In Kapitel 6 habe ich Ihnen von B.F. Skinner und seinen Rattenexperimenten berichtet. Jedes Mal, wenn eine Ratte einen Hebel drückte, erhielt sie ein Futterkügelchen. Da Ratten Futterkügelchen lieben, wurde ihr Verhalten verstärkt und zu einer Gewohnheit. Diese Form der Verstärkung wird als „kontinuierlich“ bezeichnet, da bei jedem Drücken des Hebels ein Kügelchen ausgegeben wird. Kontinuierliche Verstärkungen erschaffen stark ausgeprägte Gewohnheiten. Doch dann fand Skinner heraus, wie sich noch stärkere Gewohnheiten entwickeln lassen: durch intermittierende Verstärkung.[6] Bei dieser Form der Verstärkung erhielt die Ratte, wenn sie den Hebel drückte, manchmal ein leckeres Futterkügelchen, manchmal aber auch nichts. Intermittierende Verstärkung führt zu Gewohnheiten, die sehr schwer wieder loszuwerden sind.

Skinner baute im Prinzip einen Ratten-Spielautomaten.[7] Die Ratten waren wie verzweifelte Glücksspieler in Las Vegas, die immer wieder am Hebel zogen und hofften, dieses Mal den Jackpot zu knacken (nur ohne den Zigarettenrauch und mit Wasser verdünnte Drinks). Wenn die

Ratten oder Spieler „gewinnen“, setzen ihre Neuronen einen chemischen Stoff namens Dopamin frei,[8] der am Belohnungssystem des Gehirns beteiligt ist. Dopamin wird durch Aktivitäten wie Essen oder Sex freigesetzt und bewirkt im Wesentlichen, dass wir diese Dinge erneut tun wollen. Mit anderen Worten: Dopamin erzeugt Gewohnheiten. Es kann auch zu Abhängigkeiten führen – Kokain wirkt, indem es den Dopaminspiegel im Gehirn erhöht.[9]

Dopamin sorgt dafür, dass Glücksspieler weiterspielen, aber das ist nicht das Einzige, was in ihrem Gehirn vor sich geht. Bei Spielsüchtigen ist auch der Spiegel eines der Stresshormone, über die wir bereits gesprochen haben, erhöht: Cortisol.[10] Das ist auch logisch, denn Glücksspielen ist stressig! Zu gewinnen ist aufregend, aber zu verlieren ist schmerzhaft und so oder so ist man in erhöhter Alarmbereitschaft. Nur zur Information: Wenn Sie unter chronischen Schmerzen leiden, sollten Sie auf keinen Fall professioneller Glücksspieler werden.

Das Problem ist, dass die Verwendung von Handys ebenfalls dafür sorgt, dass unser Gehirn Dopamin und Cortisol ausschüttet.[11] In gewisser Weise verhält es sich wie beim Glücksspiel. Jedes Mal, wenn das Pingen den Eingang einer Benachrichtigung signalisiert oder man in der Tasche ein Summen spürt, ist es, als würde man würfeln. Ist es eine nette SMS von einem Freund? Oder eine nervige E-Mail von der Firma? Hat ein möglicher Seelenverwandter in einer Dating-App nach rechts gewischt? Oder ist es ein Spendenaufruf Ihrer ehemaligen Universität?

Wissenschaftler haben herausgefunden, dass Ihr Cortisolspiegel ansteigt, wenn Sie Ihr Handy hören oder auch nur glauben, es zu hören.[12] (98 Prozent der Teilnehmer einer Studie hatten schon einmal „Phantomvibrationen“ erlebt[13] – sie dachten, ihr Handy würde vibrieren, obwohl es das gar nicht tat. Das bedeutet ganz klar „erhöhte Alarmbereitschaft“.) Als mein Telefon pingte, um mich über Bretts Brunch zu informieren, wurde mein Gehirn von einem starken Cocktail aus Dopamin und Cortisol geflutet. Ich wurde augenblicklich in erhöhte Alarmbereitschaft versetzt. Und das Einzige, was ich davon hatte, war der Anblick eines Fotos von einem French Toast – den ich nicht einmal probieren konnte. War es das wert?

Dopamin sorgt dafür, dass wir immer wieder zum Smartphone greifen, und Cortisol hält uns in erhöhter Alarmbereitschaft. Eine Umfrage in Großbritannien ergab, dass ein normaler Mensch im Durchschnitt 221 Mal am Tag sein Smartphone checkt.[14] Das entspricht einer Menge Zeit in erhöhter Alarmbereitschaft.

Das gilt nicht nur für Handys. Auch wenn Sie zwanghaft Ihre E-Mails abrufen, den ganzen Tag die Nachrichten verfolgen oder sich wiederholt auf Online-Debatten einlassen, versetzen Sie Ihr Gehirn in erhöhte Alarmbereitschaft und das spiegelt sich in Ihren Schmerzen wider.

Ich verlange nicht von Ihnen, alle modernen Kommunikationsmittel aufzugeben. Ich schlage lediglich vor, dass Sie sich genau ansehen, wie Sie mit Ihrem technischen Equipment umgehen. Sind Sie zufrieden damit, wie oft Sie es nutzen? Fühlen Sie sich meistens gut dabei? Oder eher schlecht? Wie würden Sie sich fühlen, wenn Sie es weniger nutzen würden? Wenn Sie einige Apps löschen oder zumindest die Benachrichtigungshinweisfunktionen deaktivieren würden? Wenn Sie bestimmte Stunden festlegen würden, in denen Sie Ihre Geräte nicht nutzen? Vielleicht würde das Ihrem Gehirn und Ihrem Schmerz eine Chance verschaffen, sich zu entspannen. Bretts Brunch kann warten.

Der Ungewissheit ins Auge sehen

In ihrem Buch *Bossypants: Haben Männer Humor?*[15] erzählt Tina Fey, wie sie, als sie auf die Vierzig zuging, mit einer wichtigen Lebensentscheidung zu kämpfen hatte. Sollte sie ein zweites Kind bekommen oder sich weiter auf ihre Karriere konzentrieren? Sie hatte das Gefühl, sich zwischen den beiden Optionen entscheiden zu müssen, da, wie sie es ausdrückt, „wissenschaftlich erwiesen ist, dass die weibliche Fruchtbarkeit und Filmrollenangebote für Frauen jenseits der Vierzig rapide zurückgehen."

Nachdem sie sich monatelang sorgenvoll mit diesem Problem herumgequält hatte, fand sie sich eines Tages in der Praxis ihres Arztes wieder, um ihren jährlichen Check-up durchführen zu lassen. In dem Moment, in dem ihr Arzt den Raum betrat, brach Tina in Tränen aus.

Ihr Arzt hörte ihr zu, wie sie sorgenvoll das Für und Wider der beiden Optionen abwog, und antwortete ihr dann ruhig: „Egal wofür Sie sich entscheiden – es wird gut ausgehen." Das war alles, was erforderlich war. Tinas Ängste schmolzen dahin.

Das Gefühl von Ungewissheit kann schwer zu ertragen sein. Oft setzen wir uns selbst unter Druck, wenn wir mit dem Unbekannten konfrontiert sind:

„Wo soll ich bloß studieren? An der University of California in Los Angeles oder an der University of Southern California?"

„Soll ich mir einen Job suchen oder soll ich studieren?"

„Soll ich eine Pizza bestellen oder lieber einen Salat?"

Manchmal befassen wir uns so intensiv damit, eine Entscheidung zu treffen, dass es sich so anfühlt, als ob das Ergebnis der Entscheidung für die eine Option großartig wäre und das Ergebnis der Entscheidung für die andere einem totalen Desaster gleichkommen würde. Diese Art von Denkweise zwischen zwei Extremen aktiviert mit Sicherheit unsere Gefahrensignale. Ich habe dieses Muster bei vielen meiner Patienten beobachtet. Sie quälen sich mit einer Entscheidung herum. Sie reden sich ein, dass viel auf dem Spiel steht, was dafür sorgt, dass ihr Gehirn ständig auf der Hut ist, und ihre Schmerzen noch verschlimmert.

In solchen Zeiten des Zweifelns ist das Beste, was man sich zur Beruhigung sagen kann, Folgendes:

„Egal wofür ich mich entscheide – alles wird gut."

Bedeutet das, dass das Ergebnis der Entscheidung für eine Option dem Ergebnis der Entscheidung für eine andere nicht vorzuziehen ist? Nein, natürlich nicht. Es wird oft ein Ergebnis einer Entscheidung für eine bestimmte Option geben, das wünschenswerter ist. Aber es ist ein Unterschied, ob man sich sagt: „Das Ergebnis der Entscheidung für die eine Option ist vermutlich großartig und die Entscheidung für die andere wird wahrscheinlich in einem totalen Desaster enden", oder: „Beide Optionen sind gut, aber eine könnte besser sein." Ersteres klingt beängstigend, während die andere Sichtweise beruhigend ist.

Erinnern Sie sich an die „Neubewertung von Sicherheit?" Sie ist der Teil der Empfindungsverfolgung, bei dem Sie sich selbst Botschaften der Unbedenklichkeit senden. „Es wird so oder so gut ausgehen" ist eine Form der Neubewertung von Sicherheit, die angesichts von Ungewissheit sehr effektiv sein kann.[16] Sie beruhigt Ihr Gehirn auf einer fundamentalen Ebene und lässt es wissen, dass Sie nicht in Gefahr sind.

In 1 Prozent aller Fälle wird es natürlich überhaupt nicht so oder so gut ausgehen. Wenn Sie zum Beispiel erfahren, dass Sie einen Tumor haben und in drei Tagen wissen werden, ob er bösartig oder gutartig ist, ist das Ergebnis einer der beiden Möglichkeiten gar nicht in Ordnung. In solchen Fällen können Sie nur alle Bewältigungsmechanismen, über die Sie verfügen, einsetzen, um die Wartezeit zu überstehen, und auf ein positives Ergebnis hoffen.

Aber in 99 Prozent aller Fälle wird es so oder so gut ausgehen. Und wenn Sie sich über ein bestimmtes Ergebnis einer zu treffenden Entscheidung Sorgen machen oder sich damit quälen, eine Entscheidung zu treffen, kann es sehr hilfreich sein, sich die Botschaft zu vermitteln, dass es so oder so gut ausgehen wird, und das wird Ihnen sehr dabei helfen, Ihre Ängste abzubauen, und dafür sorgen, dass Ihr Gehirn sich sicher fühlt.

Übrigens hat Tina Fey noch ein zweites Kind bekommen *und* mit über vierzig noch in Filmen mitgespielt. Was zeigt, dass nicht nur die meisten Dinge, über die man sich Sorgen macht, nie eintreten, sondern dass sich das Leben, wenn man aufhört, sich Sorgen zu machen, oft auf eine Weise entfaltet, die man sich nie hätte vorstellen können.

Patientenperspektive

„Früher habe ich es gehasst, Textnachrichten zu schreiben. Es klingt verrückt, aber ich wusste nie, was ich schreiben sollte. Wenn mich ein Freund fragte, ob wir etwas zusammen unternehmen wollten, machte ich mir Gedanken darüber, ob er es womöglich so verstehen könnte, dass ich keine Lust hätte, wenn ich nur zurückschrieb ‚klar'. Aber wenn ich schrieb ‚Auf jeden Fall', wirkte ich vielleicht zu enthusiastisch.

So ging es mir mit allem. Ich nahm die Dinge immer viel wichtiger, als es erforderlich gewesen wäre. Wenn ich eine E-Mail schrieb, fragte ich mich, ob ich mit ‚Danke' oder ‚Herzlichen Dank' enden sollte. Wenn ich einkaufen ging, haderte ich damit, welches Hemd ich kaufen sollte. Aber am schlimmsten war es, wenn ich versuchte, nachts einzuschlafen. Ich lag da und dachte: ‚Wenn ich nicht in den nächsten zehn Minuten einschlafe, bin ich morgen erschöpft. Und wenn ich müde bin, sind meine Schmerzen noch schlimmer.'

Heute weiß ich, dass der eigentliche Grund für die Verschlimmerung meiner Schmerzen darin lag, dass ich jede Situation so behandelte, als ginge es um Leben oder Tod. Ich rechnete immer mit dem schlimmsten Szenario. Das war erdrückend.

Die Dinge begannen sich zum Besseren zu wenden, als ich anfing loszulassen. Wenn ich anfing, mich wegen irgendeiner Kleinigkeit aufzuregen, atmete ich ein paar Mal tief durch und sagte mir: ‚Es wird schon gut gehen.' Wenn ich mir ein Hemd kaufe und später zu dem Schluss komme, dass es hässlich ist, ist das kein Problem. Ich muss es ja nicht anziehen. Wenn ich nicht genug Schlaf bekomme, ist das auch in Ordnung. Dann bin ich eben am nächsten Tag ein bisschen müde.

Manchmal bin ich in solchen Situationen immer noch gestresst – die Reaktion läuft sozusagen automatisch ab. Aber nach ein paar Sekunden frage ich mich: ‚Was ist denn los mit mir?' Und ich beruhige mich selbst.

Früher hätte ich mir stundenlang sorgenvolle Gedanken gemacht – heute ist die Sache nach zwei Sekunden erledigt.

Komischerweise ist meine Freundin so ähnlich, wie ich früher war. Sie lässt sich sehr leicht stressen. Und weil ich auf diesem Gebiet ja inzwischen ein Experte bin, ist es für mich offensichtlich, dass sie sich Sorgen um nichts macht. Aber ich habe gelernt, dass es nicht hilft, wenn ich sie darauf hinweise!"

Matthew

Das Gefühl haben, in der Falle zu sitzen

Im Herbst 2006 flog ich nach New York, um an einer Konferenz teilzunehmen. Ich freute mich auf die Reise und erinnere mich, wie aufgeregt ich war, als ich mich mit einem Stapel Zeitschriften auf dem Fensterplatz niederließ. Was meine Rückenschmerzen anging, hatte ich große Fortschritte gemacht und war für den Flug bereit. Das dachte ich zumindest.

15 Minuten, nachdem ich mich hingesetzt hatte, bekam ich Rückenschmerzen. Ich rutschte ein wenig auf meinem Platz hin und her, aber die Schmerzen wurden immer heftiger. Mir war klar, dass es nur einen Weg gab, um mir Linderung zu verschaffen: Ich musste aufstehen und meinen Rücken strecken. Doch als ich zur Seite sah, musste ich zu meinem Entsetzen feststellen, dass der Mann auf dem mittleren Sitz schlief. Die Crew war gerade erst mit der Erklärung der Sicherheitsvorkehrungen fertig – wie konnte er da schon schlafen? Ich saß in der Falle.

Mein Rücken tat bereits weh, aber das Gefühl, in der Falle zu sitzen, versetzte mein Gehirn erst recht in erhöhte Alarmbereitschaft, was die Schmerzen noch verschlimmerte. Ich probierte verschiedene Positionen aus. Ich setzte mich auf meine Jacke. Ich versuchte, meinen Lendenwirbelbereich mit dem Stapel Zeitschriften zu stützen. Nichts half. Der Rest des Fluges war eine einzige Qual.

Die meisten Menschen, die unter chronischen Schmerzen leiden, kennen das frustrierende Gefühl, von ihren Beschwerden erdrückt zu werden und regelrecht in der Falle zu stecken. Ich beobachte dies häufig bei meinen Patienten und es trägt dazu bei, dass sie sich insgesamt in erhöhter Alarmbereitschaft befinden, was ihre Schmerzen noch verstärkt.

Als ich den Prozess erklärt habe, habe ich Ihnen empfohlen, bei starken Schmerzen Vermeidungsverhalten an den Tag zu legen. Sie sollten also versuchen, sich nicht in Situationen zu begeben, in denen Sie Ihre Arten von Vermeidungsverhalten nicht ausüben können. Das Gefühl, in einer Falle zu stecken, beeinträchtigt den Prozess und sendet dem Gehirn zusätzliche Gefahrensignale.[17]

Ich habe meinen Flug überstanden. Und ich gebe zu: Es war eine ziemliche Tortur. Der Typ neben mir wachte kurz vor der Landung auf. Er wirkte zufrieden und ausgeruht. Ein Teil von mir hätte ihn am liebsten in das Gepäckfach über unseren Köpfen gestopft, aber ich hielt mich zurück. Immerhin habe ich eine wertvolle Lektion darüber gelernt, wie es sich anfühlt, in einer Falle zu sitzen.

Das Erste, was ich nach der Landung tat, war, meinen Sitzplatz für den Rückflug so umzubuchen, dass ich am Gang saß. Es war ein Riesenunterschied für mich. Ich konnte aufstehen und mich strecken oder auf die Toilette gehen, wann immer ich wollte. Am Ende musste ich nur einige Male aufstehen, aber zu wissen, dass ich es jederzeit konnte, half mir, mich ruhig und sicher zu fühlen.

Ich hatte einmal einen Patienten, der unter chronischer Mundtrockenheit litt. Immer wenn er sich irgendwo befand, wo er keinen leichten Zugang zu einem Getränk hatte, fühlte er sich wie in einer Falle. Seine Ängste in dieser Hinsicht wuchsen ins Unermessliche und verschlimmerten seine Symptome. Deshalb ging er dazu über, immer eine Flasche Wasser bei sich zu haben. Manchmal war das unbequem, aber es verlieh ihm das Gefühl von Sicherheit und davon, die Situation unter Kontrolle zu haben.

Ein anderer Patient von mir litt unter Gelenkschmerzen und hatte in geselligen Situationen, in denen er lange stehen musste, das Gefühl, in einer Falle zu stecken. Er und seine Frau hatten sich immer gerne mit Freunden auf Cocktailpartys getroffen, aber mittlerweile fürchtete er sie. Es fiel ihm schwer, sich auf Gespräche mit seinen Freunden zu konzentrieren, weil er innerlich in Panik war. „Wie lange bleiben wir noch? Wie viel schlimmer werden meine Schmerzen noch?" Wir entwickelten gemeinsam eine Strategie, damit er sich nicht mehr wie in einer Falle fühlte. Er und seine Frau nahmen ab sofort getrennte Autos, sodass er, wenn er sich überfordert fühlte, früher nach Hause fahren konnte, ohne ein schlechtes Gewissen haben zu müssen, seiner Frau den Abend verdorben zu haben. Außerdem machte er es sich zur Gewohnheit, seinen Freunden zu sagen: „Hey Leute, ich unterhalte mich wirklich gerne mit euch, aber können wir uns nicht hinsetzen? Meine Knie bringen mich um." Sie kamen ihm gerne entgegen und fortan konnte er Partys genießen, ohne Ängste oder Druck zu verspüren.

Ich ermuntere Sie, darüber nachzudenken, in was für Situationen Sie das Gefühl haben, aufgrund Ihrer Schmerzen in der Falle zu stecken. Gibt es eine Möglichkeit, diese Situationen ganz zu meiden? Gibt es eine Möglichkeit, sie zumindest zu reduzieren? Je erfolgreicher Sie dabei sind, desto weniger Angst werden Sie empfinden. Ihr Gehirn wird es Ihnen danken.

Natürlich wird es Situationen geben, in denen Sie das Gefühl haben, sich in einer verzweifelten Lage zu befinden, und nichts dagegen tun zu können. Wenn Sie bei einer Hochzeit in der ersten Reihe sitzen, werden Sie nicht inmitten der Zeremonie aufstehen. Egal wie sehr Ihr Rücken auch schmerzt. Egal wie lange sich die Zeremonie hinzieht. Möglicherweise rutscht Ihnen das Herz in die Hose und Ihr Gehirn wird in erhöhte Alarmbereitschaft versetzt, wenn noch ein Mitglied der Familie einen Text über die Bedeutung der Liebe vorliest. Aber machen wir uns nichts vor: Sie werden nicht aufstehen und weggehen.

In solchen Situationen müssen wir uns auf die bewährte Neubewertung von Sicherheit verlassen. Wenn wir Schmerzen schon nicht vermeiden können, können wir unserem Gehirn zumindest Botschaften der Unbedenklichkeit senden: „Mein Rücken tut weh. Ich fühle mich wie in einer Falle. Aber das wird schon wieder. Es ist nur eine vorübergehende Situation. Die Hochzeitszeremonie wird bald vorbei sein. Der Bräutigam wird die Braut küssen und ich werde mich von diesem Stuhl erheben und nie wieder auf ihm sitzen. Dann stecke ich nicht mehr in der Falle. Im weiteren Verlauf der Hochzeitsfeier kann ich aufstehen, wann immer ich will. Cocktail-Stunde ... Abendessen ... Hochzeitstorte ... Vor allem bei der Torte. Ich werde die ganze Torte verputzen, und zwar im Stehen."

Verhaltensweisen ändern, die einen in erhöhte Alarmbereitschaft versetzen

Zu Beginn dieses Kapitels habe ich von meiner Patientin Rachel berichtet, die sich ständig in einem Zustand erhöhter Alarmbereitschaft befand, ohne sich dessen bewusst zu sein. Da ist sie nicht die Einzige. Ich habe dieses Muster bei meinen Patienten, meinen Freunden und sogar bei mir selbst beobachtet. Weil es so normal ist, verfällt man leicht in diesen Zustand der ständigen erhöhten Alarmbereitschaft. Es ist ganz einfach, in alte Routinen zu schlüpfen, die unser Gehirn auf Hochtouren bringen, ohne dass wir uns dessen bewusst sind, dass wir das tun. In diesem Kapitel habe ich die am meisten verbreiteten problematischen Verhaltensweisen angesprochen, die ich beobachte: die übermäßige Nutzung von Technologie, der Kampf mit Unsicherheit und das Gefühl, in der Falle zu sitzen. Ich hoffe, dass Sie einmal darüber nachdenken, welche Rolle diese Dinge in Ihrem Leben und im Hinblick auf Ihre Schmerzen spielen. Aber bitte denken Sie auch darüber hinaus. Machen Sie sich Gedanken darüber, wie Sie sich fühlen, wenn Sie Ihren Alltag bewältigen. Gibt es etwas, das Sie stresst oder ängstigt oder Sie auf andere Weise in erhöhte Alarmbereitschaft versetzt? Was können Sie tun, um diesen Stressauslöser zu minimieren? Können Sie ihn zumindest zeitweise vermeiden? Gibt es etwas, das Sie tun können, um die Wirkung dieses Stressauslösers auf Sie zu verringern? Indem Sie eine Strategie entwickeln, um das Level Ihrer erhöhten Alarmbereitschaft zu senken, tragen Sie dazu bei, Ihre Schmerzen zu lindern und Ihr Leben zu verbessern.

Genau das hat Rachel getan. Nachdem ich sie davon überzeugt hatte, dass der Zustand, in dem sie sich jeden Tag aufs Neue wiederfand, nicht normal war (oder zumindest nicht normal sein sollte), war sie bereit, Veränderungen vorzunehmen. Der erste Schritt bestand darin, ihre Verhaltensweisen, die dafür sorgten, dass sie sich permanent in einem Zustand erhöhter Alarmbereitschaft befand, unter die Lupe zu nehmen, um zu sehen, ob wir einige dieser Verhaltensweisen ändern könnten. Folgendes haben wir herausgefunden:

Wenn Rachel morgens aufwachte, checkte sie sofort ihr Smartphone. Normalerweise warteten dort dienstliche Mitteilungen und E-Mails auf sie. Bevor sie sich auch nur die Zähne geputzt oder einen Schluck Kaffee getrunken hatte, war sie bereits in erhöhter Alarmbereitschaft. Der Morgen verlief für Rachel normalerweise immer hektisch. Sie war immer spät dran und musste sich beeilen, um pünktlich zur Arbeit zu kommen. Nicht gerade ein ruhiger, sicherer Start in den Tag.

Rachels Arbeitstage waren vollgestopft. Sie plante einen Termin nach dem anderen. Es blieb keine Zeit für sie, sich zu entspannen.

Und dazu kam noch, dass Rachel an ihrem Arbeitsplatz oft das Gefühl hatte, in einer Falle zu stecken. Nicht aufgrund der Arbeit selbst, sondern wegen des Smalltalks. Wenn ihre Kopfschmerzen besonders stark waren, verschlimmerten sie sich noch, wenn sie reden musste. Es kamen häufig Kollegen in ihr Büro, um ein bisschen zu plaudern. Es war anstrengend, mit pochendem Kopf ein Gespräch zu führen, aber Rachel wollte nicht unhöflich erscheinen, also versuchte sie einfach, sich normal zu verhalten und die Schmerzen durchzustehen.

Nachdem wir Rachels Verhaltensweisen identifiziert hatten, die sie in erhöhte Alarmbereitschaft versetzten, entwickelten wir gemeinsam einen Plan, wie wir diese unter Kontrolle bringen konnten. Wir haben den Plan sehr simpel gehalten. Gewohnheiten sind schwer zu durchbrechen, also wollten wir es Rachel so leicht wie möglich machen. Sie stimmte den folgenden Punkten zu:

- Morgens bis zum Eintreffen an ihrem Arbeitsplatz nicht aufs Handy schauen;
- Ihren Wecker ein wenig früher klingeln lassen, damit sie sich in Ruhe fertig machen und zur Arbeit fahren kann;
- Zwischen den einzelnen Meetings, wann immer möglich, etwas Pufferzeit einplanen und
- Sich entschuldigen, wenn sie sich durch Unterhaltungen erdrückt und eingeengt fühlt.

Diese Veränderungen sind nicht drastisch, aber wir dachten, dass sie ausreichen würden, um Rachels mentalen Zustand während des Tages zu verbessern. Am Anfang lief es ein bisschen holprig. Die erste Veränderung war für Rachel die schwierigste. Sich auf reine Willenskraft zu verlassen, funktionierte bei ihr nicht, weil es zu leicht passierte, dass sie versehentlich ihr Handy checkte. Schließlich ging sie dazu über, ihr Handy nachts in den Flugmodus zu schalten und erst wieder in den normalen Modus, wenn sie im Büro war.

Rachel staunte, wie viel ruhiger und angenehmer ihr Morgen auf einmal verlief. Sie war jetzt in der Lage, den Tag so zu beginnen, dass ihr Gehirn sich in einem durch Signale der Sicherheit geprägten Zustand niedriger Alarmbereitschaft befand. Rachel arbeitete nach wie vor hart und hatte immer noch viele Besprechungen. Aber die Meetings waren besser über den Tag verteilt und sie konnte zwischendurch Pausen einlegen. Das ermöglichte es ihr, sich nach einer anstrengenden Sitzung ein wenig zu entspannen. Sie war zwar immer noch manchmal in erhöhter Alarmbereitschaft, aber nicht mehr permanent und das machte einen großen Unterschied.

Rachel lernte auch, sich selbst zu schützen, wenn sie das Gefühl hatte, dass ihr eine Unterhaltung zu viel wurde. Sie lernte, sich höflich zu entschuldigen, wenn sie starke Schmerzen hatte und ihre Kollegen waren verständnisvoll.

Bevor sie diese Änderungen vorgenommen hatte, fiel es Rachel schwer, den Prozess zu befolgen. Sie hatte so oft so starke Kopfschmerzen, dass sie kaum Gelegenheit hatte, die Empfindungsverfolgung durchzuführen. Sie hatte Vermeidungsverhalten an den Tag gelegt und ihrem Gehirn Botschaften der Unbedenklichkeit geschickt, aber sie machte keine Fortschritte. Sie fühlte sich wie festgefahren.

Indem sie ihre Gewohnheiten, die sie in erhöhte Alarmbereitschaft brachten, direkt anging und konsequent änderte, konnte Rachel ihren Stresspegel insgesamt senken. Es brauchte Zeit und Geduld, aber schließlich hatte sie seltener Kopfschmerzen und diese waren milder. Sie hatte mehr Gelegenheiten, die Empfindungsverfolgung zu praktizieren, um Korrekturerfahrungen zu machen. Schließlich kam sie mit dem Prozess voran.

Ihre eigenen Gewohnheiten, die Sie in erhöhte Alarmbereitschaft versetzen, können ähnlich sein wie die von Rachel oder ganz anders. In jedem Fall hoffe ich, dass Rachels Geschichte Sie dazu inspiriert, kleine, aber bedeutsame Veränderungen in Ihrem Leben vorzunehmen, damit Sie mit einem Gefühl von mehr Sicherheit und gelassener durch den Tag kommen.

In Kapitel 8 gehen wir noch weiter in die Tiefe und sehen uns an, wie Gedanken und Gefühle chronische Schmerzen beeinflussen können. Wir befassen uns mit Strategien, wie Sie Ängste abbauen und sowohl mit Ihrem Körper als auch mit Ihrem Geist positiv im Einklang stehen können.

Kapitel 8

Gut darin werden, sich gut zu fühlen

Es gibt eine großartige Parabel: „Die Geschichte von den zwei Wölfen".[1] Sie handelt von einem Gespräch zwischen einem weisen alten Mann und seinem wissbegierigen jungen Enkel. Der Enkelsohn hört gespannt zu, als sein Großvater ihm die Geschichte erzählt:

„In mir tobt ein Kampf. Es ist ein schrecklicher Kampf zwischen zwei Wölfen.

Der eine Wolf ist böse. Er ist die Angst, der Neid, das Selbstmitleid, die Gier, die Schuld, die Minderwertigkeitsgefühle, die Scham, der Groll und die Lügen.

Der andere ist gut. Er ist die Freude, der Friede, die Liebe, die Hoffnung, die Gelassenheit, die Freundlichkeit, die Großzügigkeit, das Mitgefühl und der Glaube.

Der gleiche Kampf findet in dir statt. In jedem von uns lebt ein guter und ein böser Wolf. Und dieser Kampf findet in jedem Menschen statt, der auf dieser Erde lebt."

Als der alte Mann fertig ist und verstummt, dachte der Enkel mit großen Augen über die Worte seines Großvaters nach. Schließlich fragte der Junge: „Aber, Großvater, welcher der Wölfe gewinnt den Kampf?"

„Der, den du fütterst", antwortete der Großvater.

Ich liebe diese Geschichte! Sie bereitet mir jedes Mal eine Gänsehaut. Ich glaube wie der weise Großvater, dass in jedem Menschen eine positive und eine negative Seite steckt. Manchmal werden wir von Angst, Zweifel und Verzweiflung heimgesucht. Und manchmal empfinden wir Freude, Frieden und Hoffnung. Aber ich glaube, dass ein ausgewogenes Verhältnis zwischen den beiden Seiten für Menschen, die unter chronischen Schmerzen leiden, besonders wichtig ist. Und weil es sich bei diesem Buch um ein Buch über die neurowissenschaftlichen Aspekte von Schmerzen handelt, geht es hier nicht um mystische Wölfe, sondern um das Feuern von Neuronen in Ihrem Gehirn (auch wenn der Titel „Die Geschichte von den zwei Nervenbahnen" nicht ganz so gut klingt wie „Die Geschichte von den zwei Wölfen").

Wie Sie wissen, flutet Angst Ihr Gehirn mit der Botschaft „Gefahr". Sie erzeugt erhöhte Alarmbereitschaft. Und Angst sorgt dafür, dass Ihr Gehirn Empfindungen Ihres Körpers, die harmlos sind, eher als gefährlich fehlinterpretiert. Angst verschlimmert Ihre Schmerzen.

Positive Emotionen haben die gegenteilige Wirkung. Sie sorgen dafür, dass Sie sich glücklich und sicher fühlen. Sie besänftigen Ihr Gehirn und haben zur Folge, dass Sie sich in einem Zustand niedriger Alarmbereitschaft befinden. Positive Emotionen lindern Ihren Schmerz.[2]

Im vorherigen Kapitel ging es um Verhaltensmuster, die Ihrem Gehirn die Botschaft von Gefahr signalisieren und Ihre Schmerzen vergrößern. In diesem Kapitel geht es um Gedanken und Gefühle, die die gleiche Wirkung haben können. Ich möchte Ihnen zeigen, wie Sie gegen Ängste ankämpfen und positive Emotionen zulassen können, um die Balance zu verändern – weg von den Schmerzen und hin zu einem von einem Gefühl der Sicherheit geprägten, glücklichen Leben.

Trainieren Sie Ihr Gehirn

In Kapitel 2 bin ich auf die alte wissenschaftliche Regel eingegangen, nach der Neuronen, die zusammen feuern, sich miteinander vernetzen. Verschiedene neuronale Pfade steuern unsere Gedanken, unsere Gefühle und unsere Verhaltensweisen. Wenn wir bestimmten Verhaltensroutinen nachgehen oder immer wieder bestimmte Gedanken haben, werden die daran beteiligten Neuronen miteinander „vernetzt". Die Verbindungen zwischen ihnen werden stärker und sie feuern leichter zusammen. Diese Gedanken und Verhaltensweisen verwurzeln sich immer tiefer. Wenn bestimmte Verhaltensmuster hingegen eine Zeitlang nicht praktiziert und bestimmte Gedanken nicht gedacht werden, werden die Verbindungen zwischen den beteiligten Neuronen schwächer. Die entsprechenden Verhaltensweisen „rosten" sozusagen ein, und die Gedanken und die Gefühle beginnen zu verblassen.

Beim Schmerz-Verlern-Programm geht es darum, die Kontrolle über dieses System zu erlangen. Es zielt darauf ab, die Assoziationen zu schwächen, die zu Schmerzen führen: Angst, Gefahr, Beunruhigung. Und die Assoziationen zu stärken, die wir uns wünschen: Sicherheit und Unbedenklichkeit, Gelassenheit, Freiheit.

Genauso wie Ihr Gehirn durch Übung und Wiederholung eine neue Fähigkeit erlernen kann, kann es auch besser darin werden, mit bestimmten emotionalen Zuständen klarzukommen. Indem Sie Vernetzungen in Ihrem Gehirn verstärken, können Sie lernen, sich von Ängsten abzuwenden und sich Dingen zuzuwenden, die sich gut anfühlen.

Wenn Sie den ganzen Tag lang negative Gedanken haben, verstärken Sie die Verknüpfung der daran beteiligten Neuronen und somit diese Assoziationen in Ihrem Gehirn. Sie trainieren Ihr Gehirn, immer besser darin zu werden, sich auf Ihre Ängste zu konzentrieren. Wenn Sie aufhören, sich auf solche Gedanken einzulassen, werden diese neuronalen Pfade schwächer. Mit der Zeit verschwinden die Ängste und die negativen Gedanken werden seltener.

Ähnliches passiert, wenn Sie angenehme Körperempfindungen abblocken. Die daran beteiligten Schaltkreise in Ihrem Gehirn „rosten" ein wenig ein. Es ist dann schwieriger, sich mit diesen Gefühlen zu verbinden, weil man aus der Übung ist. Aber wenn Sie sich in positive körperliche Empfindungen hineinlehnen, stärken Sie diese Vernetzungen wieder. Sie trainieren Ihr Gehirn darin, dass es ihm leichter fällt, sich gut zu fühlen.

Keine Sorge, ich werde Ihnen nicht einfach nur nahelegen, die „Dinge von der heiteren Seite zu sehen" oder sich „schöne Gedanken zu machen". Das klingt zwar ganz nett, ist aber nicht hilfreich. Ich stelle Ihnen spezielle Techniken vor, die Ihnen dabei helfen können, negative Gedanken abzubauen und sich mit positiven Gefühlen zu verbinden. Aber reden wir zunächst ein wenig über die Motivation, die hinter diesen Techniken steht.

Beginnen Sie mit Selbstmitgefühl

Stellen Sie sich vor, Sie bringen Ihren fünfjährigen Sohn zum ersten Mal in die Vorschule. Sie füllen ihm seine kleine Brotdose, ziehen den Reißverschluss seines Rucksacks zu und strahlen vor Stolz, als er ins Klassenzimmer geht.

Nach der Schule holen Sie ihn ab und sehen Tränen in seinen Augen – ein Zweitklässler hat ihn auf dem Spielplatz geärgert! Sie treten sofort in Aktion. Sie trösten den Kleinen mit einer festen Umarmung und versichern ihm, dass alles gut werden wird. Sie nehmen sich vor, mit seinem Lehrer zu reden, damit das Mobbing unterbunden wird. Und sobald die Tränen des Kleinen getrocknet sind, gehen Sie mit ihm ein Eis essen. Sie lachen miteinander und diskutieren darüber, welches Eis besser schmeckt: Schokochip-Minze oder Cookie mit Sahne.

Warum tun Sie das alles für den Kleinen?

Nicht, weil irgendein Erziehungsratgeber es Ihnen geraten hat.

Auch nicht, weil Sie wollen, dass er ausgeglichen ist, damit er groß werden und eine Menge Geld verdienen kann, um Sie im Alter zu unterstützen.

Sie tun das alles für Ihren kleinen Sohn, weil Sie ihn lieben und es Ihnen wichtig ist, wie er behandelt wird.

In diesem Kapitel geht es stärker als in den vorherigen Kapiteln dieses Buches darum, die Art und Weise zu verändern, in der Sie mit sich selbst umgehen. Führen Sie diese Veränderungen aber nicht nur deshalb durch, weil ich Sie dazu anhalte. Und nehmen Sie diese Veränderungen auch nicht nur deshalb vor, weil Sie Ihre Schmerzen loswerden wollen. Dies mag ein Teil Ihrer Motivation sein, aber ich möchte, dass Sie noch weiter gehen. Nehmen Sie diese Veränderungen vor, weil Sie es verdienen, freundlich und mit Respekt behandelt zu werden. Bitte setzen Sie die in diesem Kapitel beschriebenen Methoden geduldig um und zeigen Sie Mitgefühl mit sich selbst. Das gilt für das gesamte Schmerz-Verlern-Programm, aber es gilt insbesondere im Hinblick auf dieses Kapitel.

Perspektive einer Patientin

„Während meiner Kindheit führten meine Eltern eine sehr unglückliche Ehe. Sie blieben ‚wegen der Kinder' zusammen. Ich war in meiner Familie immer die Friedensstifterin. Ich habe immer versucht, so zu sein, wie alle anderen es von mir erwarteten. Ich habe mein ganzes Leben lang nicht auf mich geachtet, weil ich mich darauf konzentriert habe, wie es allen anderen ging. Ich dachte immer, das sei gut so, aber jetzt weiß ich, dass es nicht gut war. Wenn ich jetzt zurückblicke, bin ich sehr traurig darüber, wie sehr ich mich selbst vernachlässigt habe.

Selbstmitgefühl war ein Konzept, das ich intellektuell verstand, aber ich hatte keine Ahnung, wie ich es umsetzen sollte. Ich gönnte mir Schaumbäder. Ich naschte Schokoriegel. Ich las jede Menge Bücher über Selbstliebe. Ich tat all diese Dinge und fühlte mich trotzdem mies.

Erst als Alan mich dazu brachte, mir vorzustellen, wie ich mich als Kind gefühlt hatte, war ich in der Lage, ein echtes Gefühl dafür zu entwickeln, mich um mich selbst zu kümmern. Das war das, was mir gefehlt hatte. Ich stellte mir mich vor, mit meinen gut acht Jahren in meiner braunen Cordhose. Und als ich, die Erwachsene, auf dieses Kind blickte, fühlte ich diese ganze Traurigkeit, weil ich mir dessen bewusst wurde, was dieses kleine Mädchen alles mit sich herumtrug. Ich blickte auf dieses kleine Mädchen und verspürte das Bedürfnis, es zu ermutigen, es zu trösten und ihm zu versichern, dass alles in Ordnung sei. Ich wusste nicht wirklich, wie ich mich selbst lieben sollte, aber dies öffnete mir die Tür. Denn dieses kleine Mädchen bin ja ich.

Dieses Mitgefühl zu spüren, machte es mir so viel leichter, nett zu mir selbst zu sein. Und das hat den Unterschied ausgemacht, nicht nur im Hinblick auf meine Schmerzen, sondern auf mein ganzes Leben."

JENNY

Ängste einfangen

In Kapitel 3 habe ich über drei Arten von Gedanken gesprochen, die Ängste auslösen: Sorgen, Druck und Selbstkritik. Ich nenne sie „die großen 3", weil ich diese Ängste immer wieder bei meinen Patienten beobachte. Sie versetzen das Gehirn in erhöhte Alarmbereitschaft und verstärken die Schmerzen. Vielleicht neigen Sie dazu, einen dieser drei „großen" Angst auslösenden Gedanken in sich aufkommen zu lassen – oder sogar alle drei.

Diese negativen Gedanken entstehen automatisch. Wir entscheiden uns nicht bewusst, sie zu haben, und wir könnten sie nicht unterdrücken, selbst wenn wir es wollten. Aber das ist in Ordnung. Wir können jedoch die Entscheidung treffen, uns nicht auf diese Gedanken einzulassen, sodass sie weniger Macht über uns haben. Diese Technik nenne ich „Ängste einfangen", und sie funktioniert in drei einfachen Schritten:[3]

1. Nehmen Sie die Angst auslösenden Gedanken wahr. Das klingt einfach, aber es erfordert vielleicht ein wenig Übung. Diese Gedanken entstehen automatisch und wenn Sie lange Zeit mit ihnen gelebt haben, sind Sie sich vielleicht nicht einmal dessen bewusst, dass es negative Gedanken sind. Achten Sie auf Ihre Gedankengänge, um sich dessen bewusst zu werden, ob Sie in Richtung Angst tendieren. Sobald Sie einen Angst auslösenden Gedanken bemerken ...

2. Lassen Sie sich nicht darauf ein. Wenn uns ein negativer Gedanke kommt, verspüren wir impulsiv den Drang, uns ihm hinzugeben, darüber nachzugrübeln und uns ein umfassendes negatives Szenario auszumalen. Versuchen Sie, dieser Versuchung zu widerstehen. Halten Sie nicht an dem Gedanken fest, sondern lassen Sie ihn einfach los.
3. Übermitteln Sie sich selbst eine Botschaft der Unbedenklichkeit. Wir wollen den Angst auslösenden Gedanken schnell durch eine Dosis Optimismus ersetzen.

Wenn Sie sich jedes Mal, wenn Sie merken, dass in Ihnen ein negativer Gedanke aufkommt, weigern, sich auf diesen Gedanken einzulassen, und sich selbst eine Botschaft der Unbedenklichkeit senden, senken Sie den Pegel dafür, was Ihr Gehirn als Gefahr interpretiert. Weniger Gefahr bedeutet weniger Schmerz. Studien zeigen, dass Schmerzpatienten, die ihre Ängste erkennen und einfangen, weniger Schmerzen haben.[4]

Wenn Sie anfangen, Ihre eigenen Gedanken zu beobachten, werden Sie überrascht sein, wie oft sich Angst auslösende Gedanken einzuschleichen versuchen. Aber Sie müssen nicht jede einzelne Angst erzeugende Vorstellung aufhalten. Wenn Sie sich selbst dafür tadeln, nicht jeden selbstkritischen Gedanken zu unterdrücken, ist das nur eine weitere Form der Selbstkritik.

Im Folgenden drei Beispiele dafür, was es konkret bedeutet, seine Angst auslösenden Gedanken einzufangen:

Sorgen

Dave war ein Patient von mir, der dazu neigte, sich Sorgen zu machen. Er machte sich Sorgen wegen seiner Arbeit. Er machte sich Sorgen wegen seiner Beziehungen. Er befürchtete sogar, dass ich ihn nicht mehr als Patient betreuen würde, weil er sich so viele Sorgen machte.

Als ich ihm die Techniken des Schmerz-Verlern-Programms erklärte, war es nicht weiter verwunderlich, dass er sich auch Sorgen darüber machte, ob er dieses Programm umsetzen können würde, und ihm Fragen durch den Kopf gingen wie:

„Ist meine Liste mit Beweisen dafür, dass ich unter neuroplastischen Schmerzen leide, lang genug?“

„Was ist, wenn ich keine Arten von Vermeidungsverhalten entdecken kann?“

„Praktiziere ich die Empfindungsverfolgung richtig?“

Für Dave war es zur Gewohnheit geworden, sich Sorgen zu machen. Und jedes Mal, wenn einer dieser sorgenvollen Gedanken in ihm aufkam, ließ er sich darauf ein. Er beschäftigte sich damit, setzte sich damit auseinander und dachte über mögliche Konsequenzen nach.

Ich half Dave dabei, zu erkennen, was in seinem Kopf vor sich ging: dass er über einen unerschöpflichen Fundus an Sorgen verfügte, die jederzeit abrufbereit waren.

„Was ist, wenn ich meine Ängste und Sorgen nicht erkennen und einfangen kann?“, fragte er.

„Da haben wir ja schon wieder eine Sorge“, erwiderte ich. „Da sehen Sie mal, wie raffiniert die sind.“

Er fing an zu erkennen, dass es sich bei seiner Neigung, sich Sorgen zu machen, nur um eine Gewohnheit handelte. Wenn er merkte, dass eine Sorge in ihm aufkeimte, lachte er einfach und dachte: „Hallo Gehirn, da bist du ja wieder.“ Er vermittelte sich selbst die Botschaft, dass es ihm gut ging, und er war stolz darauf, dass er nett zu sich war.

Druck

Dahlia kam als neue Patientin zu mir, weil sie sich eine Behandlung gegen ihre Nackenschmerzen wünschte. In unserer ersten Sitzung erzählte sie mir, dass sie bald heiraten würde.

Dahlia: „Also, in sechs Wochen muss ich völlig schmerzfrei sein. Ich will nämlich, dass unsere Hochzeit perfekt wird.“

Ich: „*Perfekt* ist ein gefährliches Wort, denn es erzeugt eine Menge Druck. Nach dem, was Sie mir erzählt haben, sind Sie und Ihr Verlobter sehr ineinander verliebt.“

Dahlia: „Das stimmt. Wir sind ganz verrückt nacheinander.“

Ich: „Und Ihre Freunde und Familienangehörigen reisen aus dem ganzen Land an?“

Dahlia: „Alle, die mir am Herzen liegen, sind dann hier an einem Ort versammelt. Das ist einfach wunderbar!“

Ich: „Das klingt wirklich fantastisch. Glauben Sie, anstatt sich so unter Druck zu setzen, könnten Sie sich auch einfach darauf konzentrieren, den Tag zu genießen?“

Dahlia: „Ja, das klingt vernünftig … Aber ich glaube, am besten kann ich den Tag genießen, wenn er perfekt verläuft."

Schließlich konnte ich Dahlia davon überzeugen, dass all der Druck, unter den sie sich setzte, ihre Schmerzen verschlimmerte (und sich wahrscheinlich auch negativ auf ihre Hochzeitsfeier auswirken würde). Die unausgesprochene Botschaft hinter allen sich Druck aussetzenden Gedanken lautet: „Ich muss das tun – sonst …!" „Sonst" ist eine Art von Denkweise, die unserem Gehirn eine drohende Gefahr signalisiert. Wir sollten solche Gedanken durch Botschaften der Unbedenklichkeit und der Sicherheit ersetzen, die uns vermitteln, dass alles gut werden wird.

Dahlia ging dazu über, ihre Gedanken, die sie unter Druck setzten, einzufangen und sich zu sagen: „Egal was passiert, meine Hochzeit wird toll." Und das wurde sie auch.

Es war nicht alles perfekt. Die Friseurin kam eine Stunde zu spät. Eine der Brautjungfern trug ein Kleid in der falschen Farbe (wer hätte gedacht, dass es verschiedene Burgundtöne gibt?). Und Dahlia hatte kurz vor der Zeremonie leichte Nackenschmerzen. Aber für Dahlia war das kein Problem. Indem sie sich nicht so unter Druck setzte, konnte sie ihre Hochzeit – mit all ihren Unvollkommenheiten – genießen.

Selbstkritik

Meine Patientin Maggie ist eine Schauspielerin, die mit Selbstkritik zu kämpfen hatte. Nach jedem Vorsprechen schwirrten ihr negative Gedanken im Kopf herum: „Ich habe nicht genug Emotionen gezeigt." „Ich hätte mich besser vorbereiten müssen." „Warum in aller Welt habe ich mit so einem altmodischen Akzent gesprochen?"

Doch eines Tages passierte das, wovon jeder Schauspieler träumt: Ein Vorsprechen, bei dem alles klappte. Sie verkörperte die Rolle perfekt. Alle ihre kreativen Entscheidungen waren genau richtig. Das Casting-Team war begeistert.

Maggie bekam die Rolle. An ihrer Leistung gab es absolut nichts zu kritisieren. Doch dann schoss ihr auf dem Nachhauseweg ein Gedanke durch den Kopf: „Warum habe ich mich so komisch verabschiedet, als ich gegangen bin?" Das zeigt, wie hartnäckig sich selbstkritische Gedanken einschleichen können.

Jede Selbstkritik läuft im Grunde auf die gleiche Denkweise hinaus: „Mit mir stimmt etwas nicht." Deshalb sollten wir Selbstkritik mit einer Sicherheit und Unbedenklichkeit vermittelnden Botschaft bekämpfen und uns sagen: „Mit mir ist alles in Ordnung. So wie ich bin, ist alles okay."

Maggie arbeitete daran, ihre Angst auslösenden Gedanken einzufangen. Mit ein wenig Übung gelang es ihr, selbstkritische Gedanken zu ertappen, sich nicht auf sie einzulassen und sich zu sagen: „Egal wie dieser Auftritt von mir gelaufen ist, ich weiß, dass ich eine gute Schauspielerin bin. Ich bin, wie ich bin und so wie ich es mache, ist es gut."

Mit der Zeit machte Maggie sich immer weniger selbstkritische Gedanken. Dadurch, verringerten sich ihre Ängste, ihre Schmerzen ließen nach und ihre Rückfahrten nach einem Vorsprechtermin waren viel angenehmer (egal mit welchem Akzent sie gesprochen hatte).

Überzeugungen aufbauen (eins nach dem anderen)

Eine Frage, die mir meine Patienten häufig stellen, lautet: „Was ist, wenn ich nicht an die Botschaften der Sicherheit und der Unbedenklichkeit glaube, die ich mir sende?" Das ist ganz normal. Die Tatsache, dass man negative Gedanken hat, zeigt, dass Ängste vorhanden sind. Das bedeutet, dass es einem manchmal schwerfällt zu glauben, dass alles gut wird. Das ist in Ordnung. Manchmal muss am Anfang die Tat stehen und das Glauben kommt erst danach.[5] Das ist eine Lektion, die mich ein paar Insekten gelehrt haben.

Als ich zwanzig war, habe ich ein Buch über Mitgefühl gelesen. Der Autor verfügte über ein schier grenzenloses Maß an Mitgefühl für alle Lebewesen. Er schrieb, dass er nicht einmal einen Käfer tötet, wenn er einen in seinem Haus entdeckt. Stattdessen würde er ihn vorsichtig einfangen und draußen freilassen.

Der Autor war sehr überzeugend. Dreißig Sekunden Einsatz reichen aus, um ein Leben zu retten, lautete seine These. Ich beschloss, es auszuprobieren. Anstatt Fliegen zu klatschen, verschcuchte ich sie vorsichtig aus meiner Wohnung. Statt Spinnen zu zerquetschen, fing ich sie mit einer Tasse und einem Stück Papier ein und setzte sie in dem Busch vor meiner Haustür aus.

Ich war zu diesen Viechern freundlich und barmherzig, aber in Wahrheit waren sie mir völlig egal. Ich tat das alles nur wegen des Buches, das ich gelesen hatte. Ich habe mich sogar ein wenig über sie geärgert, denn eine Spinne mit acht intakten Beinen einzufangen, ist ein ganz schön mühsames Unterfangen.

Aber nach einigen Wochen passierte etwas Überraschendes. Ein Freund, der bei mir zu Besuch war, entdeckte in der Ecke des Zimmers einen Weberknecht und setzte sich in Bewegung, um ihn zu zertreten. Es war wie eine Szene aus einem Film. Alles begann sich in Zeitlupe zu bewegen. Ich schrie: „Nein!“ und stürzte auf meinen Freund zu. Ich konnte ihn gerade noch rechtzeitig stoppen. Als ich den Langbeiner liebevoll in die Freiheit entließ, wurde mir klar, dass mir diese kleinen Tierchen dadurch, dass ich so getan hatte, als ob sie mir am Herzen lägen, tatsächlich angefangen hatten, etwas zu bedeuten.

Denken Sie daran: „Neuronen, die zusammen feuern, vernetzen sich miteinander.“ Sie mögen die Botschaften der Sicherheit und der Unbedenklichkeit, die Sie sich selbst übermitteln, nicht ganz glauben, aber je öfter Sie sie wiederholen, desto stärker wird Ihr Gehirn sie verinnerlichen. Denn wenn ich gelernt habe, Mitgefühl für eine Mücke zu empfinden, können Sie auch lernen, Mitgefühl für sich selbst zu empfinden.

Vom Geist zum Körper

Ihre Angst verursachenden Gedanken einzufangen, ist eine sehr gute Methode, um das Gleichgewicht in Ihrem Gehirn neu auszubalancieren – weg von signalisierter Gefahr und hin zu signalisierter Sicherheit. Jedes Mal, wenn Sie sich weigern, sich auf einen Angst auslösenden Gedanken einzulassen, verringern Sie damit ein wenig Ihre negativen Gefühle. Und jedes Mal, wenn Sie sich selbst eine Botschaft der Sicherheit zukommen lassen, verstärken Sie Ihre positiven Gedanken ein wenig. Mit der Zeit werden Ihre automatisch auftretenden Angst erzeugenden Gedanken seltener automatisch aufkommen. Und Ihr Gehirn wird allmählich lernen, sich positiven Gedanken zuzuwenden. Das Endergebnis ist ein entspannteres, von einem stärkeren Gefühl der Sicherheit geprägtes Gehirn.

Genauso wollen wir mit körperlichen Empfindungen verfahren. Wenn Sie unter chronischen Schmerzen leiden, ist Ihr Gehirn gut darin, negative Gefühle in Ihrem Körper zu empfinden.[6] Es ist sogar zu gut darin. Wir möchten Ihrem Gehirn dabei helfen, diese schmerzhaften Empfindungen zu verlernen. Das tun Sie bereits mithilfe der Empfindungsverfolgung.

Aber genau wie beim Einfangen Ihrer Angst auslösenden Gedanken spielt auch hier noch ein anderer Faktor eine Rolle. Es ist ebenfalls hilfreich, sein Gehirn so zu trainieren, dass es nach Dingen Ausschau hält, die sich gut anfühlen. Wir wollen die neuronalen Verbindungen für positive Empfindungen stärken. Eine der besten Möglichkeiten, das zu tun, besteht darin, Verbindungen zu Körperempfindungen herzustellen, die sich angenehm anfühlen.

Wenn man jedoch unter chronischen Schmerzen leidet, kann das eine besondere Herausforderung sein. Es kann schwierig sein, positive Körperempfindungen zu erkunden, weil einem immer wieder Ängste in die Quere kommen. Meine Freundin Jane hat ein ähnliches Problem mit einer anderen Art von Angst.

Nach Bedrohungen Ausschau halten

Jane hat panische Angst vor Hunden. Sie gibt das nur ungern zu, weil andere Menschen darauf immer in der gleichen Weise reagieren: „Was? Aber Hunde sind doch soooo süß!" (Genau das Gleiche habe auch ich gesagt, als Jane mir von ihrer Angst vor Hunden erzählte.) Jane weiß nie, was sie darauf antworten soll, denn für sie sind Hunde nun mal nicht niedlich, sondern furchterregend.

Janes Angst kommt nicht von ungefähr. Wie viele Menschen, die unter einer Kynophobie leiden, hatte auch Jane in ihrer Kindheit ein traumatisches Erlebnis mit einem Hund. Jane war bei einer Freundin zum Spielen, als der Hund der Freundin – ein zappeliger Cockerspaniel – durchdrehte, Jane durch den Garten jagte und sie ins Bein biss.

Wahrscheinlich kennen Sie die Redewendung „Gebranntes Kind scheut das Feuer". Jane wurde zwar nur einmal gebissen, aber sie hat eine Riesenangst, sobald sich ein Hund in ihrer Nähe befindet. Große Hunde machen ihr mehr zu schaffen als kleine, aber so gut wie jeder Hund löst bei Jane Angstgefühle aus. Sogar dieser kleine Kerl:[7]

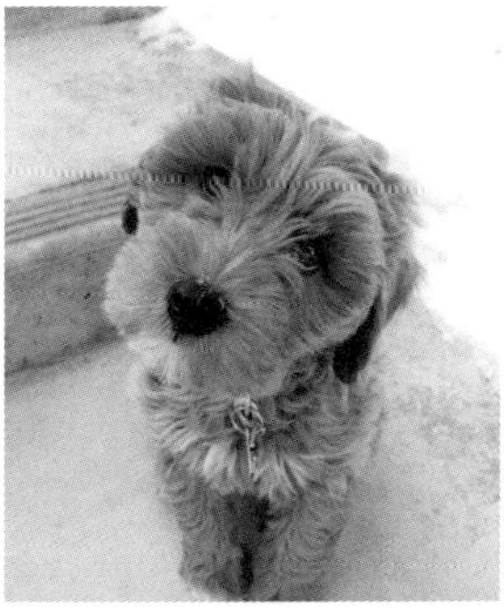

„Ich würde dir nie wehtun, Jane."

Sobald Jane sich in der Nähe eines Hundes befindet, ist sie extrem nervös. Sie konzentriert sich voll und ganz darauf, auf der Hut zu sein. „Wird er mich anspringen?" „Wird er mich jagen?" „Wird er mich beißen?"

Ich verstehe Janes Angst, aber sie macht mich traurig. Wegen dieses einen traumatischen Ereignisses verpasst sie so viele wunderbare Erlebnisse, die man mit einem Hund haben kann: Stöckchen holen, Gassi gehen, den Bauch kraulen, bis er wie verrückt mit den Beinen strampelt (was auch immer es damit auf sich hat). Hunde bedeuten Glück in Tiergestalt, aber Janes Ängste hindern sie daran, dieses Glück genießen zu können. Es ist bedauerlich, aber viele Menschen, die unter chronischen Schmerzen leiden, erleben etwas Ähnliches mit ihrem eigenen Körper. Genauso wie Jane durch diesen Cockerspaniel traumatisiert wurde, werden Menschen, die unter chronischen Schmerzen leiden, durch ihre Schmerzen traumatisiert. So wie Jane Angst vor allen Hunden hat, können Menschen, die unter chronischen Schmerzen leiden, dazu übergehen, ihren Körper nur noch als Quelle von Schmerz und Angst zu sehen.

Wenn Jane sich in der Nähe eines Hundes befindet, ist sie ständig auf der Hut und hält Ausschau nach potenziellen Bedrohungen. Aber wenn man unter chronischen Schmerzen leidet, ist die Bedrohung nicht ein paar Meter entfernt und hechelt, sondern sie steckt in einem selbst. Deshalb erkunden viele Schmerzpatienten ihren Körper ständig nach irgendwelchen potenziellen Anzeichen von Problemen. Dies wird als „Hypervigilanz" bezeichnet.[8]

Schmerzpatienten befinden sich in einer Art ständiger innerer erhöhter Alarmbereitschaft, was dazu führt, dass sie auf jedes leichte Stechen oder jedes noch so kleine Missempfinden in ihrem Körper regelrecht paranoid reagieren können. „Stimmt irgendwas nicht?" „Sind das Schmerzen?" „Ist das eine Vorstufe von Schmerzen, die noch nicht wirklich weh tun, sich aber vielleicht später in richtige Schmerzen verwandeln?!"

Wenn Sie hypervigilant sind, sind Sie so damit beschäftigt, Ihren Körper auf negative Empfindungen hin abzuchecken, dass Sie positive Gefühle nicht mehr wahrnehmen. Aber eine Verbindung zu angenehmen Gefühlen herzustellen, ist eine ausgezeichnete Möglichkeit, Ihrem Gehirn ein Gefühl von Sicherheit zu vermitteln[9] und eine gesündere Beziehung zu Ihrem Körper aufzubauen.

Positive Gefühle zulassen

Als bei mir die ersten Symptome auftraten, existierte ich nur in zwei Zuständen: Entweder hatte ich Schmerzen oder ich wartete darauf, dass die Schmerzen einsetzen würden. Jede Empfindung war eine potenzielle Bedrohung. Wenn ich nichts spürte, wartete ich auf das erste kleine Stechen. Wenn ich einen Hauch von Schmerz verspürte, konzentrierte ich mich darauf und wartete, dass er schlimmer wurde. Es war, als wäre mein eigener Körper mein Feind geworden.

Als ich anfing, die Empfindungsverfolgung zu praktizieren, meine Angst verursachenden Gedanken einzufangen und mir selber Botschaften der Sicherheit und der Unbedenklichkeit zukommen zu lassen, ließen meine Schmerzen allmählich nach. Ich fühlte mich schon viel besser, aber ich vertraute meinem Körper immer noch nicht. Ich sah ihn als eine Quelle der Gefahr.

Das wollte ich ändern. Ich wollte mich nicht nur weniger schlecht fühlen. Ich wollte mich gut fühlen.

Ich erinnere mich, wie ich einen Spaziergang um den Block machte und mich positiven Empfindungen gegenüber öffnete: der Sonne auf meiner Haut, der Brise in meinem Gesicht, sogar dem Gefühl meines sich beim Atmen hebenden und senkenden Brustkorbs. Ich konnte nicht glauben, wie einfach das war! Ich hatte schon unzählige Spaziergänge gemacht, aber wo waren da diese Empfindungen gewesen? Sogar meine anderen Sinne wurden mit einbezogen. Der Geruch von frisch gemähtem Gras, das Zwitschern der Vögel im Hintergrund, alles erschien mir einfach so schön.

Ich beschloss, mich darin zu üben. Den ganzen Tag über lenkte ich meine Aufmerksamkeit auf Empfindungen, die sich gut anfühlten. Manchmal waren sie da und manchmal nicht. Mir wurde klar, dass man sich nicht dazu zwingen kann, sich gut zu fühlen. Man kann sich nur dafür öffnen. Aber je mehr ich meine Aufmerksamkeit auf angenehme Wahrnehmungen richtete, desto mehr richtete sich meine Aufmerksamkeit automatisch auf diese Empfindungen. Nachdem ich meinen Körper jahrelang als einen Feind betrachtet hatte, begann ich, ihn als einen Verbündeten zu sehen.

Sich auf positive Empfindungen einzulassen, hilft dem Gehirn dabei, sich sicher zu fühlen. Und da draußen gibt so viele positive Gefühle! Wenn wir uns bemühen, uns mit diesen Gefühlen zu verbinden, können wir lernen, unserem Körper wieder zu vertrauen.

Versuchen Sie, sich im Laufe des Tages in positive Eindrücke hineinzulehnen. Sie müssen nichts Besonderes tun – genießen Sie einfach die Empfindungen, die sowieso da sind. Konzentrieren Sie sich beim Duschen auf das angenehme Gefühl des warmen auf Ihre Haut prasselnden Wassers. Nehmen Sie beim morgendlichen Strecken die angenehme Anspannung

Ihrer Muskeln wahr. Wenn Sie gerne spüren, wie Ihr Atem in Ihren Körper ein- und wieder ausströmt, nehmen Sie sich ein paar Augenblicke Zeit, um dies wirklich zu genießen.

Und wie häufig sollten Sie sich in positive Gefühle hineinlehnen? So oft Sie wollen! Es ist ganz einfach und so wohltuend. Je mehr Sie sich darin üben, sich auf diese Empfindungen einzulassen, desto leichter wird es. Und mit der Zeit werden Sie Ihren Körper wieder als einen Verbündeten an sehen.

Rex' Geschichte

Ich dachte, es könnte hilfreich sein, eine Genesungsgeschichte zu erzählen, in der es um die Techniken geht, die wir in diesem Kapitel behandelt haben. Hier ist die Geschichte eines Patienten namens Rex, der einen Zwischenfall mit einem Rasenmäher überwand, einen 13-Kilometer-Lauf hinter sich brachte und jahrzehntelangen Druck bezwang, um seine Schmerzen loszuwerden.

Als Rex eines Tages im Sommer 2000 seinen Rasen mähte, spürte er auf einmal ein Ziehen in seinem Rücken. Am nächsten Morgen hatte er so starke Schmerzen, dass er es nicht schaffte, sich aus dem Bett zu erheben. Er schonte seinen Rücken, kühlte ihn, aber es wurde nicht besser. Während der folgenden 18 Jahre, in denen er unzählige Ärzte aufsuchte und jede Menge Physiotherapien und Akupunkturbehandlungen über sich ergehen ließ, hielten Rex' Schmerzen an. Er verfluchte den Rasenmäher öfter, als er zählen konnte.

Als ich Rex kennenlernte, bezweifelte er, dass es sich bei seinen Schmerzen um neuroplastische Schmerzen handeln könnte. Er war immer davon überzeugt gewesen, dass der Vorfall mit dem Rasenmäher irgendeinen strukturellen Schaden an seinem Rücken verursacht hatte. Jedes Mal, wenn er ein Wiederaufflammen von Symptomen hatte, sagte er sich: „Ich muss etwas Schweres gehoben haben." Oder: „Ich habe es übertrieben." Er fand im Nachhinein immer irgendeine körperliche Ursache für seine Schmerzen.

Als Rex und ich anfingen, Beweise und Ausnahmen zusammenzutragen, wurde ihm bewusst, dass seine physischen Erklärungen nicht immer zutreffend waren. Schließlich war er bereit zu akzeptieren, dass es sich bei seinen Schmerzen um neuroplastische Schmerzen handelte, und er hörte auf, seinen unschuldigen Rasenmäher dafür verantwortlich zu machen. Doch schon bald stießen wir auf ein weiteres Hindernis: Rex fiel es schwer, Mitgefühl mit sich selbst zu zeigen.

Als Rex zehn Jahre alt war, lag er manchmal träumend im Bett und stellte sich vor, dass er eines Tages ein eigenes Geschäft eröffnen würde. Und dann dachte er: „Aber was ist, wenn niemand kommt und etwas kauft?“ Er hatte noch nicht einmal die Grundschule abgeschlossen und befürchtete schon, einen Bankrott zu erleben.

Als Erwachsener hat Rex es zu einem erfolgreichen Geschäftsmann gebracht. Aber wie er selber sagt, leidet er immer noch unter der gleichen „panischen Versagensangst“, unter der er schon als Kind gelitten hat. Deshalb hat er sich selbst unter enormen Druck gesetzt:

„Ich muss erfolgreich sein.“

„Ich darf diese Investoren nicht enttäuschen.“

„Ich muss für meine Familie sorgen.“

Natürlich übertrug sich dieser Druck auch auf unsere Sitzungen. Er wollte unbedingt, dass die Behandlung bei ihm erfolgreich war. Er wollte mich nicht enttäuschen. Und er setzte sich selbst stark unter Druck, um seine Schmerzen zu überwinden.

In einer unserer ersten Sitzungen führten wir ein Gespräch, das sein Problem ganz klar verdeutlichte:

Rex: „Ich war gestern joggen, und kaum war ich losgelaufen, hatte ich das Gefühl, als wäre meine ganze Wirbelsäule hinüber. Mein Rücken hat sich verkrampft und ich hatte heftige Schmerzen.“

Ich: „Das tut mir sehr leid! Was haben Sie dann gemacht?“

Rex: „Ich bin weitergelaufen.“

Er war so streng zu sich selbst, dass er nicht einmal einen lockeren Trainingslauf ausfallen lassen wollte.

Ich fing an, mit Rex an seinem Selbstmitgefühl zu arbeiten. Wir sprachen über das zehnjährige Kind, das in seinem Bett gelegen und sich quälende Gedanken über die Zukunft gemacht hatte. Rex war betrübt darüber, wie sehr sich dieses Kind unter Druck gesetzt gefühlt hatte, und das half ihm zu erkennen, dass er sich selbst immer noch auf die gleiche Weise behandelte.

Rex begann, seine Angst auslösenden Gedanken einzufangen. Wenn seine Gedanken an die vertrauten Orte wanderten, an denen Druck oder Sorgen lauerten, griff er ein. Er wollte sich das nicht mehr antun.

Es dauerte seine Zeit, aber allmählich begann sich Rex zu verändern. Erfolg war ihm immer noch wichtig, aber auf sich selbst zu achten, war ihm noch wichtiger. Ich brachte ihm bei, wie die Prinzipien des Prozesses funktionieren und er lernte, die Empfindungsverfolgung zu praktizieren positive Empfindungen zuzulassen. Er wandte das alles an, achtete aber darauf, es ohne Druck und ohne Dringlichkeit zu tun.

Schließlich überwand Rex seine Symptome, aber am stolzesten war er darauf, dass er jetzt mehr Wert darauf legte, sich wohl zu fühlen, als perfekt zu sein.

Vielleicht neigen Sie wie Rex dazu, sich selbst nicht gut zu behandeln. Möglicherweise haben Sie das getan, ohne sich dessen bewusst zu sein. Aber es ist nicht egal, wie Sie behandelt werden. Indem Sie Mitgefühl mit sich selbst entwickeln, Ihre Angst verursachenden Gedanken einfangen und sich auf positive Gefühle einlassen, tun Sie die Schritte, die erforderlich sind, damit sich Ihr Gehirn sicher fühlt.

In Kapitel 9 geht es um Rückfälle und Durchhaltevermögen und darum, Verantwortung für die eigene Heilung zu übernehmen. Ich verrate Ihnen, was Sie bei einem Rezidiv zu erwarten haben, wie Sie es überwinden und vor allem, wie Sie von vornherein verhindern können, einen Rückfall zu erleiden.

Kapitel 9

Rückfälle, Durchhaltevermögen und Genesung

In Kapitel 1 habe ich Ihnen von Casey erzählt. Er ist der Baseball spielende Highschool-Schüler, den ich im Rahmen der Sendung *The Doctors* behandelt habe. Dank des Schmerz-Verlern-Programms war Casey in der Lage, seine schlimmen chronischen Bauchschmerzen loszuwerden. Seitdem er mich das letzte Mal aufgesucht hat, hat er seinen Highschool-Abschluss gemacht und sich an einem örtlichen Community College eingeschrieben. Nebenher arbeitete er in Teilzeit und spielte mit seinem Vater in einer Softball-Liga für Erwachsene (ist das nicht toll?). Seine Schmerzen waren mittlerweile seit zwei Jahren verschwunden und Casey lebte das Leben, das er sich wünschte.

Bis ich aus heiterem Himmel diese Textnachricht von seiner Mutter erhielt: „Hi Alan, ich bin's, Dianna. Casey wird gerade mit einem Krankenwagen ins Krankenhaus gebracht. Er hat wieder Schmerzen – an der gleichen Stelle wie vorher."

Seine Schmerzen waren wieder da, und zwar so stark, dass seine Mutter einen Krankenwagen hatte rufen müssen. Casey hatte einen Rückfall.

Ich rief Caseys Mutter an und vereinbarte einen Termin, um ihn so schnell wie möglich zu sehen. Casey stand unter Schock. Er dachte, er hätte die Schmerzen für immer überwunden. Als Erstes informierte ich ihn, dass Rückfälle durchaus vorkommen können. Außerdem versicherte ich ihm, dass er die Schmerzen, nachdem er sie einmal besiegt hatte, wieder überwinden könne.

Wir sprachen darüber, warum die Schmerzen zurückgekehrt sein könnten. Nach meiner Erfahrung können Rückfälle aus verschiedenen Gründen auftreten. Manchmal versetzt ein stressiges Ereignis das Gehirn in einen Alarmzustand und löst die Schmerzen aus. Manchmal fallen die Patienten auch in alte Gewohnheiten zurück, also in ein Verhalten, bei dem sich ihr Gehirn in erhöhter Alarmbereitschaft befindet oder sie lassen sich auf negative

Gedanken ein. Es kommt auch vor, dass sich Patienten verletzen oder glauben, sich verletzt zu haben. Wenn sie sich dann wegen der Verletzung Sorgen machen, werden sie wieder in den Schmerz-Angst-Teufelskreis zurückgezogen.

Casey dachte, er hätte sich vielleicht einen Muskel gezerrt, als er zwei Wochen zuvor mit seinem Vater Fangen gespielt hatte (ich liebe diese Familie). Interessant finde ich, dass Caseys erster Gedanke war, dass es sich um eine körperliche Verletzung handelte. Obwohl das Fangenspielen mit seinem Vater schon zwei Wochen vor Caseys Rückfall stattgefunden hatte. Und obwohl Casey im nationalen Fernsehen aufgetreten war und er seine Schmerzen durch die Herangehensweise einer Mind-Body-Behandlung überwunden hatte. Und obwohl seine Schmerzen genau an der Stelle wiedergekehrt waren, an der er zuvor neuroplastische Schmerzen gehabt hatte. Trotz alledem schloss Caseys Gehirn sofort auf eine strukturelle Ursache für seine Schmerzen.

Ich tadle Casey nicht. Bei mir ist es genauso. Ich beschäftige mich Tag für Tag den ganzen Tag mit neuroplastischen Schmerzen und rede darüber. Doch jedes Mal, wenn ich ein neues Symptom bei mir feststelle, ist mein erster Gedanke: „Vielleicht habe ich mich irgendwie verletzt!“ Das zeigt, wie groß die Versuchung ist zu glauben, dass Schmerzen vom Körper kommen müssen. Bei Rückfällen helfen auch die Beweisblätter, die ich in Kapitel 4 beschrieben habe.

Ich äußerte Casey gegenüber meine Skepsis, dass sein Fangenspiel die Ursache sei, versicherte ihm jedoch, selbst wenn er sich einen Muskel gezerrt hätte, würde dieser heilen und die Schmerzen würden wieder verschwinden. Ich hatte eine andere Theorie, warum Caseys Schmerzen wieder aufgetreten waren. Er erzählte mir, dass er kürzlich bei der Arbeit befördert worden war und seine neue Aufgabe mit viel mehr Verantwortung und Stress verbunden sei. Ich nahm an, dass diese neue Belastung der Auslöser für die Rückkehr seiner Symptome war.

Ungeachtet dessen, was die genaue Ursache war, mussten wir Casey wieder zu einem schmerzfreien Leben verhelfen. Schließlich hatten er und sein Vater noch so manche Softballspiele zu gewinnen!

Drei Phasen – und Sie sind raus

Ich habe festgestellt, dass meine Patienten bei einem Rückfall immer dieselben drei Phasen durchlaufen.

Phase 1: Panik

Von chronischen Schmerzen befreit zu werden, ist ein tolles Gefühl. Es ist, als ob man endlich frei wäre. Ein Rezidiv fühlt sich wie das genaue Gegenteil an. Als stünde man wieder ganz am Anfang. Man kann nicht glauben, dass dieser Albtraum, von dem man dachte, er sei vorbei, wieder da ist. Es ist entmutigend.

Als Casey zum ersten Mal nach zwei Jahren in mein Sprechzimmer kam, stand ihm Phase 1 förmlich ins Gesicht geschrieben. Er hatte es nicht einmal mehr für möglich gehalten, noch einen Rückfall zu erleiden. Er hatte das alles doch hinter sich gelassen. Deshalb traf ihn die Rückkehr der Schmerzen völlig unvorbereitet. Der arme Kerl war entsetzt.

Wir beschlossen, es mit der Empfindungsverfolgung zu versuchen, und machten eine Übung. Casey tat sein Bestes, um sich zu entspannen. Er schloss die Augen und richtete seine Aufmerksamkeit auf die Schmerzen in seinem Bauch. Er bemühte sich, die Schmerzen mit Leichtigkeit und Neugier zu erkunden.

Es hat überhaupt nicht funktioniert. Da war keine Leichtigkeit. Und da war keine Neugier.

Es war klar, dass Casey einfach zu verängstigt war. In diesem Zustand hätte er nicht einmal einen Schmetterling mit Leichtigkeit und Neugier beobachten können, geschweige denn die Quelle seiner Ängste. Es war ihm unmöglich, eine Korrekturerfahrung zu machen. Aber das ist in Ordnung. Wie wir wissen, spielt bei dem Prozess das richtige Timing eine wichtige Rolle. Ich sagte Casey, dass wir es später noch einmal versuchen würden und er sich in der Zwischenzeit darauf konzentrieren solle, sich Botschaften der Unbedenklichkeit und der Sicherheit zu übermitteln.

Bei den ersten beiden Sitzungen mit mir befand sich Casey in Phase 1. Aber er konzentrierte sich darauf, sich beruhigende Mitteilungen zu senden. „Es wird alles wieder gut. Ich stehe im Moment nur unter Schock. Aber ich habe die Schmerzen schon einmal überwunden und das schaffe ich auch ein zweites Mal. Mir kann nichts passieren." Nach ein oder zwei Wochen hatte sein Gehirn diese Botschaften verinnerlicht und senkte sein Alarmlevel. Als Casey zu unserer dritten Sitzung kam, war er schon in …

Phase 2: Das Erzwingen

In dem Film *Und täglich grüßt das Murmeltier* steckt Bill Murray in einer Zeitschleife fest[1] und erlebt immer wieder denselben Tag. In der Mitte des

Films hat er ein wunderbares Date mit Andie MacDowell. Die Zeit, die sie miteinander verbringen, ist authentisch und überraschend. Sie liefern sich sogar eine spontane Schneeballschlacht. Sie lachen viel und die Chemie stimmt einfach.

Am nächsten Tag (der in Wirklichkeit derselbe Tag ist) versucht Bill Murray, das Rendezvous noch einmal genauso zu erleben. Aber dieses Mal ist es nicht authentisch und auch nicht überraschend. Er sagt dieselben romantischen Dinge wie beim vorherigen Mal. Er wirft dieselben Schneebälle. Aber nur als Mittel zum Zweck. Andie MacDowell spürt, dass etwas nicht stimmt. Es ist nicht wie beim ersten Date. Der Zauber ist einfach nicht da.

Phase 2 eines Schmerzrückfalls ist genau wie dieses zweite Date. In Phase 2 haben die Patienten die Panik aus Phase 1 überwunden. Sie tun eigentlich das Richtige, aber mit der falschen Einstellung. Sie praktizieren die Empfindungsverfolgung und senden sich selbst Botschaften, die ihrem Gehirn ein Gefühl von Sicherheit signalisieren, aber anstatt dies mit Selbstmitgefühl und Leichtigkeit zu tun, tun sie dies mit einer unterschwelligen Verzweiflung und einem gewissen Druck. So funktioniert das natürlich nicht.

Als Casey zu seiner dritten Sitzung zu mir kam, befand er sich mitten in Phase 2. Er war frustriert. „Diesmal funktioniert es nicht! Ich habe verlernt, wie man es macht.“ Ich erzählte ihm von dem Date aus *Und täglich grüßt das Murmeltier* und erklärte ihm, dass er versuche, ein zweites Mal etwas zu erzwingen, das sich beim ersten Mal auf natürliche Weise ergeben hatte.

Wir gingen noch einmal die Prinzipien der Empfindungsverfolgung durch, die ich Ihnen in Kapitel 5 dargelegt habe: Die Intensität verringern und sich unabhängig vom Ergebnis machen. Vor allem redeten wir darüber, wie wichtig es ist, dafür zu sorgen, dass sich das Gehirn sicher fühlt, und zwar nicht nur mithilfe der entsprechenden Techniken, sondern auch durch die hinter diesen Techniken stehende richtige Einstellung. Er holte tief Luft und versprach, es zu versuchen. Zum Schluss sagte ich ihm: „Sehen Sie es von der guten Seite – es ist nur noch eine Phase übrig!“

Phase 3: „Ach ja, so funktioniert es.“

Nach dem Entsetzen in Phase 1 und der Frustration in Phase 2 kommt in Phase 3 alles wieder ins Lot. Die Patienten setzen nun die richtigen Dinge mit der richtigen Energie um. Und es funktioniert! In Phase 3 wird der Rückfall überwundenS und die Welt ist wieder in Ordnung.

Ich habe Casey in Phase 3 nie zu Gesicht bekommen. Er hatte versprochen, die Intensität zu verringern und seinen Heilungsprozess mit einer Einstellung des inneren Friedens und mit Zuversicht anzugehen. Und er stand zu seinem Wort. Am Tag vor unserem vierten Termin erhielt ich eine Textnachricht von Casey: „Ich glaube, wir müssen uns morgen nicht treffen, denn mir geht es wirklich gut." Nachdem er zu der richtigen Einstellung gekommen war, war er in der Lage, sein Gehirn mithilfe der Empfindungsverfolgung daran zu erinnern, die Signale seines Körpers richtig zu interpretieren und zu verarbeiten. Und seine Schmerzen verschwanden.

Das ist der Schlüssel von Phase 3. Nach einem Rückfall überwinden Sie die neuroplastischen Schmerzen auf dieselbe Weise wie beim vorherigen Mal. Denn es gibt nur einen Weg dafür. Sie besiegen Ihre Symptome, wenn Ihr Gehirn begreift, dass die Schmerzen Folge eines falschen Alarms sind und dass die Empfindungen, die es fehlinterpretiert hat, in Wahrheit unbedenklich sind.

Mit einem breiten Grinsen auf dem Gesicht beantwortete ich Caseys Textnachricht. „Kein Problem!"

Immer wenn einer meiner Patienten ein Rezidiv erfährt, erzähle ich ihm von den drei Phasen. Und dann führen wir folgendes Gespräch:

Patient: „Nachdem ich nun über die drei Phasen Bescheid weiß – kann ich nicht direkt zu Phase 3 übergehen?"
Ich: „Nein."

Ich wünschte, meine Patienten könnten die ersten beiden Phasen überspringen, aber jeder muss sie durchlaufen. Auch wenn ich ihnen genau beschreibe, was passieren wird, passiert es trotzdem. Die Rückkehr der Schmerzen ist ein riesiger Schock. Es ist unmöglich, in Phase 1 nicht auszuflippen. Und in Phase 2 ist es praktisch unmöglich, sich nicht verzweifelt zu fühlen. Es braucht Zeit, um diesen Schock zu überwinden. Bei Casey dauerte es einige Wochen. Bei manchen Patienten dauert es nur ein paar Tage und bei einigen wenigen Glücklichen sogar nur ein paar Stunden.

Ich hoffe, dass Sie keinen Rückfall erleiden, aber falls doch, ist es hilfreich zu wissen, wie ein solcher Rückfall verläuft. Und es ist besonders hilfreich zu wissen, dass es ein Happy End gibt. Ganz egal, wie schlimm Sie Ihre Situation im Moment auch empfinden mögen – Sie können wieder schmerzfrei werden. Diese Lektion habe ich schon lange gelernt, bevor ich erstmals Schmerzen hatte.

Kurztrip, Ablehnung und Durchhaltevermögen

In meinem letzten Studienjahr an der University of California studierte ich Wirtschaftswissenschaften und bewarb mich bei Unternehmensberatungsfirmen. Es gab nur ein Problem: Ich hasste Wirtschaftswissenschaften und ich wollte kein Unternehmensberater werden.

Mein eigentlicher Traum war es, in der Sketch-Show *Saturday Night Live* aufzutreten.[2] Während des Studiums habe ich Comedy-Songs geschrieben und vorgetragen (stellen Sie sich vor, Adam Sandler trifft Weird Al Yankovic). Das war das, was mir am meisten Spaß gemacht hat.

Eines Tages hatte ich nach einer besonders langweiligen Wirtschaftsvorlesung die Nase voll. Ich ließ alle weiteren Vorlesungen sausen, setzte mich in mein Auto und fuhr nach New York City. Auf der ganzen Fahrt dorthin probte ich die Nummer, die ich Lorne Michaels, dem Produzenten von *Saturday Night Live*, vorstellen wollte:

„Mr. Michaels, geben Sie mir drei Minuten auf der Bühne und ich werde das Studio so zum Beben bringen, wie Sie es noch nie erlebt haben." (Mein Selbstvertrauen stand damals im umgekehrten Verhältnis zu meinem Realitätssinn.)

Als ich am Rockefeller Plaza 30 ankam, schnappte ich mir meine Gitarre und betrat das Gebäude, um mich meinem Schicksal zu stellen. Am Aufzug stand ein Wachmann.

Wache: „Welche Etage, bitte?"
Ich: „Die *Saturday-Night-Life*-Etage."
Wache: „Ihren Zugangsausweis, bitte."
Ich: „Zugangsausweis?"

Ich habe es nicht einmal bis zum Aufzug geschafft. Offenbar kann man nicht einfach von der Straße hereinspazieren und Lorne Michaels eine Nummer vorführen.

Ich ging zurück zu meinem Auto und war am Boden zerstört. Mein Traum war geplatzt.

Es war eine sehr lange Fahrt zurück nach Los Angeles, aber irgendwo zwischen Ohio und Oklahoma hatte ich eine Erleuchtung. Aus meinem Auftritt bei *Saturday Night Live* war zwar nichts geworden, aber das bedeutete nicht, dass ich Unternehmensberater werden musste. Ich liebte Comedy über alles und wollte einen Weg finden, damit meinen Lebensunterhalt zu verdienen. Mit anderen Worten: Ich habe mich wieder aufgerappelt.

Nachdem ich mein Studium wieder aufgenommen und meinen Abschluss gemacht hatte, fing ich an, mich meiner Karriere als Comedian zu widmen. Ich war begeistert, mir endlich meinen Traum erfüllen zu können, aber meine Lektionen in Sachen Durchhaltevermögen hatten gerade erst begonnen. Ich trat bei Open-Mic-Nights auf. Manchmal liebte mich das Publikum. Andere Male tolerierte es mich. Einmal saßen drei Leute im Publikum und nur einer von ihnen lachte. Und das auch nur aus Mitleid. Aber ich habe weitergemacht.

Jedes Mal, wenn ich mich nach einem Misserfolg wieder aufraffte, stärkte das meinen Glauben an mein Durchhaltevermögen. Ich schrieb neue Songs und stellte sie vor unterschiedlichem Publikum vor. Wenn sie nicht gut ankamen, schrieb ich sie um. Mit der Zeit wurden meine Songs lustiger und meine Auftritte besser.

Statt in Open-Mic-Nights präsentierte ich mein Programm nun in Clubs und auf Festivals. Ich ging dazu über, an Colleges aufzutreten, und bald tourte ich durch das ganze Land und brachte Klassiker wie „Roommate from Hell", „Three Finals in One Day" und den immer kontroversen „Sorority-Song" auf die Bühne. Ich hatte es geschafft. Ich verdiente meinen Lebensunterhalt als Comedian und das nur, weil ich, wenn es hart auf hart kam, nicht aufgab.

Letztendlich entschied ich mich, einen anderen Traum zu verwirklichen, aber die Durchhaltefähigkeit, die ich in meiner Comedy-Zeit entwickelt habe, hat mir bei allem, was ich seitdem gemacht habe, gute Dienste geleistet. Und sie war nie so wichtig wie bei meinem Kampf mit den Schmerzen.

Mehr Durchhaltevermögen, weniger Angst

Durchhaltevermögen ist für den gesamten Prozess der Schmerzbewältigung hilfreich: bei Rückfällen, bei Löschungstrotz und insbesondere bei Rückschlägen. In Kapitel 6 habe ich Sie ermutigt, Rückschläge als Teil des Prozesses zu minimieren. Aber sie werden trotzdem vorkommen.

So schlimm sich Rückschläge auch anfühlen mögen, tatsächlich eröffnen sie uns die Möglichkeit, Durchhaltevermögen aufzubauen. Und sein Durchhaltevermögen zu stärken, führt dazu, Ängste zu reduzieren. Als ich zum Beispiel die ersten paar Male auf der Bühne versagte, war ich am Boden zerstört. Ich schwitzte aus Poren, von denen ich nicht einmal wusste, dass ich sie habe. Aber ich habe dann immer Motivationsgespräche mit mir selbst geführt:

„Es war doch nur ein Abend."

„Je mehr ich übe, desto besser werde ich."

„Sogar Jay Leno war schrecklich, als er anfing."[3]

Diese Mut machenden Botschaften an mich selbst haben mir geholfen, wieder auf die Beine zu kommen. Nach einigen Monaten auf der Bühne hatte ich viel weniger Angst davor, einen Misserfolg einzufahren, weil ich mich schon so oft davon erholt hatte.

Und das Gleiche gilt für Schmerzen. Wenn man einen Rückschlag erleidet, kann man sehr leicht in Hoffnungslosigkeit und Verzweiflung versinken. Aber sich selbst Botschaften zu senden, die dem Gehirn Sicherheit signalisieren, hilft einem dabei, sich vor diesen Gefühlen zu schützen. Man fängt sich wieder. Und je öfter Sie wieder auf die Beine kommen, desto stärker wird Ihr Glaube an Ihre Fähigkeit, nach einem Rückschlag wieder auf die Beine zu kommen.

Machen Sie sich keine Sorgen, wenn Sie sich selbst nicht für einen besonders durchhaltefähigen Menschen halten. Durchhaltevermögen ist in Wahrheit eine erlernte Verhaltensweise. Wenn Sie zur Hoffnungslosigkeit neigen, liegt das nicht daran, dass Sie ein hoffnungsloser Mensch sind, sondern daran, dass Ihr Gehirn so oft auf diese Weise reagiert hat. Wenn Sie von Natur aus zur Verzweiflung neigen, dann nicht, weil Ihre Situation so schlimm ist, sondern weil Sie starke neuronale Pfade entwickelt haben, die dafür sorgen, dass bei Ihnen ein Gefühl von Verzweiflung aktiviert wird.

Die Wissenschaft hat gezeigt, dass man durch Übung mehr Durchhaltevermögen entwickeln kann.[4] Die in diesem Buch vorgestellten Techniken – Mitgefühl mit sich selbst zu praktizieren, seine Ängste einzufangen und seinem Gehirn Botschaften zu senden, die Sicherheit signalisieren – werden Ihnen helfen, Ihre Fähigkeit zu verbessern, widrigen Umständen zu trotzen und sich von Rückschlägen zu erholen.

Die Sicht eines Patienten

„Ich bin ein aktiver Typ. Ich sehe mich selbst als Sportler. Deshalb war das Schlimmste an meinen Hüftschmerzen, dass ich die körperlichen Aktivitäten, die ich gerne machte, nicht mehr ausüben konnte. Ich war nicht in der Lage, ich selbst zu sein.

An guten Tagen schaffte ich es, Hoffnung zu schöpfen. Aber wenn die Schmerzen immer stärker wurden, war es schlimm. Ich dachte dann: ‚Ich werde nie wieder Ski laufen können. Ich werde nie wieder Sport treiben können. Ich werde nie wieder mit meinen Kindern herumtoben können.' Ich zerbrach mir den Kopf, machte mir Sorgen und befasste mich wie besessen mit allen möglichen katastrophalen Szenarien.

Ich wusste, dass die Tatsache, dass ich so verzweifelt und mit so viel Angst auf die Schmerzen reagierte, nur dafür sorgte, die Schmerzen aufrechtzuerhalten. Ich musste mit dieser Gewohnheit brechen, aber der Sog der Hoffnungslosigkeit und des drohenden Unheils vor meinen Augen war so stark. Es war sehr, sehr schwer, sich nicht dazu hinreißen zu lassen, diesen Weg einzuschlagen. Ich musste eine Menge verschiedener Dinge ausprobieren. Wenn ich sagen müsste, was mich da rausgeholt hat, dann war es, an das Gedicht von Robert Frost zu denken, in dem es heißt, dass er den ‚weniger begangenen Weg' einschlägt.

Wenn ich Schmerzen verspürte, dachte ich: ‚Okay, also gut – nimm den weniger begangenen Weg, reagiere nicht so, wie du es normalerweise tust. Es ist nur dein Gehirn, das die Signale falsch interpretiert. Du weißt, dass du das schon mal durchgemacht hast. Es ist nichts Dauerhaftes.'

Mein Fokus hatte sich völlig verändert. Früher war ich wie besessen und machte mir ständig Sorgen darüber, ob meine Hüfte anfangen würde zu schmerzen, aber das war jetzt nicht mehr so wichtig. Das Wichtigste war, wie ich mich verhielt, wenn die Schmerzen tatsächlich auftraten.

Manchmal war der Sog zu stark und ich konnte nicht anders, als zu verzweifeln. Aber es gelang mir immer häufiger, den weniger begangenen Weg zu gehen. Der Schmerz verlor seine Macht über mich und verblasste schließlich.

Mein Leben ist leichter geworden, weil ich nicht mehr ständig auf der Hut bin, ob ich womöglich ein unangenehmes Gefühl empfinde. Heute erst habe ich im Fitnessstudio beim Rudern etwas in meiner Hüfte gespürt. Im ersten Moment kam dieses Gefühl der Angst in mir auf, aber dann habe ich es einfach weggelacht und habe weitergemacht und meinen Tag gelebt."

KYLE

Der große Motivator

Wenn Sie einen Rückfall erleiden, hilft Ihnen Durchhaltevermögen, die drei Phasen zu durchlaufen und die Schmerzen wieder zu überwinden. Aber noch besser ist es, dass es gar nicht erst zu einem Rückfall kommt. Um keine neuen Schmerzen zu entwickeln, kommt es auf das Gleiche an wie dabei, die Schmerzen beim ersten Mal zu überwinden: Sie müssen dafür sorgen, dass Ihr Gehirn sich sicher fühlt. Alles, was wir in diesem Buch behandelt haben, verfolgt genau diesen Zweck.

- Beweisblätter führen
- Empfindungsverfolgung praktizieren
- Vermeidungsstrategien anwenden
- Sich selbst Botschaften senden, die dem Gehirn Sicherheit signalisieren
- Überstimulation reduzieren
- Das Gefühl vermeiden, in einer Falle zu stecken
- Unsicherheiten bewältigen
- Ängste einfangen
- Positive Empfindungen zulassen

Das sind alles sehr unterschiedliche Techniken, die jedoch alle demselben Zweck dienen. Sie sorgen dafür, dass Ihr Gehirn sich sicher fühlt, sie besänftigen Ihren Zustand erhöhter Alarmbereitschaft und sie bringen neuroplastische Schmerzen zum Verschwinden. Genauso wie die Anwendung dieser Techniken dafür sorgen kann, dass Sie Ihre Schmerzen loswerden, können sie auch dafür sorgen, dass Sie schmerzfrei bleiben. Das Schwierige ist, sich immer wieder in Erinnerung zu rufen, sie auch anzuwenden.

Schmerzen sind ein großer Motivator. Sie erinnern einen ständig daran, dass man ein Problem hat, das man in den Griff bekommen muss. Die Tatsache, dass Schmerzen eine laute, wütende Erinnerung sind, macht sie so effektiv. Als ich unter chronischen Schmerzen litt, hätte ich alles getan, damit sie aufhören. Ich habe unzählige Ärzte aufgesucht, schmerzhafte Tests über mich ergehen lassen und jede nur erdenkliche Behandlung ausprobiert. Wenn man mir gesagt hätte, dass ich meine Schmerzen loswerden könne, wenn ich jeden Morgen als Erstes eine Wurzelbehandlung über mich ergehen ließe, hätte ich jeden Morgen um Punkt 7 Uhr auf dem Zahnarztstuhl gesessen. So motiviert war ich.

Sobald wir keine Schmerzen mehr haben, werden wir nicht mehr ständig an sie erinnert und dann kann es einem leicht passieren, in seine alten Gewohnheiten zurückzufallen. Man fängt an, sich Gedanken über eine mögliche Verletzung zu machen. Man fängt wieder an, sich selbst zu kritisieren. Es passiert schnell, dass man morgens als Erstes und abends als Letztes auf sein Handy schaut.

Selbst wenn Ihre Schmerzen also verschwunden sind, sollten Sie weiterhin auf sich achten. Nutzen Sie die in diesem Buch beschriebenen Techniken regelmäßig, damit sich Ihr Gehirn weiterhin sicher fühlt und keine Schmerzgefühle auslöst. Aber gehen Sie es locker an. Übertreiben Sie es nicht. Wir alle kennen diese übermäßig ehrgeizigen Neujahrsvorsätze, bei denen wir uns vornehmen, jeden Tag Sport zu treiben, uns nur noch gesund zu ernähren und nicht mehr fernzusehen. Am 4. Januar sitzen wir dann auf dem Sofa, verschlingen Pommes frites und ziehen uns *Friends* rein – eine Folge nach der anderen.

Wenn Sie sich erreichbare Ziele setzen, ist es wahrscheinlicher, dass Sie daran festhalten. Wählen Sie ein bis zwei Techniken aus, die Ihnen am meisten zusagen, und integrieren Sie diese in Ihren Alltag. Wenn Sie mit negativen Gedanken zu kämpfen haben, fangen Sie weiterhin Ihre Ängste ein. Wenn Ihr Handy Sie immer wieder in erhöhte Alarmbereitschaft versetzt, schränken Sie Ihre Handynutzung ein. Das Wichtigste ist, dass Sie beständig auf sich selbst achten.

Ich habe einige ehemalige Patienten kontaktiert, um zu erfahren, was sie seit Abschluss der Behandlung tun, um ihren schmerzfreien Zustand aufrechtzuerhalten. Folgendes berichteten sie mir.

Amir erzählte mir:

> „Das Wichtigste für mich ist, in meinen Körper hineinzuhören. Anfangs fiel es mir schwer, mich daran zu erinnern, also verwendete ich ein Hilfsmittel. Jedes Mal, wenn ich einen Anruf bekam (das können 25 bis 40 pro Tag sein), horchte ich in mich hinein. Das geht sehr schnell – ein oder zwei tiefe Atemzüge –, und ich kann dabei trotzdem meine Umgebung wahrnehmen und mich auf meine Arbeit konzentrieren."

Stellen Sie sich einen Eimer vor, in den ständig Wasser hineinläuft. Wenn Sie den Eimer jedes Mal ausschütten, wenn das Wasser zwei Zentimeter hoch steht, wird er nie überlaufen. Dies entspricht im Wesentlichen Amirs Rückfallvermeidungsstrategie. Wenn er mit positiven Empfindungen (hauptsächlich seinem Atem) in seinen Körper hineinhorcht, beruhigt ihn das immer. Indem er dies den ganzen Tag über praktiziert, verhindert er, in einen Zustand erhöhter Alarmbereitschaft zu geraten, und schützt sich vor Schmerzen.

Wenn man keine Schmerzen hat, fällt es einem natürlich nicht immer leicht, sich daran zu erinnern, Aktivitäten durchzuführen, die das Gehirn entspannen. Amir hat das geniale Konzept, jedes Mal in sich hineinzuhorchen, wenn er einen dienstlichen Anruf erhält. Und Amir wird oft dienstlich angerufen! Indem er die Anrufe als Erinnerungshilfe nutzt, hält Amir seinen Stresspegel im Zaum.

Carla schrieb:

> „Ich verbringe jeden Morgen im Bett fünf Minuten damit, mich damit zu befassen, was ich mir für den Tag vornehme. Das hilft mir, meinen Tag mit einem guten Gefühl zu beginnen. Ich habe sogar eine Tonaufnahme gemacht, in der ich mich selbst daran erinnere, Mitgefühl mit mir zu haben und auf mich zu achten, wobei ich sie mir nicht jeden Tag anhöre.
> Um ehrlich zu sein, habe ich immer noch hin und wieder leichte Schmerzen. Ich betrachte meine Schmerzen nicht mehr als chronisch, aber sie flackern hin und wieder ein wenig auf. Eine Zeit lang war ich frustriert, dass sie nicht völlig verschwunden waren (ausgerechnet ich entpuppte mich auf einmal als eine Perfektionistin?), aber ich habe tatsächlich angefangen, sie als einen kleinen Helfer anzusehen. Wenn ich wie wild herumrenne oder mich zu sehr unter Druck setze, sendet mein Körper mir laute und deutliche Signale. Anstatt sauer zu werden, versuche ich also, auf ihn zu hören und mir das zu geben, was ich benötige."

Ich finde es toll, wie sehr Carla auf sich selbst achtet. Jeden Morgen widmet sie sich zunächst sich selbst. Und obwohl sie noch leichte Beschwerden hat, setzt sie sich deswegen nicht unter Druck. Diese Einstellung, die von Geduld und Selbstakzeptanz geprägt ist, sorgt dafür, dass ihr Gehirn entspannt bleibt. Ich habe mit vielen Schmerzpatienten zu tun gehabt, denen es zu 90 Prozent besser ging und die sich selbst das Leben schwer gemacht haben, weil es ihnen nicht zu 100 Prozent besser ging. Aber man muss nicht vollkommen sein, um sich selbst zu genügen.

Carlas Schmerzen sind so leicht und treten so selten auf, dass sie ihr Leben in vollen Zügen genießen kann. Und anstatt sich darüber zu ärgern, dass die

Schmerzen nicht ganz verschwunden sind, betrachtet sie sie als hilfreiche Erinnerung – wie einen Leuchtturm in der Nacht, der ihr etwas zeigt, was sie sonst vielleicht nicht gesehen hätte. Ich kann mir kein besseres Beispiel dafür vorstellen, wie man sich selbst Botschaften sendet, die dem Gehirn Sicherheit vermitteln.

Pflastern Sie sich Ihren eigenen Weg

Shelley Berman war in den 1950er- und 1960er-Jahren ein Stand-up-Comedian. Er gab oft einen Witz über seinen Großvater zum Besten, der in die USA eingewandert war.[5] Shelleys Großvater hatte gehört, dass Amerika das Land der unbegrenzten Möglichkeiten sei und dass die Straßen mit Gold gepflastert wären! Aber als er schließlich in Amerika ankam, musste er drei Dinge erfahren:

1. Die Straßen waren nicht mit Gold gepflastert.
2. Die Straßen waren gar nicht gepflastert.
3. Er war der Mann, der sie pflastern sollte.

Wenn wir außerhalb von uns selbst nach Rettung suchen, suchen wir oft an der falschen Stelle, denn wir haben es selbst in der Hand, uns das Leben zu schaffen, das wir schon immer leben wollten.

Als ich unter chronischen Schmerzen litt, suchte ich verzweifelt nach jemandem, der mich heilen konnte. Jeder neue Arzt, jeder neue Angehörige eines Heilberufs machte mir neue Hoffnung und jede gescheiterte Behandlung war eine bittere Enttäuschung für mich.

Als ich erfuhr, was es mit neuroplastischen Schmerzen auf sich hat, änderte das meine Sichtweise. Mir wurde klar, dass es *mein* Gehirn war, das einen Fehler machte, und dass somit nur *mein* Gehirn in der Lage war, diesen Fehler zu beheben. Diese Vorstellung war ein wenig beängstigend. Schließlich hatte ich so lange darauf gesetzt, durch andere von meinen Schmerzen befreit zu werden. Aber es war auch eine ermächtigende Erkenntnis: Ich war imstande, mich selbst zu heilen!

Jeder hat die Möglichkeit, seine Schmerzen selbst in den Griff zu bekommen. Im Laufe der Jahre habe ich mit vielen Patienten gearbeitet, die ihre Symptome überwunden haben. Aber in Wahrheit habe ich keinen einzigen von ihnen geheilt. Ich habe ihnen nur die Mittel und die Techniken vermittelt, sich selbst zu heilen. Und jetzt habe ich diese Mittel und diese Techniken auch an Sie weitergegeben.

Nachdem Sie dieses Buch gelesen haben, wissen Sie, wie das Gehirn, basierend auf den Signalen, die der Körper ihm sendet, Schmerzen erzeugt. Sie wissen, dass dieses System nicht perfekt ist – das Gehirn kann Fehler machen und falsche Alarme auslösen. Sie haben verstanden, wie Ängste diese Fehler schüren und zu einer Endlosschleife führen, die wir den Schmerz-Angst-Teufelskreis nennen. Sie wissen, dass Ihr Glaube, Ihr Körper sei geschädigt, diese Ängste noch verstärkt und somit dafür sorgt, dass die Schmerzen, unter denen Sie leiden, weiter andauern.

Sie haben die verschiedenen Komponenten der Empfindungsverfolgung kennengelernt und erfahren, wie sie zusammenwirken, um den falschen Alarm auszuschalten. Sie kennen nun die Regeln des Prozesses und wissen, wie und wann Sie die Empfindungsverfolgung am effektivsten einsetzen können. Sie sind vertraut mit den Techniken, mit denen Sie Ihr Gehirn zur Ruhe bringen, Ihre Ängste einfangen und positive Gefühle zulassen können.

Sie haben gelesen, wie die einzelnen Instrumente eingesetzt werden, welche wissenschaftlichen Erkenntnisse hinter den jeweiligen Instrumenten stecken und was jeweils die beste Strategie ist, sie anzuwenden. Und jetzt ist es an der Zeit, dass Sie Ihren eigenen Weg pflastern.

Die wichtigsten Prinzipien des Schmerz-Verlern-Programms sind universell: Angst schürt Schmerzen. Das Gefühl von Sicherheit ist der Schlüssel zum Durchbrechen des Schmerz-Angst-Teufelskreises. Allerdings kann die spezielle Herangehensweise je nach Betroffenem anders sein. Ich vertraue darauf, dass Sie herausfinden, was bei Ihnen am besten wirkt, und Sie sich selbst heilen. Ich habe Ihnen sozusagen einen Werkzeugsatz an die Hand gegeben, aber Sie sind der Mensch, der sich dieser Werkzeuge bedient, um sich von Ihren Schmerzen zu befreien.

Ich habe diesem Buch den Titel *Wege aus dem Schmerz* gegeben, weil ich weiß, wie es sich anfühlt, in der Falle chronischer Schmerzen gefangen zu sein. Sie schreien einen an, sie schlagen einen nieder, sie rauben einem die Freude, sie suchen die Gedanken heim, und das, was man sich mehr als alles andere auf der Welt wünscht, ist ein Ausweg.

Und wenn Sie monatelang oder jahrelang unter Schmerzen gelitten haben, möchten Sie die Freiheit von diesen Schmerzen so schnell wie möglich erlangen. Aber seien Sie bitte geduldig mit sich selbst. Es braucht Zeit, sich neue Gewohnheiten anzueignen; es braucht Übung, um neue neuronale Pfade zu erschließen. Aber Sie können Ihr Gehirn jeden Tag ein bisschen mehr verändern. Jeder Rückschlag ist eine Gelegenheit zur Stärkung Ihres Durchhaltevermögens. Jedes Zwicken bietet die Chance, eine Korrekturerfahrung zu machen. Jedes Angstgefühl bietet die Chance, sich eine Botschaft zu senden, die dem Gehirn Sicherheit signalisiert.

Wir mögen nun zwar am Ende des Buches angelangt sein, aber für Sie ist es erst der Anfang. Das Beschreiten des Weges aus dem Schmerz beginnt jetzt.

Nachwort

Der Zustand des Gesundheitswesens und die Opioid-Krise

Im Herbst 2012 habe ich begonnen, mit Brian an seiner Genesung zu arbeiten, einem neuen Patienten, der unter starken Rückenschmerzen litt. Im Laufe der folgenden Monate lernte er die Methoden des Schmerz-Verlern-Programms kennen und anzuwenden und überwand schließlich seine Symptome. Aber dies ist nicht die Geschichte von Brians Genesung, sondern die Geschichte von all dem, was er in den zwanzig Jahren davor durchgemacht hatte.

Brians Geschichte Teil I: Hoffnung und Enttäuschung

Alles begann mit einem Stechen.

An einem Morgen im Jahr 1992 drehte Brian eine Joggingrunde. Er liebte es, sehr früh zu joggen, wenn alle anderen noch schliefen. Das verschaffte ihm ein gewisses Gefühl von Frieden. Aber an diesem Morgen verlief seine Joggingrunde alles andere als friedlich. Nach ungefähr drei Kilometern spürte er im unteren Rücken einen stechenden Schmerz. Damals dachte er sich nicht viel dabei, aber dieses kleine Stechen führte zu jahrzehntelangen Besuchen bei Ärzten, zu allen möglichen medizinischen Behandlungen, zu größeren Operationen und schließlich zu einer Opioidabhängigkeit.

Als Brian zum ersten Mal Rückenschmerzen hatte, setzte er alles daran, die Ursache ausfindig zu machen. Er ist ausgebildeter Buchhalter und wenn er in seiner beruflichen Tätigkeit eines gelernt hat, dann dies: Wo es ein Problem gibt, gibt es auch eine Lösung. Er unterzog sich einer MRT-Untersuchung, die ergab, dass er einen Bandscheibenvorfall hatte. Drei verschiedene Orthopäden empfahlen Physiotherapie. Also stürzte er sich in die Physiotherapie wie noch niemals jemand zuvor: dreimal pro Woche, jede Woche, zwei Jahre lang.

Nach 312 Physiotherapiesitzungen suchte er erneut seine Ärzte auf. „Ich habe immer noch Schmerzen", teilte er ihnen mit. „Was können wir noch versuchen?"

Die Ärzte empfahlen eine epidurale Injektion. Diese wurde während einer Röntgenaufnahme vorgenommen, sodass ihm Kortison direkt in die Bandscheibe gespritzt werden konnte. Aber die Spritze half nicht, also bekam Brian noch eine weitere. Und dann noch eine. Alles vergeblich.

Brian war frustriert und verzweifelt. Die einzige Möglichkeit, die ihm noch blieb, war eine Spondylose-Operation zur Wirbelsäulenversteifung, aber seine Ärzte zögerten. Es handelt sich dabei um einen schweren Eingriff, der nicht rückgängig gemacht werden kann. Die Ärzte wiesen Brian darauf hin, dass seine Schmerzen vor allem beim Sitzen oder bei körperlichen Aktivitäten ausgelöst wurden. Sie fragten ihn: „Können Sie diese Dinge nicht einfach vermeiden?" Aber Brian war von Beruf Buchhalter und in seiner Freizeit ein Fitnessfan – sein ganzes Leben bestand aus Sitzen und körperlicher Aktivität!

Da Brian alle anderen Möglichkeiten ausgeschöpft hatte, willigten seine Ärzte schließlich ein, die Operation durchzuführen. Sie entfernten die Bandscheibe, von der sie annahmen, dass sie das Problem darstellte, und setzten Füllmaterial ein, um das Zusammenwachsen der Wirbel zu unterstützen. Die Operation verlief reibungslos und Brian erholte sich schnell. Nach zwei Monaten Physiotherapie kehrte er optimistisch an seinen Arbeitsplatz zurück. Leider kehrten auch seine Schmerzen zurück. Als Brian in seinem Büro saß, spürte er den vertrauten Schmerz in seinem Rücken. Er war am Boden zerstört. „Es war das Niederschmetterndste, was mir passieren konnte", sagte er. „Erst die Hoffnung, dann die Enttäuschung." Die Operation war ein totaler Fehlschlag.

Es ist traurig zu hören, dass Brian sich einer schweren Operation unterzogen hat, ohne dadurch irgendetwas zu erreichen, aber es ist keinesfalls überraschend. In Studien zum Thema Rückenschmerzen wurden Gruppen von Patienten, die sich einer Spondylose-Operation unterzogen hatten, mit Gruppen von Patienten verglichen, bei denen nicht-operative Behandlungen stattfanden. Dabei wurde festgestellt, dass die Resultate für Patienten mit oder ohne Operation in etwa gleich waren.[1] Diejenigen, die sich einer Operation unterzogen hatten, hatten jedoch ein viel höheres Risiko, Komplikationen wie Infektionen und sogar Lähmungen zu erleiden.[2]

Das Schöne an der Wissenschaft ist, dass wir unsere Erkenntnisse ständig erweitern, um bessere Entscheidungen treffen zu können. Nachdem sich herausstellte war, dass eine Spondylose-Operation unwirksam ist, hätte das eigentlich dazu führen müssen, dass dieser Eingriff nicht mehr vorgenommen wird. Doch in den Jahren nach der Veröffentlichung dieser Studien stieg die Zahl der Spondylose-Operationen in den USA sogar noch an![3] Wie kann das sein? Dafür gibt es mehrere Gründe, unter anderem mangelnde bessere Behandlungsmöglichkeiten und immer mehr Fälle von chronischen Schmerzen. Aber zu einem großen Teil liegt es daran, dass wir an der Vorstellung hängen, dass Schmerzen immer vom Körper ausgehen, und wir deshalb immer wieder versuchen, den Körper zu reparieren. Selbst wenn das bedeutet, wissenschaftliche Erkenntnisse zu ignorieren.

Brians Geschichte Teil II: Der Preis für den Schmerz

Nach seiner Operation kehrte Brian an seinen Arbeitsplatz zurück und litt erneut unter Schmerzen. Er unterzog sich einer weiteren epiduralen Injektion, die erneut nicht wirkte. Er absolvierte ein weiteres Jahr physiotherapeutische Behandlungen, die auch nicht halfen. Er ließ sich sogar noch ein zweites Mal operieren, aber das schien alles nur noch schlimmer zu machen.

Inzwischen stapelten sich Brians Rechnungen. Er hatte Glück, dass er krankenversichert war, aber es entstanden ihm trotzdem eine Menge Kosten. Er musste Zuzahlungen und Selbstbeteiligungen leisten. Für seine zahlreichen Behandlungstermine war er gezwungen, sich von der Arbeit freistellen zu lassen. Er kaufte spezielle Stühle, Stehpulte und medizinische Geräte.

Was hat Brian das alles gekostet? Da er ein penibler Buchhalter ist, müssen wir nicht raten. Über zwanzig Jahre hinweg kosteten Brians Schmerzen ihn 83.417 Dollar. Und er hat die Quittungen, um dies zu belegen.

Schmerzen sind teuer! Die Gesamtkosten für die Behandlung chronischer Schmerzen belaufen sich in den USA auf mehr als 600 Milliarden Dollar jährlich.[4] Das ist so viel, als würde man jedem chronisch schmerzkranken Patienten im Land jedes Jahr eine neue Rolex kaufen.[5] Aber obwohl wir all dieses Geld ausgeben, sorgen die hohen Ausgaben nicht dafür, dass die Menschen von ihren Schmerzen befreit werden.

Und das ist es, was so frustrierend ist. Egal ob man die Kosten in Tausenden von Dollar pro Person oder in Milliarden von Dollar für die gesamte Gesellschaft misst – die Ausgaben für die Behandlung chronischer

Schmerzen sind zu hoch, weil das Geld für Behandlungen ausgegeben wird, die nicht wirken. Deshalb wurde Brian, wie so vielen anderen Schmerzpatienten auch, schließlich mitgeteilt: „Sie werden immer Schmerzen haben. Das Einzige, was Sie tun können, ist, zu versuchen, irgendwie damit klarzukommen."

Brians Geschichte Teil III: Opioide

In den folgenden 15 Jahren war Brian nie schmerzfrei. „Mein ganzes Leben war von Schmerzen bestimmt", erzählt er. „Es hörte nie auf."

Seine Ärzte hatten alle Behandlungsmöglichkeiten ausgeschöpft und überwiesen ihn zur Schmerztherapie, die ausschließlich darin bestand, dass man ihm Opioide verschrieb. Brian erhielt ein opioides Schmerzmittel namens Ultram (auch bekannt als Tramadol), das er zweimal täglich einnehmen sollte. Er litt fast ununterbrochen unter Schmerzen und Ultram half ihm ein wenig. Er erzählte mir: „Ich habe immer auf die Uhr geguckt, um zu sehen, wann ich die nächste Ultram einwerfen kann. Manchmal stellte ich nach dem Mittagessen fest, dass es erst 14:00 Uhr war, aber ich musste bis 15:00 Uhr warten. Meine Arbeitskollegen, die mich kannten, sahen den Schmerz in meinen Augen. Sie hatten Mitleid mit mir."

Während der zwei Jahrzehnte, in denen Brian unter chronischen Schmerzen litt, nahm er zu verschiedenen Zeitpunkten Ultram, Codein, Methadon und Oxycodon – allesamt Opioide, die süchtig machen. Nachdem er seine Schmerzen überwunden hatte, holte Brian sich bei einem Spezialisten für Suchtmedizin Unterstützung, um von den Medikamenten loszukommen. Er berichtete: „Es war wirklich schwer, die Opioide abzusetzen. Als ich noch unter Schmerzen litt, wäre es nahezu unmöglich gewesen, von ihnen loszukommen."

Womit wir bei der Opioid-Krise wären. Und das ist in der Tat eine Krise. Im Jahr 2017 wurde mehr als 56 Millionen US-Amerikanern irgendein opioides Schmerzmittel verschrieben.[6] Natürlich können diese Medikamente einem legitimen Zweck dienen: der kurzfristigen Schmerzlinderung. Langfristig entwickeln die Patienten jedoch eine Toleranz gegenüber Opioiden, was dazu führt, dass diese dann weniger wirksam sind. Hinzu kommt, dass sie süchtig machen und gesundheitsschädlich sind. Eine Überdosis Opioide ist heute in den USA die häufigste Ursache für einen Unfalltod,[7] tödlicher als Schusswaffen oder Autounfälle. Opioid-Todesfälle kommen so häufig vor, dass die durchschnittliche Lebenserwartung der US-Amerikaner in den zurückliegenden drei Jahren sogar gesunken ist.[8] Das letzte Mal, als dies der Fall war, kämpften unsere Soldaten im Ersten Weltkrieg und wir hatten gleichzeitig mit einer weltweiten Grippeepidemie zu kämpfen.

Als Reaktion auf die Opioid-Krise haben die Centers for Disease Control neue Richtlinien festgelegt,[9] um die Verschreibung von Schmerzmitteln zu reduzieren. Das führte jedoch zu neuen Ängsten – der Sorge, dass Patienten, die wie Brian unter chronischen Schmerzen leiden, nicht mehr in der Lage sein könnten, die Opioide zu bekommen, die ihnen helfen, den Tag zu überstehen.[10]

Bei chronischen Schmerzen sind Opioide bestenfalls ein Notbehelf. Sie können eine gewisse Linderung verschaffen, aber sie behandeln nicht die eigentliche Ursache der Schmerzen. Es ist jedoch auch keine Lösung, wenn man es Betroffenen erschwert, Opioide zu erhalten. Selbst wenn wir die Opioid-Krise in den Griff bekommen, was ich aufrichtig hoffe, wird das nichts an der Schmerzkrise ändern. Was wir brauchen, ist eine neue Herangehensweise bei der Behandlung chronischer Schmerzen.

Ein neuer Weg

Brian ließ länger als zwei Jahrzehnte unnötige Operationen und unwirksame Injektionen über sich ergehen und nahm süchtig machende Schmerzmittel ein. Ich möchte jedoch klarstellen, dass Brians Ärzte nicht die Bösewichte in dieser Geschichte sind. Während seiner zwanzigjährigen Odyssee hatte Brian mit Dutzenden von Ärzten zu tun und die meisten von ihnen waren fürsorglich und umsichtig. Sie taten ihr Bestes, um Brians Schmerzen mit den ihnen zur Verfügung stehenden Mitteln zu behandeln. Das Problem war nur, dass sie die falschen Mittel einsetzten.

Um Ärztin oder Arzt zu werden, müssen Studierende (je nach Land) vier bis sechs Jahre lang Medizin studieren. Medizinstudenten verbringen Tausende Stunden damit, von der Anatomie bis zur Genetik alles über den menschlichen Körper zu lernen. Doch wie viele der Vorlesungen an der medizinischen Fakultät sind dem Thema Schmerzen gewidmet? In den USA sind es elf Stunden. Nicht elf Stunden pro Semester. Nicht einmal elf Stunden pro Jahr. In dem gesamten vierjährigen Lehrplan sind dem Thema Schmerz elf Stunden gewidmet.[11] Im Rest der Welt sieht es nicht viel besser aus. In Europa sind es zwölf Stunden. Im Vereinigten Königreich sind es 13. Kanada,

Australien und Neuseeland liegen mit zwanzig Stunden, die dem Thema Schmerzen gewidmet sind, am oberen Ende.

Elf Stunden? Zwanzig Stunden? Von all den Geschichten, Studien und Statistiken, die ich in diesem Buch vorgestellt habe, ist dies die unglaublichste. In der Schule habe ich mindestens dreißig Stunden damit verbracht, das Periodensystem der Elemente zu lernen. Ich habe dieses Wissen in meinem weiteren Leben so gut wie kein einziges Mal angewendet. Und dennoch verbringen künftige Ärzte weniger Zeit damit, sich mit etwas zu befassen, von dem weltweit mehr als eine Milliarde Menschen betroffen sind!

Dieser Mangel an Schmerzaufklärung spiegelt die alte Denkweise wider: dass Schmerzen nur ein Symptom sind. Dass Schmerzen immer durch irgendeine Art von Verletzung, eine Schädigung oder eine Krankheit im Körper verursacht werden. Aber das ist eine Vorstellung aus dem zwanzigsten Jahrhundert. Dank modernster fMRT-Studien wissen wir heute, dass es sich bei neuroplastischen Schmerzen um eine eigenständige Krankheit handelt. Neuroplastische Schmerzen sind eine grundlegend andere Art von Schmerzen. Sie werden vom Gehirn aufrechterhalten und deshalb muss die Behandlung im Gehirn ansetzen.

In den vergangenen zwanzig Jahren haben sich die Erkenntnisse über chronische Schmerzen explosionsartig vervielfacht und dennoch haben mein Team und ich jeden Tag mit Patienten zu tun, denen immer noch die gleichen unwirksamen Behandlungen verordnet werden wie Brian. Und sie haben natürlich weiterhin Schmerzen. Alles, was Brian durchgemacht hat, mag extrem klingen, aber die deprimierende Wahrheit ist, dass viele Patienten solche Erfahrungen machen. Die Patienten, die an der Rückenschmerzstudie der University of Colorado Boulder teilnahmen, litten im Durchschnitt seit elf Jahren unter Schmerzen. Und die meisten von ihnen blickten auf ihre eigene lange Liste erfolgloser medizinischer Behandlungen zurück.

Wir können es besser machen. Wir MÜSSEN es besser machen. Ich spreche nicht von kleinen, schrittweisen Verbesserungen. Was wir brauchen, ist ein umfassender Paradigmenwechsel im Hinblick darauf, wie wir chronische Schmerzen wahrnehmen und therapieren. Unser Verständnis von Schmerzen hat sich weiterentwickelt und nun ist es an der Zeit, dass unser Gesundheitssystem nachzieht. Die moderne Medizin muss sich die neuen Erkenntnisse der Neurowissenschaften über Schmerzen zu eigen machen. Ärzte müssen alte, ungeeignete Behandlungen durch neue, evidenzbasierte Therapien ersetzen. Wir müssen dem Thema Schmerzen Priorität einräumen und die Ärzte von morgen müssen während ihrer Ausbildung lernen, dass Schmerzen weit mehr sind als eine einfache Reaktion auf Signale des Körpers.

Den schwierigen Part haben wir erledigt. Wissenschaftler aus aller Welt haben zu einem völlig neuen Verständnis dessen beigetragen, was chronische Schmerzen sind und wie sie entstehen. Jetzt müssen wir dieses Wissen nutzen, um den Millionen Menschen zu helfen, denen es so geht wie Brian und die immer noch leiden.

Im Laufe der Menschheitsgeschichte haben wir Vernunft und Wissenschaft eingesetzt, um scheinbar unlösbare Probleme zu bewältigen. Um besser und länger zu leben. Wir haben Krankheiten besiegt, die einst Millionen von Menschen plagten: Skorbut, Polio, Pocken. Jetzt ist es an der Zeit, diese Liste um die Überwindung chronischer Schmerzen zu erweitern.

Anhang

Wie Sie feststellen können, ob Sie neuroplastische Schmerzen haben

Es gibt eine Frage, die mir häufiger gestellt wird als jede andere. Schmerzpatienten beschreiben mir ihre Symptome und fragen dann: „Handelt es sich bei meinen Schmerzen um neuroplastische Schmerzen?“ Meine Antwort ist immer die gleiche: „Es *könnte* sein.“

Das Gehirn ist in der Lage, in jedem Teil des Körpers jede körperliche Empfindung zu erzeugen: Schmerzen im Rücken, im Nacken, in den Augen, an den Zähnen. Muskelschmerzen, Nervenschmerzen, stechende Schmerzen, dumpfe Schmerzen. Verspannungen, Kribbeln, Brennen, Taubheit. Wenn Sie irgendwo in Ihrem Körper ein unangenehmes Gefühl verspüren, ist es durchaus möglich, dass es sich dabei um eine neuroplastische Empfindung handelt.

Aber woher wollen Sie wissen, ob das der Fall ist?

Wie ich in Kapitel 2 erwähnt habe, handelt es sich bei den meisten Fällen chronischer Schmerzen um neuroplastische Schmerzen. Allerdings können chronische Schmerzzustände durchaus durch körperliche Probleme wie Tumore, Infektionen, Knochenbrüche oder Autoimmunerkrankungen verursacht werden.

Da sich alle Schmerzen so *anfühlen*, als gingen sie vom Körper aus, kann es schwierig sein, zwischen körperlich verursachten Schmerzen und neuroplastischen Schmerzen zu unterscheiden. Zum Glück gibt es bestimmte Anzeichen, auf die Sie achten können, die auf neuroplastische Schmerzen hindeuten. Im Folgenden finden Sie eine Liste von Anhaltspunkten, die Ihnen helfen können, zu erkennen, ob es sich tatsächlich um neuroplastische Schmerzen handelt.

Schmerzen, die in Stresssituationen entstehen

Bei ungefähr der Hälfte der Patienten, die ich behandelt habe, traten die Schmerzen erstmals in einer besonders stressigen Phase ihres Lebens auf. Zum Beispiel waren sie gerade beruflich stark eingespannt oder hatten gerade Familienzuwachs bekommen. Oder sie standen unter großem finanziellen Druck oder hatten kürzlich einen geliebten Menschen verloren. Wie ich in Kapitel 3 erläutert habe, versetzt Stress das Gehirn in erhöhte Alarmbereitschaft und kann Schmerzen auslösen. Wenn Ihre Symptome also in einem stressintensiven Zeitabschnitt Ihres Lebens erstmals aufgetreten sind, deutet das auf neuroplastische Schmerzen hin.

Schmerzen, die ohne Verletzung aufgetreten sind

Wenn Ihre Schmerzen erstmals aufgetreten sind, ohne dass eine Verletzung vorausgegangen ist, ist das ein Zeichen dafür, dass es sich um neuroplastische Schmerzen handelt.

Aber was ist, wenn Sie sich verletzt haben? Ich habe eine Reihe von Patienten behandelt, deren neuroplastische Schmerzen durch eine Verletzung ausgelöst wurden. Ein Patient zerrte sich bei einem Fußballspiel die hintere Oberschenkelmuskulatur. Eine Patientin zog sich bei einem Autounfall eine Nackenverletzung zu. Ein anderer rutschte auf einer vereisten Fläche aus und verstauchte sich das Handgelenk.

Zunächst waren die Schmerzen dieser Patienten nachvollziehbar und adäquat, denn sie waren auf tatsächliche Gewebeschäden in ihrem Körper zurückzuführen. Doch nachdem ihre Verletzungen geheilt waren, hielten die Schmerzen, unter denen sie litten, weiter an. Sie wurden neuroplastisch. Auch wenn Ihre durch eine Verletzung hervorgerufenen Schmerzen nach einem natürlichen Heilungsprozess nicht verschwinden, handelt es sich wahrscheinlich um neuroplastische Schmerzen.

Uneinheitliche Symptome

Patienten mit neuroplastischen Schmerzen haben oft uneinheitliche Symptome. Ich hatte einen Patienten, der gerne spazieren ging, doch manchmal hatte er dabei Schmerzen und manchmal nicht. Eine andere

Patientin hatte immer Schmerzen, wenn sie Auto fuhr, aber manchmal lag die Schmerzintensität auf einer 10-Punkte-Skala bei 2 und manchmal bei 7 Punkten. Ein dritter Patient hatte von Montag bis Freitag ziemlich starke Schmerzen, aber am Wochenende waren sie kaum spürbar.

Diese Art von Uneinheitlichkeit der Symptome ist ein deutliches Zeichen dafür, dass es sich bei Ihren Schmerzen um neuroplastische Schmerzen handelt. Bei strukturell bedingten Schmerzen tritt diese Art von Schwankungen im Hinblick auf die Symptome normalerweise nicht auf.

Viele Symptome

Bei einigen Betroffenen, die unter neuroplastischen Schmerzen leiden, treten die Symptome an vielen verschiedenen Stellen des Körpers auf. Vorausgesetzt, Sie leiden nicht an einer systemischen Erkrankung wie Multipler Sklerose, Mukoviszidose oder Lupus, deutet dies auf neuroplastische Schmerzen hin. Es ist äußerst unwahrscheinlich, dass drei oder vier nicht miteinander zusammenhängende körperliche Erkrankungen gleichzeitig vorliegen. Eine einzige zugrunde liegende Ursache – neuroplastische Schmerzen – ist eine viel plausiblere Erklärung.

Symptome breiten sich aus oder verlagern sich

Ich hatte Patienten, deren Schmerzen in der unteren rechten Seite des Rückens begannen und sich mit der Zeit auf die linke Seite ausbreiteten. Und dann in die Mitte. Bald schmerzte ihr gesamter Rücken. Wenn sich die Symptome mit der Zeit ausbreiten, ist das ein Hinweis auf neuroplastische Schmerzen.

Manchmal wechseln neuroplastische Schmerzen auch zwischen einem Körperbereich und einem anderen hin und her. Beispielsweise verspüren Sie an einem Tag Schmerzen im linken Bein und am nächsten Tag im rechten. Oder Sie haben morgens Schmerzen in der Lendenwirbelsäule und nachmittags in der Brustwirbelsäule. Strukturell bedingte Schmerzen äußern sich anders.

Symptome, die durch Stress ausgelöst werden

Verschlimmern sich Ihre Schmerzen, wenn Sie im Begriff sind, zu spät zu einem verabredeten Termin zu kommen? Oder wenn Sie sich mit Ihrem

Ehepartner streiten? Oder wenn Sie eine abfällige Mail über Tim aus der Buchhaltung geschrieben haben und dann feststellen, dass Sie versehentlich „Allen antworten“ angeklickt haben?

Wenn Sie unter Schmerzen leiden, die in stressigen Phasen auftreten oder sich verschlimmern, ist das ein Hinweis auf neuroplastische Schmerzen.

Umgekehrt kann es aber auch sein, dass Sie feststellen, dass Ihre Schmerzen nachlassen, wenn Sie einer Aktivität nachgehen, an der Sie Freude empfinden. Ähnlich wie mein in Kapitel 4 beschriebenes Erlebnis bei meinem Besuch des Basketballspiels der Lakers kann dies ein wertvoller Beweis dafür sein, dass bei Ihnen neuroplastische Schmerzen vorliegen.

Auslöser, die nichts mit Ihrem Körper zu tun haben

In Kapitel 4 habe ich über konditionierte Reaktionen gesprochen – Situationen, in denen Schmerzen mit einem neutralen Auslöser verknüpft werden. Oft handelt es sich dabei um bestimmte Körperhaltungen oder bestimmte Aktivitäten, aber manchmal können die Symptome auch mit anderen Auslösern verbunden sein. Ich habe Patienten behandelt, deren Schmerzintensität in Abhängigkeit vom Wetter, von bestimmten Geräuschen oder Gerüchen oder sogar von der Tageszeit schwankte (die zum Beispiel unter Schmerzen litten, die morgens schlimmer waren oder nur nachts auftraten). Bei einer Patientin traten die Schmerzen sogar jedes Mal nur dann auf, wenn sie die Fernsehsendung *The Bachelor* sah! Das alles sind einfach nur konditionierte Reaktionen.

Wenn Ihre Schmerzen durch etwas herbeigeführt werden, das nichts mit Ihrem Körper zu tun hat, ist das ein klares Zeichen dafür, dass es sich um neuroplastische Schmerzen handelt.

Symmetrische Symptome

Ich habe viele Patienten behandelt, die an der gleichen Stelle ihres Körpers auf beiden Seiten Schmerzen hatten. An beiden Handgelenken, beiden Knöcheln, beiden Daumen. Es ist sehr ungewöhnlich, auf beiden Seiten des Körpers gleichzeitig ein körperliches Problem zu entwickeln. Das deutet auf neuroplastische Schmerzen hin.

Verzögert auftretende Schmerzen

Manchmal treten die Symptome bei Patienten, die unter neuroplastischen Schmerzen leiden, erst auf, nachdem sie eine bestimmte Aktivität beendet haben. Eine meiner Patientinnen hatte chronische Schmerzen im unteren Rückenbereich und Wanderungen waren ein wichtiger Auslöser für das Auftreten der Schmerzen. Allerdings hatte sie nie Schmerzen, während sie wanderte. Die Schmerzen traten immer erst ungefähr eine Stunde nach Beendigung der Wanderung auf. Diese Art von verzögert auftretenden Schmerzen findet man bei strukturell bedingten Schmerzen nicht.

Widrigkeiten in der Kindheit

Menschen, die in ihrer Kindheit ein Trauma erlitten haben, zum Beispiel Missbrauch oder Vernachlässigung, entwickeln als Erwachsene mit größerer Wahrscheinlichkeit chronische Schmerzen. Aber es sind nicht nur *schwere* Traumata, die neuroplastische Schmerzen verursachen können. Alles, was in Ihrer Kindheit dafür gesorgt hat, dass Sie sich unsicher gefühlt haben, kann Sie dafür prädisponiert haben, später im Leben chronische Schmerzen auszubilden.

Vielleicht war Ihr Vater ein ängstlicher Pessimist, der immer befürchtet hat, dass das Worst-Case-Szenario eintritt.

Vielleicht war Ihre Mutter sehr kritisch und hat Ihnen das Gefühl vermittelt, dass Sie nie gut genug waren.

Vielleicht war Ihr Vater Alkoholiker und Sie wussten nie, in welcher Stimmung er gerade war.

Vielleicht war Ihre Mutter depressiv und Sie haben sich ständig darum bemüht, dafür zu sorgen, dass es ihr besser ging.

Vielleicht hat Ihre ältere Schwester alle Aufmerksamkeit bekommen und Ihren Bedürfnissen wurde nie Genüge getan.

Vielleicht verlief Ihre Kindheit zu Hause relativ traumafrei, aber Sie wurden in der siebten Klasse gemobbt, haben eine extrem leistungsorientierte weiterführende Schule besucht oder wurden in den sozialen Medien niedergemacht.

Wenn man in der Kindheit diese Art von Erfahrungen macht, kann das dazu führen, dass man die Welt durch eine Brille der Gefahr sieht, was einen anfälliger dafür macht, neuroplastische Schmerzen zu entwickeln.

Typische Persönlichkeitsmerkmale

Bei Menschen, die unter neuroplastischen Schmerzen leiden, sind bestimmte Persönlichkeitsmerkmale regelmäßig anzutreffen. Wie ich in den Kapiteln 3 und 8 dargelegt habe, neigen viele Schmerzpatienten dazu, sich selbst zu kritisieren, sich selbst unter Druck zu setzen und sich Sorgen zu machen. Im Folgenden sind einige weitere Charaktereigenschaften aufgeführt, die bei Menschen mit neuroplastischen Schmerzen häufig vorkommen – jeweils mit einem kurzen Beispiel:

- Perfektionismus – Bob benötigt zwanzig Minuten, um eine aus drei Sätzen bestehende E-Mail zu schreiben, weil er *genau* den richtigen Ton treffen will.
- Gewissenhaftigkeit – Emilys Gruppenprojekt muss morgen abgegeben werden. Sie bleibt die ganze Nacht auf, um die Arbeit der anderen zu verbessern und sicherzustellen, dass sie eine Eins bekommen.
- Gefälligkeit – Jennifer bittet Liam, sie zum Flughafen zu bringen. Obwohl gerade Rushhour ist und er tausend Dinge zu erledigen hat, erfüllt er ihren Wunsch, weil er Angst hat, sie zu enttäuschen.
- Ängstlichkeit – Daniel will auf keinen Fall zu spät kommen, deshalb kommt er zu geselligen Zusammenkünften immer zehn Minuten zu früh. Aber er will auch nicht der Erste sein, also wartet er in seinem Auto, bis er sieht, dass andere Leute vor ihm eintreffen.

Es ist nicht verwunderlich, dass all diese Eigenschaften mit neuroplastischen Schmerzen assoziiert sind. Jede dieser Eigenschaften versetzt das Gehirn in erhöhte Alarmbereitschaft, wenn auch auf unterschiedliche Weise.

Keine physische Diagnostik

Wenn die Ärzte keine eindeutige Ursache für Ihre Schmerzen finden können, ist das ein ziemlich sicheres Indiz dafür, dass Sie unter neuroplastischen Schmerzen leiden. Wenn Sie aber eine Diagnose *erhalten* haben, brauchen Sie nicht zu verzweifeln. Den meisten Patienten, die ich behandelt habe, wurde zu irgendeinem Zeitpunkt eine physische Diagnose gestellt (und vielen von ihnen mehr als eine). Wie ich in Kapitel 4 dargelegt habe, wird Ärzten während ihrer Ausbildung beigebracht, nach körperlichen Ursachen zu suchen. Das bedeutet, dass sie manchmal auf ein körperliches Problem stoßen, obwohl dieses Problem nicht die eigentliche Ursache der Schmerzen ist.

Wenn Sie aber das Glück hatten, von Ihrem Arzt gehört zu haben: „Wir können nichts finden" – dann ist das ein klares Zeichen dafür, dass Sie von neuroplastischen Schmerzen geplagt werden.

Wie geht es jetzt weiter?

Vielleicht stellen Sie fest, dass einige oder sogar alle der hier beschriebenen Anhaltspunkte auf Sie zutreffen. Das ist ein starker Beweis dafür, dass Sie es mit neuroplastischen Schmerzen zu tun haben. Aber vielleicht trifft auch nichts von alledem auf Sie zu. Vielleicht denken Sie: „Ich habe keine Schmerzen in verschiedenen Bereichen und sie verlagern sich auch nicht hin und her. Ich habe nur an einer Stelle meines Körpers Schmerzen, diese Schmerzen verlagern sich nie und sie werden auch nicht durch Stress beeinflusst."

Selbst wenn keiner dieser Anhaltspunkte auf Sie zutreffen sollte, könnten Sie dennoch unter neuroplastischen Schmerzen leiden. Neuroplastische Schmerzen zeichnen sich dadurch aus, dass sie körperlich bedingte Schmerzen sehr gut imitieren. Wenn Sie die in diesem Buch beschriebenen Techniken einsetzen, sollten Sie diese Anhaltspunkte im Hinterkopf behalten. Oft sehen Patienten erstmals Anzeichen dafür, dass es sich bei ihren Schmerzen um neuroplastische Schmerzen handelt, wenn sie die Methoden des Schmerz-Verlern-Programms anwenden.

Eine weitere Möglichkeit, die Ursache Ihrer Schmerzen zu ermitteln, besteht darin, einen Arzt aufzusuchen, der auf die Diagnose von neuroplastischen Schmerzen spezialisiert ist. Auf der Website PainReprocessingTherapy.com habe ich eine Liste von Ärzten zusammengestellt, die sich auf dieses Gebiet konzentriert haben.

Danksagungen

Zuallererst möchte ich Alon Ziv, meinem Co-Autor und Freund, danken. Du hast dazu beigetragen, dieses Buch enorm zu verbessern, und es hat wirklich Spaß gemacht, es gemeinsam zu schreiben (vielleicht mit Ausnahme des Zwischenfalls beim Verfassen von Kapitel 3 ...).

Mein Dank gilt Richard Abate, weil er die perfekte Lektorin für dieses Buch gefunden hat. Und Lucia Watson, die diese Lektorin ist. Ihr Optimismus und Ihre Flexibilität haben dafür gesorgt, dass sich der Prozess des Schreibens reibungslos anfühlte – selbst dann, wenn dies einmal nicht der Fall war.

Ich danke den Mitarbeitern des Pain Psychology Centers für Ihre harte Arbeit, Ihr unglaubliches Talent und Ihre freundliche Nachsicht bei meinen vielen Vergleichen aus dem Sport.

Mein Dank gilt

Tor Wager, Yoni Ashar und den anderen Mitarbeitern des Studienteams – unsere gemeinsame Zeit in Boulder wird uns immer erhalten bleiben;

Howard Schubiner für deine Weisheit, deine Freundschaft und deine ständigen Columbo-Anspielungen;

John Sarno und David Schechter dafür, dass Sie mir erklärt haben, wie Geist und Körper zusammenhängen;

Dave Clarke für Ihre Unterstützung, Ihre Großzügigkeit und die vielen kostenlosen medizinischen Ratschläge – mehr, als ich zugeben möchte;

Rob Munger, dem Mann im Hintergrund des Projekts.

Ich danke Laurie Polisky, der besten Neurowissenschaftlerin und Filmemacherin, die ich kenne.

Und schließlich danke ich Christie Uipi – du bist für mich wie Francis Crick für James Watson, wie Scottie Pippen für Michael Jordan und wie Joey für Chandler. Nichts von alledem wäre ohne dich dasselbe gewesen.

Anmerkungen

Kapitel 1: Das Gehirn dieses Kindes könnte die Welt verändern

1 **Ich hatte einen Anruf einer Mitarbeiterin von *The Doctors* erhalten, einer medizinischen Talkshow, die von Dr. Phil produziert und bereits seit Langem ausgestrahlt wurde:** *The Doctors* ist eine mit dem Emmy Award ausgezeichnete, an mehrere Programmanbieter verkaufte Talkshow, die eine Vielzahl von medizinischen und gesundheitlichen Themen behandelt. Sie wird im In- und Ausland von CBS Television Distribution vertrieben und ist ein Ableger der Talkshow *Dr. Phil*, die wiederum ein Ableger der *Oprah Winfrey Show* ist.

2 **In der Folge, um die es bei dem Anruf ging:** Casey und ich traten in Staffel 9, Folge 74 von *The Doctors* auf, die ursprünglich im Januar 2017 ausgestrahlt wurde.

3 **Die funktionelle Magnetresonanztomografie, kurz fMRT, ist ein bildgebendes Verfahren, mit dessen Hilfe man Aufnahmen machen kann, die die Gehirnaktivität zeigen:** Die funktionelle Magnetresonanztomografie (fMRT) zeichnet Veränderungen des Blutflusses im Gehirn auf. Wenn ein Bereich des Gehirns intensiv arbeitet, fließt mehr Blut in diesen Bereich, sodass man auf fMRT-Aufnahmen sehen kann, welche Teile des Gehirns aktiv sind. Wir hofften, auf den Aufnahmen ein anderes Aktivitätsmuster in Caseys Gehirn zu sehen, wenn er seine chronischen Schmerzen überwunden haben würde.

4 **Allein in den USA leiden mehr als 50 Millionen Erwachsene unter chronischen Schmerzen:** Diese Zahl stammt von den Centers for Disease Control and Prevention (CDC). Die CDC analysierten

Daten der National Health Interview Survey 2016, einer in den USA jährlich erhobenen Querschnittsumfrage zum allgemeinen Gesundheitszustand der Bevölkerung, und stellten fest, dass etwas mehr als 50 Millionen US-amerikanische Erwachsene unter chronischen Schmerzen litten. Das entspricht 20,4 Prozent der Bevölkerung. Die CDC definieren „chronische Schmerzen" als „Schmerzen an den meisten Tagen oder an jedem Tag in den zurückliegenden 6 Monaten". James Dahlhamer, Jacqueline Lucas, Carla Zelaya, Richard Nahin, Sean Mackey, Lynn DeBar, Robert Kerns, Michael Von Korff, Linda Porter und Charles Helmick: „Prevalence of chronic pain and high-impact chronic pain among adults – United States, 2016", in: *Morbidity and Mortality Weekly Report 67*, Nr. 36 (2018): S. 1001.

5 **Es wird geschätzt, dass weltweit 1,2 Milliarden Menschen von chronischen Schmerzen betroffen sind:** Die Schätzungen im Hinblick darauf, wie viele Menschen weltweit unter chronischen Schmerzen leiden, variieren stark. Die Weltgesundheitsorganisation (WHO) führte an 15 Standorten in Asien, Afrika, Europa und Nord- und Südamerika eine Umfrage unter Patienten durch, die Einrichtungen der medizinischen Grundversorgung in Anspruch nahmen. Dabei stellte sich heraus, dass durchschnittlich 22 Prozent der erwachsenen Patienten unter sogenannten „ständigen Schmerzen" litten, die als Schmerzen definiert wurden, die „im zurückliegenden Jahr über einen Zeitraum von sechs Monaten oder länger während der überwiegenden Zeit auftraten". Signifikante Schmerzen wurden nur dann berücksichtigt, wenn der Patient ärztliche Hilfe in Anspruch genommen hatte, mehr als einmal Medikamente eingenommen hatte oder „berichtete, dass der Schmerz seinen Alltag oder seine Aktivitäten stark beeinträchtige". Oye Gureje, Michael Von Korff, Gregory E. Simon und Richard Gater: „Persistent pain and well-being: A World Health Organization Study in primary care", in: *JAMA 280*, Nr. 2 (1998): S. 147-151.

Zum Zeitpunkt der Fertigstellung dieses Buches wird die Weltbevölkerung auf 7,7 Milliarden Menschen geschätzt, von denen es sich bei ungefähr 5,5 Milliarden Menschen um Erwachsene handelt. Wenn man davon ausgeht, dass 22 Prozent der Erwachsenen unter chronischen Schmerzen leiden, kommt man auf 1,2 Milliarden Menschen weltweit, die unter chronischen Schmerzen leiden.

6 **Im Rahmen einer Studie wurden an der University of Pittsburgh Zusammenhänge zwischen Hypnose und Schmerz untersucht:** Bei der Durchführung der Hypnosestudie der Universität Pittsburgh wurde eine heiße Sonde (48,3 Grad Celsius) verwendet, um bei den freiwilligen Teilnehmern der Studie Schmerzen auszulösen. Die fMRT-Aufnahmen zeigten Hirnaktivität im Thalamus, im anterioren cingulären Cortex, in der mittleren anterioren Insula sowie im parietalen und präfrontalen Cortex. Es wird angenommen, dass diese Hirnregionen Teil eines Netzwerks für das Schmerzempfinden sind. Wenn die Probanden hypnotisch ausgelösten Schmerz erlebten (ohne Einsatz einer heißen Sonde), zeigten die fMRT-Aufnahmen ein ähnliches Muster der Gehirnaktivität. Stuart W. G. Derbyshire, Matthew G. Whalley, V. Andrew Stenger und David A. Oakley: „Cerebral activation during hypnotically induced and imagined pain", in: *Neuroimage* 23, Nr. 1 (2004): S. 392-401.

7 **Rückenschmerzen sind weltweit die am weitesten verbreitete Form chronischer Schmerzen.** Das National Center for Health Statistics (Nationales Zentrum für Gesundheitsstatistiken) hat in seiner nationalen Erhebung zur Gesundheit 2017 folgende Schmerzquoten ermittelt:

Schmerzen im unteren Rücken: 28 Prozent
Migräne oder starke Kopfschmerzen: 15,5 Prozent
Schmerzen im Nacken: 14,9 Prozent
Schmerzen im Gesicht oder im Kiefer: 4,4 Prozent

National Center for Health Statistics: „Migraines and pain in neck, lower back, face, or jaw among adults aged 18 and over, by selected characteristics", in: *National Health Interview Survey 2017*. Hyattsville, Maryland, 2018: (o. S.) Damian Hoy, Lyn March, Peter Brooks, Fiona Blyth, Anthony Woolf, Christopher Bain, Gail Williams et al: „The global burden of low back pain: Estimates from the Global Burden of Disease 2010 study", in: *Annals of the Rheumatic Diseases* 73, Nr. 6 (2014): S.968-974.

8 **Studien haben ergeben, dass viele der am häufigsten durchgeführten Rückenoperationen schlicht und einfach nicht helfen.** Diese Studie ergab, dass es Patienten, die sich einer Diskektomie unterzogen,

nicht besser ging als denen, die nicht operiert wurden: Kenneth C. Thomas, Charles G. Fisher, Michael Boyd, Paul Bishop, Peter Wing und Marcel F. Dvorak: „Outcome evaluation of surgical and nonsurgical management of lumbar disc protrusion causing radiculopathy", in: *Spine* 32, Nr. 13 (2007): S.1414-1422.

Die folgende systematische Übersichtsstudie, bei der vier separate Studien ausgewertet wurden, ergab, dass eine Spondylodese, eine chirurgische Versteifung von Wirbelkörpern, nicht wirksamer war als eine nicht-chirurgische Behandlung: Sohail K. Mirza und Richard A. Deyo: „Systematic review of randomized trials comparing lumbar fusion surgery to nonoperative care for treatment of chronic back pain", in: *Spine* 32, Nr. 7 (2007): S. 816-823.

Die folgende Studie, bei der die Wirksamkeit von vier gängigen orthopädischen Operationen untersucht wurde, ergab, dass keine dieser Operationen im Hinblick auf die Verringerung von Schmerzen und Beeinträchtigungen wirksamer war als Placebo- bzw. „Schein"-Operationen: Adriaan Louw, Ina Diener, César Fernández-de-las-Peñas und Emilio J. Puentedura: „Sham surgery in orthopedics: A systematic review of the literature", in: *Pain Medicine* 18, Nr. 4 (2017): S. 736-750.

9 **Tatsächlich sind andauernde Rückenschmerzen nach einer Operation so verbreitet, dass es für dieses Phänomen sogar einen Namen gibt:** Das Postdiskektomie-Syndrom ist eine sehr häufige Folge von Wirbelsäulenoperationen. Wie häufig solche Operationen scheitern, hängt davon ab, welche Art von Operation durchgeführt wurde und wen man fragt (den Patienten oder den Chirurgen). Eine Studie über Spondylodese-Operationen ergab, dass 46 Prozent der operierten Patienten nach der Operation die gleichen oder schlimmere Schmerzen hatten als vor der Operation. Andere Studien kamen zu dem Ergebnis, dass die Misserfolgsquote zwischen 19 und 36 Prozent liegt.

Die folgende Übersichtsstudie liefert einen guten Überblick über das Postdiskektomie-Syndrom, also fehlgeschlagene Rückenoperationen, und befasst sich mit den Misserfolgsraten bei verschiedenen Arten von Operationen: Chin-wern Chan und Philip Peng: „Failed back surgery syndrome", in: *Pain Medicine* 12, Nr. 4 (2011): S. 577-606.

10 **Einer im *New England Journal of Medicine* veröffentlichten Studie zufolge weisen 64 Prozent der Menschen, die nicht unter Rückenschmerzen leiden, Bandscheibenvorwölbungen, -vorstülpungen und -vorfälle oder Bandscheibendegenerationen auf:** Die Studie ergab, dass 64 Prozent der Teilnehmer der Studie, die keine Rückenschmerzen hatten, mindestens eine abnorme Bandscheibe aufwiesen und 38 Prozent von ihnen hatten sogar mehr als eine abnorme Bandscheibe! Maureen C. Jensen, Michael N. Brant-Zawadzki, Nancy Obuchowski, Michael T. Modic, Dennis Malkasian und Jeffrey S. Ross: „Magnetic resonance imaging of the lumbar spine in people without back pain", in: *New England Journal of Medicine* 331, Nr. 2 (1994): S. 69-73.

11 **Die Wissenschaftler, die die Studie durchführten, stellten fest, dass es keine Zusammenhänge zwischen den strukturellen Beeinträchtigungen und den Symptomen gab, unter denen die Betroffenen litten:** Frank Kleinstück, Jiri Dvorak und Anne F. Mannion: „Are ‚structural abnormalities' on magnetic resonance imaging a contraindication to the successful conservative treatment of chronic nonspecific low back pain?", in: *Spine* 31, Nr. 19 (2006): S. 2250-2257.

12 **Indem sie modernste Erkenntnisse der Neurowissenschaft mit ein bisschen Nostradamus kombinierte, betrat eine Gruppe Wissenschaftler der Northwestern University ein ganz neues Gebiet: das Vorhersagen von Schmerzen:** Marwan N. Baliki, Bogdan Petre, Souraya Torbey, Kristina M. Herrmann, Lejian Huang, Thomas J. Schnitzer, Howard L. Fields und A. Vania Apkarian: „Corticostriatal functional connectivity predicts transition to chronic back pain", in: *Nature Neuroscience* 15, Nr. 8 (2012): S. 1117-1119.

13 **Das Merkwürdige ist, dass Studien gezeigt haben, dass es keine strukturelle Ursache für ein chronisches Schleudertrauma gibt.** Dieser wissenschaftliche Artikel befasst sich mit nicht vorliegenden körperlichen Schädigungen bei chronischem Schleudertrauma und der unterschiedlichen Verbreitung dieses Leidens in verschiedenen Ländern: Robert Ferrari und Anthony S. Russell: „Epidemiology of

whiplash: An international dilemma“, in: *Annals of the Rheumatic Diseases* 58, Nr. 1 (1999): S. 1-5.

14 **Chronisches Schleudertrauma gibt es in Litauen schlicht und einfach nicht:** Die in Litauen durchgeführte Studie ergab, dass fast die Hälfte der Teilnehmer der Studie unmittelbar nach dem Unfall unter Schmerzen litten: 10 Prozent hatten Nackenschmerzen, 19 Prozent hatten Kopfschmerzen und weitere 18 Prozent hatten Nacken- *und* Kopfschmerzen. Doch nach einem Jahr war der Prozentsatz der Studienteilnehmer, die berichteten, unter Schmerzen zu leiden, auf das gleiche Niveau gesunken wie bei Litauern, die nie einen Unfall gehabt hatten. Diana Obelieniene, Harald Schrader, Gunnar Bovim, Irena Misevičiene und Trond SanZ: „Pain after whiplash: A prospective controlled inception cohort study“, in: *Journal of Neurology, Neurosurgery, and Psychiatry* 66, Nr. 3 (1999): S. 279-283.

15 **Wissenschaftler in Deutschland führten ein brillantes und etwas skurriles Experiment durch:** W. H. M. Castro, S. J. Meyer, M. E. R. Becke, C. G. Nentwig, M. F. Hein, B. I. Ercan, S. Thomann, U. Wessels und A. E. Du Chesne: „No stress – no whiplash?“, in: *International Journal of Legal Medicine* 114, Nr. 6 (2001): S. 316-322.

16 **Auf Wunsch der Sendung *The Doctors* ließen wir vor und nach der Behandlung eine fMRT-Aufnahme von Caseys Gehirn machen:** Casey und ich waren einige Monate nach unserem ersten Auftritt erneut in die Sendung The Doctors eingeladen (Staffel 9, Folge 162). In dieser Folge berichtet Casey über seine Genesung und wir vergleichen die Ergebnisse der fMRT-Aufnahmen, die vor und nach der Behandlung gemacht worden waren.

17 **Diese Bezeichnungen klingen wie Zaubersprüche von Harry Potter:** Die Bezeichnungen für einige Gehirnregionen und Zaubersprüche von Harry Potter klingen ähnlich, weil sie beide aus dem Lateinischen abgeleitet sind. Der lateinische Begriff „Anterior insula“ bedeutet ‚der vordere Teil der Insel‘. Ich stelle mir also gerne vor, dass Harry Potter mich mit diesem Zauberspruch an einen Strand auf Hawaii befördert.

18 **Sie sind allesamt an der Verarbeitung von Schmerzen beteiligt:** Hélène Bastuji, Maud Frot, Caroline Perchet, Koichi Hagiwara und Luis Garcia-Larrea: „Convergence of sensory and limbic noxious input into the anterior insula and the emergence of pain from nociception", in *Scientific Reports* 8, Nr. 1 (2018): S. 1-9. Haley N. Harris und Yuan B. Peng: „Evidence and explanation for the involvement of the nucleus accumbens in pain processing", in: *Neural Regeneration Research* 15, Nr. 4 (2020): S. 597.

19 **Beim Entstehen und Empfinden von chronischen Schmerzen sind sogar andere Bereiche des Gehirns beteiligt:** A. Vania Apkarian, Javeria A. Hashmi und Marwan N. Baliki: „Pain and the brain: Specificity and plasticity of the brain in clinical chronic pain", in *Pain* 152, Nr. 3 suppl. (2011): S. 49.

20 **Er entdeckte ein einzigartiges Muster von Gehirnaktivität, wenn Menschen Schmerzen empfinden:** Choong-Wan Woo, Liane Schmidt, Anjali Krishnan, Marieke Jepma, Mathieu Roy, Martin A. Lindquist, Lauren Y. Atlas und Tor D. Wager: „Quantifying cerebral contributions to pain beyond nociception", in: *Nature Communications* 8, Nr. 1 (2017): S. 1-14.

21 **Die schlechte Nachricht war, dass das Labor von Dr. Wager sich an der University of Colorado Boulder befand und somit gut 1600 Kilometer von Los Angeles entfernt:** Damals befanden sich Dr. Wager und sein Labor in der University of Colorado Boulder. Nachdem wir die Studie abgeschlossen hatten, ist Dr. Wager mit seinem Team nach Dartmouth umgezogen, das etwa 4800 Kilometer von L. A. entfernt ist. Es hätte also schlimmer kommen können.

22 **Unserer Gruppe wurden nach dem Zufallsprinzip fünfzig Patienten zugeteilt:** Es wurden nach dem Zufallsprinzip fünfzig Patienten für die Behandlungsgruppe ausgewählt, aber fünf von ihnen schieden aus der Studie aus, bevor sie von Dr. Schubiner medizinisch untersucht wurden. Somit haben Christie und ich letztendlich also 45 Patienten mit dem Schmerz-Verlern-Programm behandelt.

23 **66 Prozent waren schmerzfrei oder fast schmerzfrei:** Yoni K. Ashar, Alan Gordon, Howard Schubiner, Christie Uipi, Karen Knight, Zachary Anderson, Judith Carlisle, Laurie Polisky, Stephan Geuter, Thomas F. Flood, Phillip A. Kragel, Sona Dimidjian, Mark A. Lumley und Tor D. Wager: „Pain Reprocessing Therapy for Chronic Back Pain: A Randomized Controlled Trial with Functional Neuroimaging". Manuskript zur Veröffentlichung eingereicht (2021).

24 **Neueren Forschungserkenntnissen zufolge spielt die anteriore Insula eine wichtige Rolle bei der Entscheidung des Gehirns, ob es Schmerzen erzeugen soll:** Katja Wiech, Chia-shu Lin, Kay H. Brodersen, Ulrike Bingel, Markus Ploner und Irene Tracey: „Anterior insula integrates information about salience into perceptual decisions about pain", in: *Journal of Neuroscience* 30, Nr. 48 (2010): S. 16324-16331.

Kapitel 2: Schmerzen sind ein Gefahrensignal

1 **Der Feueralarm sollte Menschen vor Gefahr warnen:** Gemäß dem *National Fire Alarm and Signaling Code* (für die USA von der National Fire Protection Association festgelegt) sollten Alarmsignale in Bereichen, in denen Menschen schlafen, mindestens eine Lautstärke von 75 Dezibel aufweisen, „um zu gewährleisten, dass öffentliche akustische Signale deutlich gehört werden". Mission erfüllt. Dieser Alarm war definitiv deutlich zu hören und er war viel lauter als 75 Dezibel, was ungefähr der Lautstärke eines Staubsaugers entspricht.

Ähnlich wie der Feueralarm in meinem Studentenwohnheim sorgt Ihr Gehirn dafür, dass die Gefahrensignale, die es sendet, deutlich zur Kenntnis genommen werden.

2 **Das Empfinden von Schmerzen mag sich so anfühlen, als handelte es sich dabei um etwas Einfaches, aber in Wahrheit ist das Ganze sehr komplex.** Ich empfehle den folgenden Artikel, in dem das moderne Verständnis von Schmerz ausführlich erläutert wird: G. Lorimer Moseley: „Reconceptualising pain according to modern pain science", in: *Physical Therapy Reviews* 12, Nr. 3 (2007): S. 169-178.

Der Autor schreibt: „Schmerzen sind nie wirklich unkompliziert, selbst wenn sie es zu sein scheinen." Der Artikel ist ein wenig fachspezifisch, aber die wichtigste in ihm dargelegte Erkenntnis für unsere Zwecke lautet, dass das Gehirn Schmerzen verursacht, um zu versuchen, den Körper zu schützen.

3 **Chruschtschows Satz wurde falsch verstanden:** Dieser höchst interessante Artikel befasst sich mit dem Satz „Wir werden euch begraben!" und einigen anderen fehlerhaften Übersetzungen, die die Geschichte verändert haben könnten: Mark Polizzotti: „Why mistranslation matters", in: *New York Times*, 29. Juli 2018, SR10.

4 **Das Gehirn erwartete Gefahrensignale, deshalb verarbeitete es sie zu Schmerzen, Schmerzen, Schmerzen:** Als der Bauarbeiter im Krankenhaus eintraf, hatte er so starke Schmerzen, dass er betäubt werden musste, bevor man ihm den Stiefel ausziehen konnte. Seine Schmerzen waren absolut real, aber sie wurden nicht von seinem Fuß verursacht, sondern von seinem Gehirn. J. P. Fisher, D. T. Hassan, N. O'Connor: „Minerva", in: *British Medical Journal* 310 (7. Januar 1995): S. 70.

5 **Sie empfanden Schmerzen:** Fünfzig Prozent der Teilnehmer der Studie, die an den Schein-Schockgenerator angeschlossen waren, hatten Kopfschmerzen. Um das Ganze noch etwas glaubhafter zu machen, brachten die Wissenschaftler an der Vorderseite der Apparatur einen großen Drehknopf an. Je weiter der Regler aufgedreht wurde, desto mehr Schmerzen empfanden die Probanden. Und das, obwohl der Drehknopf genau wie der Schockgenerator gar keine Wirkung erzeugte. Timothy L. Bayer, Paul E. Baer und Charles Early: „Situational and psychophysiological factors in psychologically induced pain", in: *Pain* 44, Nr. 1 (1991): S. 45-50.

6 **Sie müssen nicht lange geschützt werden:** Tiere, die relativ weit entwickelt zur Welt kommen, werden als „Nestflüchter" bezeichnet (im Englischen wird der aus dem Lateinischen abgeleitete Begriff „precocial" verwendet, der mit dem Wort „precocious" – ‚frühreif' – verwandt ist, mit dem Kinder beschrieben werden, die für ihr Alter sehr weit entwickelt sind). Einige wenige Tiere, wie zum Beispiel das Streifengnu, sind bei der Geburt so reif, dass sie als „superprecocial" eingestuft werden.

Manche Biologen vermuten, dass dies der Grund dafür ist, dass Streifengnus so stark verbreitet sind. Kuhantilopen sind zwar sehr ähnliche Tiere, sind jedoch nach ihrer Geburt weniger weit entwickelt als Streifengnus. Ein junges Kuhantilopenbaby kann mit den erwachsenen Tieren in seiner Herde erst mithalten, wenn es älter als eine Woche ist. Das könnte erklären, warum es in der Serengeti hundertmal mehr Gnus als Kuhantilopen gibt. J. Grant C. Hopcraft, R. M. Holdo, E. Mwangomo, S. A. R. Mduma, S. J. Thirgood, M. Borner, J. M. Fryxell, H. Olff und A. R. E. Sinclair: „Why are wildebeest the most abundant herbivore in the Serengeti ecosystem“, in: R. E. Sinclair, et al. (eds.) *Serengeti IV: Sustaining biodiversity in a coupled human-natural system*. Chicago: University of Chicago Press, 2015, S. 125.

7 **Hyänen bringen es immerhin auf 48 bis 56 Kilometer pro Stunde:** Man hat beobachtet, dass die Tüpfelhyäne ihre Beute mit einer Geschwindigkeit von bis zu 60 Kilometern pro Stunde jagt. Gus Mills und Heribert Hofer: *Hyaenas: Status Survey and Conservation Action Plan,* Nr. 333.959 H992. IUCN, Gland (Schweiz). SSC Hyaena Specialist Group, 1998.

8 **Zum Vergleich – Usain Bolt:** 2009 brach Usain Bolt den Weltrekord über 100 Meter, als er die Strecke bei den Weltmeisterschaften in Berlin in 9,58 Sekunden lief (den bisherigen Weltrekord von 9,69 Sekunden hielt er ebenfalls). Der Internationale Leichtathletikverband bezifferte seine Höchstgeschwindigkeit während des Sprints auf 44,17 Kilometer pro Stunde. „Farewell to a legend: Usain Bolt's incredible career in numbers“, in: *The Times* (London), 1. August 2017.

9 **Wir werden mit einem großen, wunderbaren Gehirn geboren.** Das Gegenteil von einem Nestflüchter ist der sogenannte Nesthocker: Tiere, die bei der Geburt unterentwickelt sind und oft viel Hilfe von ihren Eltern benötigen. Menschen sind bei ihrer Geburt sehr ausgeprägte Nesthocker, aber wir sind mit einem großen, wunderbaren Gehirn ausgestattet. Das menschliche Gehirn ist zwar nicht das größte im Reich der Tiere (die Gehirne von Elefanten und Walen sind größer), aber es ist fünf- bis siebenmal größer, als man es im Verhältnis zu unserer Körpergröße erwarten würde. Und im Hinblick auf die Gesamtzahl der Neuronen, die Größe der Hirnrinde (die Region

des Gehirns, die für das Denken zuständig ist) und die Anzahl der Neuronen in der Hirnrinde steht der Mensch durchweg an oder nahe der Spitze der Rangliste. Suzana Herculano-Houzel: „The human brain in numbers: A linear scaled-up primate brain", in: *Frontiers in Human Neuroscience* 3 (2009): S. 31.

Aber wir sollten uns nicht allzu viel einbilden. Der Langflossen-Grindwal (der verwirrenderweise eine Delfinart ist) hat ein größeres Gehirn und mehr Neuronen als wir! Heidi S. Mortensen, Bente Pakkenberg, Maria Dam, Rune Dietz, Christian Sonne, Bjarni Mikkelsen und Nina Eriksen: „Quantitative relationships in delphinid neocortex", in: *Frontiers in Neuroanatomy* 8 (2014): S. 132.

10 **Neuronen, die miteinander feuern, vernetzen sich miteinander:** Wenn Neuronen miteinander aktiv sind, werden sie besser darin, aufeinander zu reagieren und zusammenzuarbeiten. Das ist ein Grundgedanke der modernen Neurowissenschaften. Man bezeichnet dieses Prinzip als Hebb'sche Lernregel, denn die Theorie wurde erstmals von Donald Hebb, dem „Vater der Neuropsychologie", aufgestellt. Donald O. Hebb: *The Organization of Behavior.* Hoboken, NJ: Wiley and Sons, 1949.

Jahrzehnte später fasste Carla Shatz dieses Prinzip in dem treffenden Satz zusammen: „Neurons that fire together, wire together" (‚Neuronen, die miteinander feuern, vernetzen sich miteinander'). Carla J. Shatz: „The developing brain", in: *Scientific American* 267, Nr. 3 (1992): S. 60-67.

11 **Neuroplastische Schmerzen liegen vor, wenn das Gehirn sich in einer Art und Weise verändert, die chronische Schmerzen verstärkt:** „Neuroplastizität" bezieht sich auf die Fähigkeit des Gehirns, zu lernen und sich zu verändern. Das ist eine Fähigkeit, über die der Mensch in einzigartiger Weise verfügt. Aber wenn das Gehirn als Reaktion auf Schmerzen etwas lernt und sich verändert, können Schmerzen chronisch werden. Das nennt man „neuroplastische Schmerzen". Ronald Melzack, Terence J. Coderre, Joel Katz und Anthony L. Vaccarino: „Central neuroplasticity and pathological pain", in: *Annals of the New York Academy of Sciences* 933, Nr. 1 (2001): S. 157-174.

12 **Doch wenn die Schmerzen chronisch wurden, verlagerte sich die Aktivität in die Bereiche des Gehirns, die mit Lernen und Erinnern assoziiert sind:** Javeria A. Hashmi, Marwan N. Baliki, Lejian Huang, Alex T. Baria, Souraya Torbey, Kristina M. Hermann, Thomas J. Schnitzer und A. Vania Apkarian: „Shape shifting pain: Chronification of back pain shifts brain representation from nociceptive to emotional circuits", in: *Brain* 136, Nr. 9 (2013): S. 2751-2768.

13 **Neuroplastische chronische Schmerzen treten häufiger auf als strukturell verursachte chronische Schmerzen.** Dieser Artikel ist lang und fachspezifisch, enthält aber einige gute Informationen über neuroplastische Schmerzen in verschiedenen Bereichen des Körpers. (Hinweis: Anstelle des Begriffs „neuroplastische Schmerzen" verwendet der Autor den Begriff „zentrale Sensibilisierung", aber es handelt sich um dasselbe Phänomen. Das Konzept „Zentrale Sensibilisierung" beruht auf dem Ansatz, dass das zentrale Nervensystem gelernt hat, zu empfindlich auf Schmerzen zu reagieren.) Clifford J. Woolf: „Central Sensitization: Implications for the diagnosis and treatment of pain", in: *Pain* 152, Nr. 3 (2011): S2-15.

Ich weiß, dass es selbst nach allem, was Sie gerade gelesen haben, schwierig sein kann zu akzeptieren, dass Sie unter neuroplastischen Schmerzen leiden. Es ist nicht leicht, sich von der Vorstellung zu lösen, dass Schmerzen durch ein physisches Problem im Körper verursacht werden. Kapitel 4 kann Ihnen helfen, diese neue Sichtweise zu verinnerlichen (deshalb heißt das Kapitel 4 auch „Eine neue Sichtweise verinnerlichen").

Kapitel 3: Es gibt nichts zu fürchten außer der Angst selbst

1 **Gandhi sagte, die Angst sei unser Feind:** „Der Feind ist die Angst. Wir denken, es sei Hass; aber in Wirklichkeit ist es Angst." – Mahatma Gandhi. Holly Richardson: „The blessings of Ramadan", in: *Salt Lake Tribune*, 9. Mai 2018.

2 **Mandela hielt Angst für eine Herausforderung, die man überwinden müsse:** „Ich habe gelernt, dass Mut nicht die Abwesenheit von Furcht ist, sondern der Triumph darüber. Der mutige Mann ist keiner,

der keine Angst hat, sondern der, der die Furcht besiegt." Nelson Mandela: „Mandela in his own words". CNN, 26. Juni, 2008.

3 **Yoda sagte: „Furcht ist der Weg zur dunklen Seite."** „Furcht ist der Weg zur dunklen Seite. Furcht führt zu Wut. Wut führt zu Hass. Hass führt zu unsäglichem Leid." – Yoda: *Star Wars: Episode I – The Phantom Menace.* Regie: George Lucas. United States: Lucasfilm, 1999.

4 **Geräusche kommen uns lauter vor, wenn wir Angst haben:** Erika H. Siegel und Jeanine K. Stefanucci: „A little bit louder now: Negative affect increases perceived loudness", in: *Emotion* 11, Nr. 4 (2011): S. 1006.

5 **Menschen reagieren empfindlicher auf Gerüche, wenn sie in erhöhter Alarmbereitschaft sind:** Elizabeth A. Krusemark und Wen Li: „Enhanced olfactory sensory perception of threat in anxiety: An event-related fMRI study", in: *Chemosensory Perception* 5, Nr. 1 (2012): S. 37-45.

6 **Dabei verwendeten sie schockierende Bilder und eine heiße Sonde:** S. S. Kirwilliam und S. W. G. Derbyshire: „Increased bias to report heat or pain following emotional priming of pain-related fear", in: *Pain* 137, Nr. 1 (2008): S. 60-65.

7 **Besonders interessant ist, dass die Teilnehmer manchmal auch Schmerz verspürten, wenn ihnen gar kein heißer Impuls verabreicht wurde:** In Experiment 1 der Studie berichteten die Teilnehmer 15 Mal von „Scheinschmerzen" (Schmerzen, obwohl kein heißer Impuls verabreicht worden war), wenn sie die furchterregenden Bilder betrachtet hatten. Beim Betrachten der neutralen Bilder meldeten sie keinen „Scheinschmerz".

8 **Einige meiner Patienten befanden sich in einer sehr stressigen Lebenssituation, als ihre Schmerzen zum ersten Mal auftraten:** In Kapitel 7 gehe ich näher darauf ein, wie uns das moderne Leben in „erhöhte Alarmbereitschaft" versetzen kann (und was wir dagegen tun können).

9 **Studien haben gezeigt, dass Menschen, die in ihrer Kindheit Belastungen ausgesetzt waren und Stress erlebt haben, anfälliger dafür sind, Ängste zu entwickeln:** Leanne M. Williams, Justine M. Gatt, Peter R. Schofield, Gloria Olivieri, Anthony Peduto und Evian Gordon: „Negativity bias' in risk for depression and anxiety: Brain-body fear circuitry correlates, 5-HTT-LPR and early life stress", in: *Neuroimage* 47, Nr. 3 (2009): S. 804-814.

10 **Es gibt drei Gewohnheiten, die neuroplastische Schmerzen verschlimmern können: sich Sorgen machen, sich selbst unter Druck setzen und sich selbst kritisieren:** In Kapitel 8 gehe ich näher auf diese drei Gewohnheiten ein und lege dar, wie man sie nach und nach verlernen kann.

11 **„Angenommen, er fällt nicht um", sagte Pu:** Ferkel und Pu führen dieses Gespräch während eines heftigen Sturms. Nach diesem Gespräch geht die Geschichte weiter: „Dadurch war Ferkel getröstet und bald klopften und klingelten sie wohlgemut an Eules Tür."

Wir alle sind in unserem Leben mit Stürmen und widrigen Umständen konfrontiert und es ist leicht, in Angst zu verfallen. Ich rate meinen Patienten (und mir selbst) dann, sich an die beruhigende Weisheit von Pu zu erinnern. A. A. Milne: *The House at Pooh Corner.* London: Methuen, 1928. Deutsch: A. A. Milne: *Pu baut ein Haus.* Ins Deutsche übertragen von Harry Rowohlt. Hamburg, 2006.

12 **Sorgen können das Gefühl verstärken, sich in Gefahr zu befinden, und das Gehirn in erhöhte Alarmbereitschaft versetzen:** Veronika Engert, Jonathan Smallwood und Tania Singer: „Mind your thoughts: Associations between self-generated thoughts and stress-induced and baseline levels of cortisol and alpha-amylase", in: *Biological Psychology* 103 (2014): S. 283-291.

13 **Druck versetzt uns in erhöhte Alarmbereitschaft:** Jiongjiong Wang, Marc Korczykowski, Hengyi Rao, Yong Fan, John Pluta, Ruben C. Gur, Bruce S. McEwen und John A. Detre: „Gender difference in neural response to psychological stress", in: *Social Cognitive and Affective Neuroscience* 2, Nr. 3 (2007): S. 227-239.

14 **Claude Monet ist einer der berühmtesten Maler aller Zeiten.** Claude Monets Seerosen sind so ikonisch wie Vincent van Goghs Sonnenblumen und Salvador Dalís Uhren. Monet war einer von mehreren Künstlern, die den impressionistischen Stil erschaffen haben, aber er wird oft als der „Vater des Impressionismus" bezeichnet. Immerhin wurde die Stilrichtung nach einem seiner Gemälde benannt: *Impression, Sonnenaufgang.* Kelly Richman-Abdou: „How this one painting sparked the Impressionist movement". My Modern Met, 7. Juli 2019. Abgerufen unter https://mymodernmet.com/claude-monet-impression-sunrise/.

15 **„Ich bin kein großer Maler.".** Die selbstkritischen Zitate von Monet stammen aus dem Buch von Richard Kendall: *Monet by Himself: Paintings, Drawings, Pastels, Letters.* New York: Time Warner, 2004, und sind zitiert nach: Allison McNearney: „When Claude Monet slashed and destroyed his own paintings", in: *Daily Beast,* 29. Oktober 2017. Abgerufen unter https://www.thedailybeast.com/when-claude-monet-slashed-and-destroyed-his-own-paintings.

16 **Ein französischer Premierminister hat Monet den „König der Nörgler" genannt:** Ross King: *Mad Enchantment: Claude Monet and the Painting of the Water Lilies.* New York: Bloomsbury, 2016.

17 **Selbstkritik versetzt Ihr Gehirn in erhöhte Alarmbereitschaft:** Rand J. Gruen, Raul Silva, Joshua Ehrlich, Jack W. Schweitzer und Arnold J. Friedhoff: „Vulnerability to stress: Self-criticism and stress-induced changes in biochemistry", in: *Journal of Personality* 65, Nr. 1 (1997): S. 33-47.

18 **Angst ist der Treibstoff der Schmerzen:** Schmerzbedingte Ängste und deren Zusammenhang mit chronischen Schmerzen sind umfassend untersucht worden. Schmerzbedingte Angst hat verschiedene Namen: Angst vor Schmerzen, Schmerzangst, Katastrophisierung von Schmerzen (extrem negative Gedanken über Schmerzen), Kinesiophobie (Angst vor Bewegung im Zusammenhang mit Schmerzen) und Angstvermeidungsvorstellungen (Angst vor Aktivität und Arbeit). Es gibt deutliche Hinweise darauf, dass

schmerzbedingte Ängste die Intensität von Schmerzen verstärken und die Wahrscheinlichkeit erhöhen, dass Schmerzen chronisch werden.

19 **Eine in den Niederlanden durchgeführte Studie demonstrierte dieses Phänomen:** H. Susan J. Picavet, Johan W. S. Vlaeyen und Jan S. A. G. Schouten: „Pain catastrophizing and kinesiophobia: Predictors of chronic low back pain", in: *American Journal of Epidemiology* 156, Nr. 11 (2002): S. 1028-1034.

20 **Dutzende Studien, in denen von Kopfschmerzen über Knieschmerzen und Fibromyalgie alle möglichen Arten von Schmerzen untersucht wurden, ergaben allesamt das gleiche Muster:** Kopfschmerzen: H. A. Saadah: „Headache fear", in: *Journal of the Oklahoma State Medical Association* 90, Nr. 5 (1997): S. 179-184.

Knieschmerzen: Kendell, Katherine, Brian Saxby, Malcolm Farrow und Carolyn Naisby: "Psychological factors associated with short-term recovery from total knee replacement ", in: *British Journal of Health Psychology* 6, Nr. 1 (2001): 41-52.

Fibromyalgie: A. Gupta, A. J. Silman, D. Ray, R. Morriss, C. Dickens, G. J. MacFarlane, Y. H. Chiu, B. Nicholl und J. McBeth: „The role of psychosocial factors in predicting the onset of chronic widespread pain: Results from a prospective population-based study", in: *Rheumatology* 46, Nr. 4 (2007): S.666-671.

Rückenschmerzen: Swinkels-Meewisse, E. J. Ilse, Jeffrey Roelofs, Erik G. W. Schouten, André L. M. Verbeek, Rob A. B. Oostendorp und Johan W. S. Vlaeyen: „Fear of movement/(re)injury predicting chronic disabling low back pain: A prospective inception cohort study", in: *Spine* 31, Nr. 6 (2006): S. 658-664.

Nackenschmerzen: Marc J. Nederhand, Maarten J. Ijzerman, Hermie J. Hermens, Dennis C. Turk und Gerrit Zilvold: „Predictive value of fear avoidance in developing chronic neck pain disability: Consequences for clinical decision making", in: *Archives of Physical Medicine and Rehabilitation* 85, Nr. 3 (2004): S. 496-501.

Rücken- und/oder Nackenschmerzen: Katja Boersma und Steven J. Linton: „Expectancy, fear and pain in the prediction of chronic pain and disability: A prospective analysis", in: *European Journal of Pain* 10, Nr. 6 (2006): S. 551-557.

Schmerzen in der Schulter: Jeffrey J. Parr, Paul A. Borsa, Roger B. Fillingim, Mark D. Tillman, Todd M. Manini, Chris M. Gregory und Steven Z. George: „Pain-related fear and catastrophizing predict pain intensity and disability independently using an induced muscle injury model", in: *Journal of Pain* 13, Nr. 4 (2012): S. 370-378.

Schmerzen im Beckenbereich: Maria Glowacka, Natalie Rosen, Jill Chorney, Erna Snelgrove und Ronald B. George: „Prevalence and predictors of genito-pelvic pain in pregnancy and postpartum: The prospective impact of fear avoidance", in: *Journal of Sexual Medicine* 11, Nr. 12 (2014): S. 3021-3034.

Verschiedene Arten von chronischen Schmerzen wie Rückenschmerzen, Beinschmerzen, Nacken- und Schulterschmerzen, Armschmerzen, Beckenschmerzen, Ganzkörperschmerzen, Kopf- und Gesichtsschmerzen, Bauchschmerzen und Brustschmerzen: Han J. A. Samwel, Floris W. Kraaimaat, Andrea W. M. Evers und Ben J. P. Crul: „The role of fear-avoidance and helplessness in explaining functional disability in chronic pain: A prospective study", in: *International Journal of Behavioral Medicine* 14, Nr. 4 (2007): S. 237-241.

21 **Das Ganze ist eine Abwärtsspirale, die wir den Schmerz-Angst-Teufelskreis nennen:** Chris und Mollys Date und der Schmerz-Angst-Teufelskreis sind beides Beispiele für die Entstehung von Rückkopplungsschleifen. Kennen Sie das, wenn das Mikrofon bei Live-Veranstaltungen manchmal dieses schrille Heulen oder Pfeifen erzeugt? Das ist ebenfalls ein Beispiel für eine Rückkopplungsschleife.

Es beginnt mit einem leisen Geräusch, das vom Mikrofon aufgenommen wird. Der leise Ton wird verstärkt und über die Lautsprecher wiedergegeben. Jetzt ist der Ton mittelmäßig laut und wird erneut vom Mikrofon aufgenommen. Und erneut verstärkt. Dann wird er wieder über die Lautsprecher abgespielt. Aber jetzt ist der Ton laut. Und schon bald wird daraus ein schrilles, durchdringendes Heulen oder Pfeifen.

Mein Lieblingsbeispiel für eine Rückkopplungsschleife ist eine Stampede von Rindern.

Wir stellen uns Kühe als friedliche Tiere vor, die den ganzen Tag nur herumstehen und Gras fressen, aber man sollte sie nicht unterschätzen. Wie viele andere Beutetiere haben Kühe die Fähigkeit entwickelt, Raubtieren zu entkommen, und können bis zu vierzig

Stundenkilometer schnell rennen. Kühe sind sehr schreckhaft. Man weiß, dass schon eine Kleinigkeit wie das Anzünden eines Streichholzes sie aufschrecken kann. Und wenn eine Kuh Angst bekommt und anfängt zu rennen, kann sich die Panik ausbreiten, und bald rennen auch alle anderen Kühe wie wild drauflos.

Die Kühe fliehen, weil sie verängstigt sind. Je höher der Panikpegel ist, desto mehr Kühe ergreifen die Flucht. Und je mehr Kühe fliehen, desto höher ist der Panikpegel. Es handelt sich um eine klassische Rückkopplungsschleife, die oft damit endet, dass die gesamte Herde in eine Massenpanik gerät.

22 **Man muss die Angst überwinden:** Schmerzbedingte Ängste zu reduzieren, verringert Schmerzen und Beeinträchtigungen. Rob J. E. M. Smeets, Johan W. S. Vlaeyen, Arnold D. M. Kester und J. André Knottnerus: „Reduction of pain catastrophizing mediates the outcome of both physical and cognitive-behavioral treatment in chronic low back pain", in: *Journal of Pain* 7, Nr. 4 (2006): S. 261-271. De Jong, Jeroen R., Karoline Vangronsveld, Madelon L. Peters, Mariëlle E. J. B. Goossens, Patrick Onghena, Isis Bulté und Johan W. S. Vlaeyen: "Reduction of pain-related fear and disability in post-traumatic neck pain: A replicated single-case experimental study of exposure in vivo", in: *Journal of Pain* 9, Nr. 12 (2008): S. 1123-1134. Jeroen R. De Jong, Johan W. S. Vlaeyen, Marjon van Eijsden, Christoph Loo und Patrick Onghena: „Reduction of pain-related fear and increased function and participation in work-related upper extremity pain (WRUEP): Effects of exposure in vivo", in: *Pain* 153, Nr. 10 (2012): S. 2109-2118.

Kapitel 4: Eine neue Sichtweise verinnerlichen

1 **Ich hatte im Kino den Film gesehen, in dem Brad Pitt rückwärts altert:** *Der seltsame Fall des Benjamin Button.* Regie: David Fincher. USA: Paramount Pictures, 2008.

2 **Vielleicht erinnern Sie sich an Dr. Howard Schubiner:** Dr. Howard Schubiner ist Facharzt für Innere Medizin. Er ist Gründer und Leiter des Mind Body Medicine Program am Ascension Providence Hospital und klinischer Professor an der Michigan State University.

3 **Genau diese Angst ist der Treibstoff für neuroplastische Schmerzen.** Wie ich in Kapitel 2 dargelegt habe, haben Schmerzen die Funktion, uns zu warnen, dass im Körper ein Problem aufgetreten ist. Daher ist es ganz normal, dass wir glauben, Schmerzen hätten eine körperliche Ursache; jeder von uns glaubt das. Aber wenn diese Überzeugung besonders stark ausgeprägt ist, führt sie zu übermäßiger Angst, die wiederum dafür sorgt, dass neuroplastische Schmerzen entstehen und aufrechterhalten werden können.

Dies wurde von Wissenschaftlern eingehend untersucht. Sie ermitteln anhand von Fragebögen, wie stark diese Überzeugung ist, und stellen Fragen wie: „Wie stark stimmen Sie dieser Aussage zu? Schmerzen sind ein Zeichen meines Körpers, dass etwas mit mir ganz und gar nicht stimmt." Studien zu allen möglichen Arten von Schmerzen – von Rückenschmerzen über Nackenschmerzen bis hin zu Knieschmerzen – ergeben alle das Gleiche: Menschen, die dieser Aussage durch eine Wertung auf einer Punkteskala in einem hohen Maße zustimmen, leiden mit größerer Wahrscheinlichkeit an chronischen Schmerzen. Ilse E. J. Swinkels-Meewisse, Jeffrey Roelofs, Erik G. W. Schouten, André L. M. Verbeek, Rob A. B. Oostendorp und Johan W. S. Vlaeyen: „Fear of movement/(re)injury predicting chronic disabling low back pain: A prospective inception cohort study", in: *Spine* 31, Nr. 6 (2006): S. 658-664. Marc J. Nederhand, Maarten J. Ijzerman, Hermie J. Hermens, Dennis C. Turk und Gerrit Zilvold: „Predictive value of fear avoidance in developing chronic neck pain disability: Consequences for clinical decision making", in: *Archives of Physical Medicine and Rehabilitation* 85, Nr. 3 (2004): S. 496-501. Eeva-Eerika Helminen, Sanna H. Sinikallio, Anna L. Valjakka, Rauni H. Väisänen-Rouvali und Jari P. A. Arokoski: „Determinants of pain and functioning in knee osteoarthritis: A one-year prospective study", in: *Clinical Rehabilitation* 30, Nr. 9 (2016): S. 890-900.

In einer in Holland durchgeführten Studie wurde untersucht, wie stark die Teilnehmer der Studie davon überzeugt waren, dass Schmerzen auf körperliche Probleme zurückzuführen sind. Sechs Monate später wurden die Teilnehmer der Studie erneut befragt. Die Wissenschaftler stießen auf einige interessante Befunde im Hinblick auf diejenigen Teilnehmer, die in hohem Maße davon überzeugt waren, dass Schmerzen auf Probleme im Körper hinweisen.

Einige Teilnehmer der Studie, die fest daran glaubten, dass Schmerzen auf körperliche Probleme zurückzuführen sind, litten bei Beginn der Studie unter Rückenschmerzen. Bei ihnen war die Wahrscheinlichkeit, dass sie auch bei der erneuten Befragung noch Rückenschmerzen hatten, viel größer als bei denjenigen Teilnehmern der Studie, die diese Überzeugung in einem geringeren Maße teilten. Die Überzeugung, dass ihre Schmerzen durch ein körperliches Problem verursacht wurden, sorgte dafür, dass die Schmerzen anhielten.

Andere Studienteilnehmer, die ebenfalls in einem hohen Maße davon überzeugt waren, dass Schmerzen Ausdruck eines körperlichen Problems sind, litten bei Beginn der Studie nicht unter Rückenschmerzen. Aber auch bei ihnen war die Wahrscheinlichkeit, dass sie bei der erneuten Befragung unter Rückenschmerzen litten, sehr viel größer als bei denjenigen Teilnehmern, die diese Überzeugung nur in einem geringeren Maße teilten. Ein tiefsitzender Glaube, dass Schmerzen immer Ausdruck eines körperlichen Problems sind, erhöhte die Wahrscheinlichkeit, neue Schmerzen zu entwickeln. H. Susan J. Picavet, Johan W. S. Vlaeyen und Jan S. A. G. Schouten: „Pain catastrophizing and kinesiophobia: Predictors of chronic low back pain“, in: *American Journal of Epidemiology* 156, Nr. 11 (2002): S.1028-1034.

4 **Und kurz danach verschwinden auch die Schmerzen.** Die gute Nachricht ist, dass die Schmerzen von Patienten nachlassen, wenn sie in der Lage sind, weniger stark davon überzeugt zu sein, dass ihre Schmerzen durch eine körperliche Beeinträchtigung hervorgerufen werden: „Changes in catastrophizing and kinesiophobia are predictive of changes in disability and pain after treatment in patients with anterior knee pain“, in: *Knee Surgery, Sports Traumatology, Arthroscopy* 22, Nr. 10 (2014): S. 2295-2300. Lihai Cai, Huanhuan Gao, Huiping Xu, Yanyan Wang, Peihua Lyu und Yanjin Liu: „Does a program based on cognitive behavioral therapy affect kinesiophobia in patients following total knee arthroplasty? A randomized controlled trial with 6-month follow-up“, in: *Journal of Arthroplasty* 33, Nr. 3 (2018): S. 704-710. Thomas P. Guck, Raymond V. Burke, Christopher Rainville, Dreylana Hill-Taylor und Dustin P. Wallace: „A brief primary care intervention to reduce fear of movement in chronic low back pain patients“, in: *Translational Behavioral Medicine* 5, Nr. 1 (2015): S. 113-121.

5 **Pete weigerte sich zuzulassen, dass sein Körper heilte.** Viele seiner Zeitgenossen hielten Pete Reiser für den besten Baseballspieler, den sie je gesehen hatten. Sein erster Major-League-Manager, Leo Durocher, sagte, Reiser sei „mindestens genauso gut" wie der große Willie Mays: „Pete hatte mehr Kraft als Willie – sowohl mit links als auch mit rechts … Er hatte alles, nur kein Glück."

Aber es war nicht mangelndes Glück, das Reisers Karriere beendete; es waren seine Neigung zu Verletzungen und die Beharrlichkeit, mit der er diese Verletzungen ignorierte. Während seiner Zeit als Spieler lief er elfmal gegen die Außenfeldwand! Aber er spielte einfach weiter, obwohl er Schädelfrakturen und Gehirnerschütterungen erlitt. Dass Reiser immer wieder gegen Wände und ungeschützte Zäune rannte, war sogar der Grund dafür, dass die Außenfeldwände in den Baseballstadien gepolstert wurden. Leo Durocher: *Nice Guys Finish Last.* New York: Pocket Books, 1976. „Reckless Reiser dead at 62"., in: *Windsor Star*, 27. Oktober 1981.

6 **Steve Martin erlitt wie aus heiterem Himmel einen Panikanfall:** Steve Martin: *Born Standing Up: A Comic's Life.* New York: Simon & Schuster, 2008.

7 **Die Schmerzen werden nicht durch die Körperhaltung oder durch die Aktivität verursacht, sondern durch das Gehirn, das eine Assoziation zwischen der Körperhaltung oder der Aktivität und den Schmerzen herstellt.** Das im Folgenden angeführte Experiment zeigt, dass Schmerzen eine konditionierte Reaktion auf einen neutralen Stimulus sein können: Victoria J. Madden, Valeria Bellan, Leslie N. Russek, Danny Camfferman, Johan W. S. Vlaeyen und G. Lorimer Moseley: „Pain by association? Experimental modulation of human pain thresholds using classical conditioning", in: *Journal of Pain* 17, Nr. 10 (2016): S. 1105-1115.

8 **Wenn Sie unter neuroplastischen Schmerzen leiden, ist es nicht das Sitzen oder Stehen oder Gehen, das Ihre Schmerzen verursacht.** In dieser Übersichtsstudie werden sieben verschiedene Studien unter die Lupe genommen, um die Beziehung zwischen chronischen Schmerzen und konditionierten Reaktionen zu untersuchen: Daniel S. Harvie, G. Lorimer Moseley, Susan L. Hillier und Ann Meulders: „Classical

conditioning differences associated with chronic pain: A systematic review", in: *Journal of Pain* 18, Nr. 8 (2017): S. 889-898.

9 **Ärzte haben während ihrer Ausbildung gelernt, nach strukturellen Ursachen zu suchen:** Während ihres Medizinstudiums lernen angehende Ärzte, wie man Krankheiten anhand der Symptome des Patienten diagnostiziert. Eine beliebte Eselsbrücke, die Medizinstudenten in den USA hilft, sich die möglichen Ursachen einer Krankheit zu merken, lautet VINDICATE (Deutsch: to vindicate a theory = eine Theorie bestätigen):

V – vaskulär
I – Infektion
N – Neubildung (ein beliebtes Wort für einen Tumor)
D – degenerativ
I – Intoxikation
C – congenital (Deutsch: angeboren)
A – autoimmun
T – Trauma
E – endokrin (die Hormone betreffend)

Diese Eselsbrücke ist fest im biomedizinischen Modell verankert. Jeder Begriff dieser Auflistung bezieht sich auf eine körperliche Ursache. Ärzte sind geschult, nach strukturellen Ursachen zu suchen. Und wenn man nach strukturellen Problemen sucht, findet man welche, auch wenn sie nicht die eigentliche Ursache des Problems sind.

10 **Viele Patienten, die unter chronischen Schmerzen leiden, haben von ihrem Arzt eine Diagnose erhalten:** Von den Betroffenen, die unter chronischen Schmerzen leiden, haben 90 Prozent irgendeinen Arzt oder einen anderen Ausübenden eines Heilberufes aufgesucht, um die Schmerzen, unter denen sie leiden, zu lindern, und 38 Prozent haben mehr als einen aufgesucht. Die meisten dieser Ärzte und Angehörigen eines Heilberufes verfolgen eine biomedizinische Herangehensweise, die nicht funktioniert. Sie hilft nicht bei der Bekämpfung der Schmerzen, sondern bestärkt die Patienten in ihrem Glauben, dass ihren Schmerzen ein körperliches Problem zugrunde liegt (was ihre Schmerzen paradoxerweise noch verschlimmert). Peter D. Hart Research Associates: *Americans talk about pain*,

2003. Abgerufen unter https://www.researchamerica.org/sites/default/files/uploads/poll2003pain.pdf.

11 **Aber mit einer derartigen medizinischen Diagnose geht auch ein Nachteil einher:** Die gute Nachricht ist, dass die Ausübenden der Berufe des Gesundheitsbetriebs (allmählich) zu einer eher ganzheitlichen Herangehensweise übergehen, dem sogenannten biopsychosozialen Modell. Dieser Ansatz beinhaltet die biologischen Faktoren des biomedizinischen Modells, berücksichtigt aber auch psychologische und soziale Faktoren. George L. Engel: „The need for a new medical model: A challenge for biomedicine", in: *Science* 196, Nr. 4286 (1977): S. 129-136.

Kapitel 5: Empfindungsverfolgung

1 **Als ich zum ersten Mal *Der Zauberer von Oz* gesehen habe.** *Der Zauberer von Oz* ist ein Meilenstein der Kultur. Nach Angaben der Library of Congress ist er der meistgesehene Film aller Zeiten. Und der von Dorothy gesagte prägende Satz „There's no place like home" („Zu Hause ist es doch am schönsten") stammt aus diesem Film. *The Wizard of Oz/Der Zauberer von Oz.* Regie: Victor Fleming. USA: Metro-Goldwyn-Mayer, 1939.

Erstaunlicherweise glauben einige Wissenschaftler, dass der Film eine politische Allegorie der amerikanischen Politik in den 1890er-Jahren ist. Demnach steht die gelbe Backsteinstraße für Geld, das durch den Goldstandard gestützt wird. (Wie messen wir Gold? In Unzen, die in den USA mit „oz" abgekürzt werden.) „The Wizard of Oz: An American fairy tale". Abgerufen unter www.loc.gov/exhibits/oz/ozsect2.html. Henry M. Littlefield: "The Wizard of Oz: Parable on populism", in: *American Quarterly* 16, Nr. 1 (1964): S. 47-58.

2 **Die Art und Weise, in der wir das tun, nennen wir „Empfindungsverfolgung".** Englisch: *somatic tracking.* „Somatisch" heißt: den Körper betreffend. Die Empfindungsverfolgung stellt eine Möglichkeit für Sie dar, körperliche Empfindungen in Ihrem Körper durch eine andere Brille zu betrachten. Das ermöglicht es Ihnen, allmählich die Art und Weise zu verändern, wie Ihr Gehirn diese Empfindungen interpretiert.

3 **Achtsamkeit bedeutet, auf eine bestimmte Weise aufmerksam zu sein: bewusst, im gegenwärtigen Augenblick und ohne zu urteilen:** Maia Szalavitz: „Q&A: Jon Kabat-Zinn talks about bringing mindfulness meditation to medicine", in: *Time*, 11. Januar 2012.

4 **Neurowissenschaftler haben gezeigt, dass Achtsamkeit das Gefühl von Sicherheit erhöht, indem die Angstschaltkreise des Gehirns deaktiviert werden:** Achtsamkeit reduziert nachweislich die Aktivität in der Amygdala, einer mandelförmigen Struktur im Gehirn, die beim Erleben von Angst eine sehr wichtige Rolle spielt. Anselm Doll, Britta K. Hölzel, Satja Mulej Bratec, Christine C. Boucard, Xiyao Xie, Afra M. Wohlschläger und Christian Sorg: „Mindful attention to breath regulates emotions via increased amygdala-prefrontal cortex connectivity", in: *Neuroimage* 134 (2016): S. 305-313.

5 **Dies unterbricht den Schmerz-Angst-Teufelskreis:** Achtsamkeit kann helfen, neuroplastische Schmerzen zu reduzieren. Eve-Ling Khoo, Rebecca Small, Wei Cheng, Taylor Hatchard, Brittany Glynn, Danielle B. Rice, Becky Skidmore, Samantha Kenny, Brian Hutton und Patricia A. Poulin: „Comparative evaluation of group-based mindfulness-based stress reduction and cognitive behavioural therapy for the treatment and management of chronic pain: A systematic review and network meta-analysis", in: *Evidence-Based Mental Health* 22, Nr. 1 (2019): S. 26-35.

6 **Wissenschaftler haben gezeigt, dass diese Technik, die wir „Neubewertung von Sicherheit" nennen, Ängste signifikant reduzieren kann:** Tracy Sloan und Michael J. Telch: „The effects of safety-seeking behavior and guided threat reappraisal on fear reduction during exposure: An experimental investigation", in: *Behaviour Research and Therapy* 40, Nr. 3 (2002): S. 235–251. Tim Shore, Kathrin Cohen Kadosh, Miriam Lommen, Myra Cooper und Jennifer Y. F. Lau: „Investigating the effectiveness of brief cognitive reappraisal training to reduce fear in adolescents", in: *Cognition and Emotion* 31, Nr. 4 (2017): S. 806–815.

7 **Wissenschaftler untersuchen die positive Wirkung:** Meike K. Uhrig, Nadine Trautmann, Ulf Baumgärtner, Rolf-Detlef Treede, Florian

Henrich, Wolfgang Hiller und Susanne Marschall: „Emotion elicitation: A comparison of pictures and films“, in: *Frontiers in Psychology* 7 (2016): S. 180. Rainer Westermann, Kordelia Spies, Günter Stahl und Friedrich W. Hesse: „Relative effectiveness and validity of mood induction procedures: A meta-analysis“, in: *European Journal of Social Psychology* 26, Nr. 4 (1996): S. 557–580.

8 **Solche Experimente zeigen, dass Menschen durch Schmerzen verursachte Ängste besser überwinden können, wenn ihre Stimmung aufgehellt ist:** Nicole Geschwind, Michel Meulders, Madelon L. Peters, Johan W.S. Vlaeyen und Ann Meulders: „Can experimentally induced positive affect attenuate generalization of fear of movement-related pain?“, in: *Journal of Pain* 16, Nr. 3 (2015): S. 258-269. Zahra Goli, Ali Asghari und Alireza Moradi: „Effects of mood induction on the pain responses in patients with migraine and the role of pain catastrophizing“, in: *Clinical Psychology and Psychotherapy* 23, Nr. 1 (2016): S. 66–76.

9 **Das Foto liefert Ihnen eine kleine Dosis Leichtigkeit, die Ihnen helfen wird:** Wir haben dieses Foto der sechsjährigen Tochter meines Co-Autors gezeigt und sie gefragt, was sie beim Betrachten des Fotos empfindet. Sie sagte: „Es ist, als würde die Sonne in mir scheinen.“ Das ist genau die Stimmung, die wir anstreben!

10 **Sie beobachteten ihre Schmerzen wie ein Falke ein potenzielles Beuteopfer.** Redewendungen wie „Falkenauge, sei wachsam“ und „Adleraugen haben“ haben ihren Ursprung in der Realität. Raubvögel wie Falken, Adler und Milane haben schätzungsweise ein vier- bis achtmal so präzises Sehvermögen wie der Mensch. Sie können weiter sehen als wir, sie können Bewegungen besser wahrnehmen als wir und sie können in einigen Situationen sogar Farben besser unterscheiden.

Wenn ich vom Falkenmodus spreche, beziehe ich mich natürlich nicht darauf, wie gut ein Falke sieht, sondern auf die Intensität seines Blicks. Falken haben einen so durchdringenden Blick, weil sie einen großen, gefiederten Augenbrauenkamm haben (den Knochen über den Augenhöhlen – wir haben ihn auch). Dieser überdimensionale Augenbrauenkamm hilft ihnen, ihre Augen vor der Sonne und vor Staub und Wind zu schützen. Außerdem sehen Falken dadurch besonders stark aus, aber ich bin mir nicht sicher, ob das nun tatsächlich der Grund für die Existenz dieses Augenbrauenkammes ist oder nur ein zusätzlicher Vorteil.

Fazit: Falken können gar nicht anders, als intensiv und heftig zu agieren – sie sind von Natur aus so. Aber Sie können Ihr Verhalten steuern. Tun Sie Ihr Bestes, um die Intensität zu verringern, wenn Sie die Empfindungsverfolgung praktizieren.

Michael P. Jones, Kenneth E. Pierce Jr. und Daniel Ward: „Avian vision: A review of form and function with special consideration to birds of prey", in: *Journal of Exotic Pet Medicine* 16, Nr. 2 (2007): S. 69–87. Simon Potier, Mindaugas Mitkus und Almut Kelber: „High resolution of colour vision, but low contrast sensitivity in a diurnal raptor", in: *Proceedings of the Royal Society B: Biological Sciences* 285, Nr. 1885 (2018): S. 1036. Kari Kirschbaum: „Family Accipitridae", in: *Animal Diversity Web*. University of Michigan Museum of Zoology.

11 **Schließlich gewann er die Meisterschaft der NCAA zweimal hintereinander:** Mein Vater, Stan Gordon Tarshis (zum Glück für mich legte er den Namen Tarshis ab, bevor ich geboren wurde), gewann die NCAA-Meisterschaft am Reck in den Jahren 1959 und 1960. Hätte er auch 1958 gewonnen, wäre er der erste Dreifachsieger in dieser Kategorie gewesen. Leider gewann er in jenem Jahr nur Silber, weil er – Sie haben es erraten – Abie Grossfeld unterlag. „Southern California Jewish Sports Hall of Fame", 2016. Abgerufen unter http://scjewishsportshof.com/tarshis.html.

12 **Ein spezieller Song hat mir schon immer gefallen:** „The Gambler" wurde 1976 von Don Schlitz geschrieben. Schlitz und mehrere andere Countrysänger nahmen den Song auf, aber erst die Version von Kenny Rogers erreichte Platz 1 der Billboard Country Music Charts und schaffte es sogar auf Platz 16 der Pop-Charts und auf Platz 3 der Easy Listening Charts. Joel Whitburn: *The Billboard Book of Top 40 Country Hits: 1944-2006*. Record Research, 2004.

Kapitel 6: Der Prozess

1 **Ein Sportreporter nannte Hinkie „einen Betrüger", „einen Dummkopf" und „einen Trottel".** Albert Burneko: „The 76ers are run by a ridiculous TED-humping moron", in: *Deadspin*, 18.

Februar 2015. Abgerufen unter https://deadspin.com/the-76ers-are-run-by-a-ridiculous-ted-humping-moron-1686613279.

2 **„Vertraut dem Prozess“:** Eine ausführliche Geschichte darüber, wie der Spruch „Trust the process“ (‚Vertraut dem Prozess‘) zum inoffiziellen Slogan der Philadelphia 76ers wurde, finden Sie unter Max Rappaport: „The definitive history of ‚trust the process‘, in: *Bleacher Report*, 23. August 2017. Abgerufen unter https://bleacherreport.com/articles/2729018-the-definitive-history-of-trust-the-process.

3 **Die Philadelphia 76ers beendeten die Saison mit mehr Siegen als in den vorangegangenen 17 Jahren:** Natürlich gefällt es der NBA nicht, wenn Teams absichtlich über mehrere Jahre hinweg verlieren. Vor allem als Reaktion auf Hinkies Vorgehen änderte die NBA die Regeln für den jährlichen Draft, sodass die letztplatzierten Teams nicht mehr so stark begünstigt werden. Arun Thottakara: „Tearing up the process: The NBA's new draft lottery reform seeks to counter tanking“, in: *Villanova Sports Law Society Blog*, 2018. Abgerufen unter https://www1.villanova.edu/villanova/law/academics/sportslaw/commentary/sls_blog/2018/tearing-up-the-process-the-nbas-new-draft-lottery-reform-seeks-.html.

4 **Sie müssen sich dem, wovor Sie Angst haben, aussetzen.** Isaac Marks: „Exposure therapy for phobias and obsessive-compulsive disorders“, in: *Hospital Practice* 14, Nr. 2 (1979): S. 101–108. Karyn M. Myers und Michael Davis: „Mechanisms of fear extinction“, in: *Molecular Psychiatry* 12, Nr. 2 (2007): S. 120 –150.

5 **So etwas nennt man eine „Korrekturerfahrung“.** Edna B. Foa und Michael J. Kozak: „Emotional processing of fear: Exposure to corrective information“, in: *Psychological Bulletin* 99, Nr. 1 (1986): S. 20.

6 **Wenn das Sich-Aussetzen gegenüber seinen Ängsten jedoch Gefühle der Gefahr auslöst, verstärkt das die Ängste noch:** Eine kürzlich in Texas durchgeführte Studie hat zufällig ergeben, dass es bei der Anwendung dieser Therapie zu Rückschlägen kommen kann. Die Wissenschaftler, die die Studie durchführten, wählten Betroffene aus, die unter Agoraphobie litten, einer Angststörung, die durch das

Gefühl ausgelöst werden kann, an öffentlichen Orten in der Falle zu sitzen. Die Wissenschaftler hofften, den Betroffenen helfen zu können, ihre Ängste durch Exposition zu überwinden. Sie ließen die Teilnehmer Zeit an Orten verbringen, die ihre Ängste auslösten – öffentliche Verkehrsmittel, Kinos, Einkaufszentren. Ziel war es, dass die Teilnehmer Korrekturerfahrungen machten und ihre Ängste dadurch verringert wurden.

Doch bei einigen Teilnehmern der Studie verstärkten sich die Angstgefühle während der Exposition sogar noch. Anstelle von Korrekturerfahrungen erlebten sie Rückschläge. Und diese Teilnehmer litten am Ende der Studie unter den stärksten Ängsten. Alicia E. Meuret, Anke Seidel, Benjamin Rosenfield, Stefan G. Hofmann und David Rosenfield „Does fear reactivity during exposure predictive to panic symptom reduction", in: *Journal of Consulting and Clinical Psychology* 80, Nr. 5 (2012): S. 773.

7 **Wenn ein Vermeidungsverhalten gezielt eingesetzt wird, kann es eine wirksame Technik sein, um Ängste zu überwinden.** Wie ich in diesem Kapitel bereits erwähnt habe, kann man Angst nur überwinden, indem man sich ihr aussetzt. Aus diesem Grund haben Varianten von Vermeidungsverhalten manchmal einen schlechten Ruf. Doch in jüngerer Zeit haben Psychologen begonnen, den Wert von Vermeidungsverhalten als Mittel zur Angstbewältigung zu erkennen. Stefan G. Hofmann und Aleena C. Hay: „Reethinking avoidance: Toward a balanced approach to avoidance in treating anxiety disorders", in: *Journal of Anxiety Disorders* 55 (2018): S. 14-21. Joseph E. LeDoux, Justin Moscarello, Robert Sears und Vincent Campese: „The birth, death and resurrection of avoidance: A reconceptualization of a troubled paradigm", in: *Molecular Psychiatry* 22, Nr. 1 (2017): S. 24-36.

Vermeidungsverhalten ist ein wichtiger Teil des Prozesses, weil es Ihnen helfen kann, das Erleben von Rückschlägen möglichst gering zu halten.

8 **Betroffene, die unter chronischen Schmerzen leiden, legen sehr häufig ein Vermeidungsverhalten an den Tag:** Stéphanie Volders, Yannick Boddez, Steven De Peuter, Ann Meulders und Johan W. S.

Vlaeyen: „Avoidance behavior in chronic pain research: A cold case revisited", in: *Behaviour Research and Therapy* 64 (2015): S. 31–37.

9 **Werden Sie sich Ihrer eigenen Vermeidungsverhaltensweisen bewusst:** Da es sich bei Vermeidungsverhalten oft um eine körperliche Aktion handelt, kann es die Überzeugung verstärken, dass Ihre Schmerzen durch ein Problem in Ihrem Körper verursacht werden, auch wenn dies nicht der Fall ist. Wenn Sie zum Beispiel beim Sitzen Schmerzen haben, kann Aufstehen ein wirksames Vermeidungsverhalten sein. Sie denken dann vielleicht: „Oh, wenn ich aufstehe, wird meine Wirbelsäule entlastet." Aber wenn es sich bei Ihren Schmerzen um neuroplastische Schmerzen handelt, ist Ihre Wirbelsäule irrelevant. Wie ich in Kapitel 4 dargelegt habe, empfinden Sie beim Sitzen Schmerzen, weil dies eine konditionierte Reaktion ist. Und Sie fühlen sich besser, wenn Sie stehen, weil Sie diese konditionierte Reaktion vermeiden. Stehen entlastet nicht Ihre Wirbelsäule, sondern sendet Ihrem Gehirn das Signal, dass die Situation unbedenklich ist und es sich sicher fühlen kann.

10 **Ihr Lieblingsspiel ist „Leitern und Rutschen":** „Chutes and Ladders" („Leitern und Rutschen") wurde in den USA erstmals 1943 von Milton Bradley auf den Markt gebracht. Suzanne Slesin: „At 50 still climbing, still sliding" (Deutsch: ‚Mit 50 immer noch klettern, immer noch rutschen'), in: *New York Times*, 15. Juli 1993, C3.

11 **Ein Rückschlag ist wie eine Rutsche:** Erwähnenswert ist, dass „Chutes and Ladders" auf einem alten indischen Brettspiel namens „Snakes and Ladders"(‚Schlangen und Leitern') basiert. Diese Metapher funktioniert sogar noch besser mit der Originalversion, da man Schlangen von Natur aus für gefährlich hält.

12 **Betroffene werden häufig von Gefühlen der Angst und der Hoffnungslosigkeit geplagt:** Wenn Menschen im Zusammenhang mit Schmerzen extrem negative Gedanken haben (bekannt als Schmerzkatastrophisierung), empfinden sie mehr Schmerzen. Steven Z. George und Adam T. Hirsh: „Psychologic influence on experimental pain sensitivity and clinical pain intensity for patients with shoulder pain", in: *Journal of Pain* 10, Nr. 3 (2009): S. 293-299.

13 **Ihr Gehirn verspürt Gefahr und Sie beruhigen es, indem Sie ihm Botschaften zukommen lassen, die Sicherheit und Unbedenklichkeit signalisieren.** In folgender Studie wurde festgestellt, dass negative Gedanken die Schmerzempfindlichkeit bei Patienten erhöhen, während Botschaften der Sicherheit und Unbedenklichkeit die Schmerzempfindlichkeit verringern: Daniela Roditi, Michael E. Robinson und Nola Litwins: „Effects of coping statements on experimental pain in chronic pain patients", in: *Journal of Pain Research* 2 (2009): S. 109.

14 **Ein Psychologe namens B. F. Skinner, der an der Harvard University forschte:** Interessante Nebenbemerkung – Das „B" steht für „Burrhus".

15 **Er brachte sogar einigen Tauben bei, Tischtennis zu spielen:** Skinner belohnte die Tauben jedes Mal mit einem Leckerbissen, wenn der Gegenspieler es nicht schaffte, den Ball zurückzuspielen. Durch diese positive Verstärkung wurden die Tauben ziemlich gut darin, den Ball hin und her zu spielen. Das ist eine witzige Vorstellung, aber Sie sollten wissen, dass die Tauben keine Schläger benutzten. Sie schlugen den Ball mit ihren Schnäbeln hin und her. Hier können Sie sie in Aktion sehen: https://www.youtube.com/watch?v=vGazyH6fQQ4.

16 **Bei einem seiner bekanntesten Experimente setzte er eine Ratte in einen Käfig:** Die offizielle Bezeichnung für diese Vorrichtung lautet „Kammer zum operanten Konditionieren", aber im Allgemeinen wird sie als Skinner-Box bezeichnet, also nach dem Mann, der sie berühmt gemacht hat.

17 **Eines Tages gab es einen unerwarteten Zwischenfall: Die Vorrichtung funktionierte nicht.** Es war eine zufällige Entdeckung, aber Skinner erkannte sofort ihre Bedeutung: „Meine erste Extinktionskurve ist durch Zufall zustande gekommen. Eine Ratte drückte in einem Sättigungsexperiment auf den Hebel, doch der Futterspender klemmte. Ich war zu diesem Zeitpunkt nicht anwesend und als ich zurückkam, sah ich eine wunderschöne Kurve. Die Ratte hatte weiter gedrückt, obwohl sie keine Futterspende erhalten hatte ... Ich war total aufgeregt. Es war ein Freitagnachmittag und es war niemand im Labor, dem

ich es hätte erzählen können. Ich ließ das ganze Wochenende beim Überqueren von Straßen besondere Vorsicht walten und vermied alle unnötigen Risiken, um meine Entdeckung nicht dadurch der Gefahr auszusetzen, nicht bekannt zu werden, dass ich durch einen Unfall ums Leben kam." Burrhus Frederic Skinner: *The Shaping of a Behaviorist: Part Two of an Autobiography.* New York: Alfred A. Knopf, 1979 (S. 95).

18 **So etwas wird Extinktion oder Löschung genannt.** Es kommt nicht jeden Tag vor, dass ich eine achtzig Jahre alte Studie zitiere: B. F. Skinner: „On the rate of extinction of a conditioned reflex", in: *Journal of General Psychology* 8, Nr. 1 (1933): S. 114-129.

19 **Das nennt man Löschungstrotz:** Wie bereits erwähnt, beschrieben Skinner und seine Zeitgenossen, wie Tiere auf Extinktion („Löschung") reagierten und stellten dieses Verhalten grafisch in Diagrammen dar. Zum Beispiel, wie oft eine Ratte den Hebel drückte, wenn sie kein Futter mehr als Belohnung erhielt. Diese „Extinktionskurven" ließen einen schrittweisen Rückgang der Aktivität erkennen, während die Ratte das Verhalten verlernte. Manchmal kam es aber auch zu einer Verstärkung des Verhaltens, bevor es sich abschwächte.

Fred Keller und William Schoenfeld waren die ersten, die diesen Anstieg der Aktivität 1950 in ihrem wegweisenden Fachbuch *Principles of Psychology* als einen „Ausbruch", „Trotz" (englisch: *burst*) beschrieben mit dem Vermerk: „Die Extinktionskurve zeigt einen Ausbruch an Reaktionen." Oder etwas anschaulicher ausgedrückt: „Das Tier neigt dazu, den Hebel, der jetzt keine Belohnung mehr liefert, wie wild zu betätigen."

Es kann sein, dass Sie einen Löschungstrotz erleben, aber halten Sie Kurs. So wie die Ratten irgendwann aufgaben, werden auch Ihre Schmerzen aufgeben, sobald sie nicht mehr gestärkt werden. F. S. Keller und W. N. Schoenfeld: *Principles of psychology: A systematic text in the science of behavior. Century Psychology Series.* East Norwalk, CT: Appleton-Century-Crofts, 1950.

Kapitel 7: Mit der Gewohnheit brechen, sich in erhöhter Alarmbereitschaft zu befinden

1 **Im Rahmen einer kürzlich durchgeführten Studie gaben 35 Prozent der weltweit befragten Menschen an, „während eines Großteils des Tages“ unter Stress zu stehen:** Die Statistiken über weltweit und in den USA empfundenen Stress stammen aus dem Global Emotions Report des Instituts Gallup für das Jahr 2019. Diese Umfrage basiert auf 151.000 Interviews zum Thema positive und negative Emotionen; die Umfragen wurden in 143 Ländern durchgeführt.

Auf die Frage: „Haben Sie gestern während eines großen Teils des Tages Stress empfunden?“ antworteten 55 Prozent der US-Amerikaner mit „Ja“. Die Vereinigten Staaten lagen damit gleichauf mit Albanien, dem Iran und Sri Lanka und damit nur vier Punkte hinter dem am stärksten gestressten Land der Welt, Griechenland, das seit einem Jahrzehnt in einer verheerenden Wirtschaftskrise steckt. Julie Ray: „Americans' stress, worry and anger intensified in 2018“. 25. April 2019. Gallup Organization. Abgerufen unter https://news.gallup.com/poll/249098/americans-stress-worry-anger-intensified-2018.aspx. Kitsantonis, Niki: „Greece, 10 years into economic crisis, counts the cost to mental health“, in: *New York Times*, 3. Februar 2019. Abgerufen unter https://www.nytimes.com/2019/02/03/world/europe/greece-economy-mental-health.html.

2 **Sein Gehirn löst die Ausschüttung von Stresshormonen aus:** Arthur S. P. Jansen, Xay Van Nguyen, Vladimir Karpitskiy, Thomas C. Mettenleiter und Arthur D. Loewy: „Central command neurons of the sympathetic nervous system: Basis of the fight-or-flight response“, in: *Science* 270, Nr. 5236 (1995): S. 644–646.

3 **Abgesehen von gelegentlichen Situationen, in denen er um sein Leben rennt, verläuft Neils Leben in der Savanne überwiegend in ruhigen Bahnen.** Robert M. Sapolsky: *Why Zebras Don't Get Ulcers: The Acclaimed Guide to Stress, Stress-Related Diseases, and Coping.* New York: Henry Holt, 2004.

4 **72 verschiedene Geschmacksrichtungen von Oreo-Keksen:** In Wahrheit ist es ziemlich schwierig, die Anzahl der Oreo-Geschmacksrichtungen genau zu bestimmen, weil es so viele

saisonale Geschmacksrichtungen (Pumpkin Spice Oreos), limitierte Auflagen (Marshmallow Moon Oreos zum fünfzigsten Jahrestag der Mondlandung) und internationale Geschmacksrichtungen (Matcha Green Tea Oreos aus Japan) gibt. Abgesehen davon bin ich mir sicher, dass es mindestens 72 verschiedene Geschmacksrichtungen gibt, die Versionen mit unterschiedlichen Mengen an Cremefüllung (Double Stuf Oreos, Mega Stuf Oreos und die unglaublichen Most Stuf Oreos) nicht einmal mitgerechnet.

In diesem vor einigen Jahren erschienenen Artikel wurden 55 verschiedene Oreo-Geschmacksrichtungen aufgelistet: Ella Ceron: „Here's every Oreo flavor ever created", in: *Teen Vogue*, 19. Juni 2017. Abgerufen unter https://www.teenvogue.com/story/every-oreo-flavor-ranked.

5 **Wir sind so konstruiert, nach Dingen Ausschau zu halten, die uns stimulieren:** Beatrice M. De Oca und Alison A. Black: „Bullets versus burgers: Is it threat or relevance that captures attention?", in: *American Journal of Psychology* 126, Nr. 3 (2013): S. 287–300.

6 **Dann fand Skinner heraus, wie sich noch stärkere Gewohnheiten entwickeln lassen: intermittierende Verstärkung (intermittent reinforcement).** Burrhus F. Skinner: „Reinforcement today", in: *American Psychologist* 13, Nr. 3 (1958): S. 94.

7 **Skinner baute im Prinzip einen Ratten-Spielautomaten:** Die Art der Verstärkung, die bei Spielautomaten zum Einsatz kommt, wird „variable Quote" genannt. Das bedeutet, dass die Gewinnwahrscheinlichkeit konstant ist, die tatsächliche Anzahl der Male, die man am Hebel ziehen oder auf den Knopf drücken muss, um einen Gewinn zu erhalten, jedoch variabel ist. Ein Spielautomat kann zum Beispiel im Durchschnitt alle hundert Drehungen einen Gewinn auszahlen. Aber das ist nur der Durchschnitt. Die tatsächliche Anzahl der Drehungen, die erforderlich ist, um den Höchstgewinn zu erhalten, variiert stark. Russell T. Hurlburt, Terry J. Knapp und Steven H. Knowles: „Simulated slot-machine play with concurrent variable ratio and random ratio schedules of reinforcement", in: *Psychological Reports* 47, Nr. 2 (1980): S. 635-639.

8 **Wenn die Ratten oder Spieler „gewinnen“, setzen ihre Neuronen einen chemischen Stoff namens Dopamin frei:** Catharine A. Winstanley, Paul J. Cocker und Robert D. Rogers: „Dopamine modulates reward expectancy during performance of a slot machine task in rats: Evidence for a ‚near-miss‘ effect“, in: *Neuropsychopharmacology* 36, Nr. 5 (2011): S: 913–925. Juho Joutsa, Jarkko Johansson, Solja Niemelä, Antti Ollikainen, Mika M. Hirvonen, Petteri Piepponen, Eveliina Arponen et al: „Mesolimbic dopamine release is linked to symptom severity in pathological gambling“, in: *Neuroimage* 60, Nr. 4 (2012): S. 1992–1999.

9 **Es kann auch zu Abhängigkeiten führen – Kokain wirkt, indem es den Dopaminspiegel im Gehirn erhöht:** Mary C. Ritz, Richard J. Lamb und M. J. Kuhar: „Cocaine receptors on dopamine transporters are related to self-administration of cocaine“, in: *Science* 237, Nr. 4819 (1987): S. 1219–1223.

10 **Bei Spielsüchtigen ist auch der Spiegel eines der Stresshormone, über die wir bereits gesprochen haben, erhöht: Cortisol.** Gerhard Meyer, Berthold P. Hauffa, Manfred Schedlowski, Cornelius Pawlak, Michael A. Stadler und Michael S. Exton: „Casino gambling increases heart rate and salivary cortisol in regular gamblers“, in: *Biological Psychiatry* 48, Nr. 9 (2000): S. 948-953. Gerhard Meyer, Jan Schwertfeger, Michael S. Exton, Onno E. Janssen, Wolfram Knapp, Michael A. Stadler, Manfred Schedlowski und Tillmann H. C. Krüger: „Neuroendocrine response to casino gambling in problem gamblers“, in: *Psychoneuroendocrinology* 29, Nr. 10 (2004): S. 1272–1280.

11 **Das Problem ist, dass die Verwendung von Handys ebenfalls dafür sorgt, dass unser Gehirn Dopamin und Cortisol ausschüttet.** Madeline Stone: „Smartphone addiction now has a clinical name“, in: *Business Insider*, 31. Juli 2014. Abgerufen unter http://www.businessinsider.com/what-is-nomophobia-2014-7?IR=T.

12 **Wissenschaftler haben herausgefunden, dass Ihr Cortisolspiegel ansteigt, wenn Sie Ihr Telefon hören oder auch nur glauben, es zu hören.** Catherine Price: „Putting down your phone may help you live longer“, in: *New York Times*, 24. April 2019. Abgerufen unter https://

www.nytimes.com/2019/04/24/well/mind/putting-down-your-phone-may-help-you-live-longer.html.

13 **98 Prozent der Teilnehmer einer Studie hatten schon einmal „Phantomvibrationen" erlebt:** Michelle Drouin, Daren H. Kaiser und Daniel A. Miller: „Phantom vibrations among undergraduates: Prevalence and associated psychological characteristics", in: *Computers in Human Behavior* 28, Nr. 4 (2012): S. 1490–1496.

Dieses Phänomen ist so weit verbreitet, dass es sogar eine Wikipedia-Seite über das „Phantom-Vibrations-Syndrom" gibt. (Siehe: https://de.wikipedia.org/wiki/Phantom-Vibrations-Syndrom.) Auf der englischen Wikipedia-Seite sind zudem so nett klingende Synonyme wie „ringxiety" und „phonetom" für dieses Phänomen aufgeführt. Siehe: https://en.wikipedia.org/wiki/Phantom_vibration_syndrome.

14 **Eine Umfrage in Großbritannien ergab, dass ein normaler Mensch im Durchschnitt 221 Mal am Tag sein Smartphone checkt:** „Tecmark survey finds average user picks up their smartphone 221 times a day." (Deutsch: ‚Einer Umfrage des britischen Marketingunternehmens Tecmark zufolge checkt der durchschnittliche Smartphone-Nutzer sein Handy 221 Mal am Tag'.) Tecmark, 2014. Abgerufen unter https://www.tecmark.co.uk/blog/smartphone-usage-data-uk-2014.

15 **In ihrem Buch *Bossypants*:** Tina Fey: *Bossypants*. New York: Little/Brown, 2011, (S. 274). (Auf Deutsch: *Bossypants: Haben Männer Humor?* Hamburg: Rowohlt, 2013).

16 **„Es wird so oder so gut ausgehen" ist eine Form der Neubewertung von Sicherheit, die angesichts von Ungewissheit sehr effektiv sein kann:** Ungewissheit kann stressig sein. Manchmal scheint es sogar so zu sein, dass wir Ungewissheit als schlimmer empfinden als das, worüber wir uns Sorgen machen. Einige Wissenschaftler in London haben dies mit einem sehr cleveren Experiment nachgewiesen. Die Teilnehmer dieser Studie spielten ein Videospiel, bei dem sie Steine umdrehten. Manchmal verbarg sich unter dem Stein eine Schlange, manchmal nicht. Um den Einsatz zu erhöhen, wurde den Teilnehmern, wenn sich eine Schlange unter dem Stein befand, ein leichter Elektroschock verabreicht. Was für ein lustiges Spiel!

Die Wissenschaftler maßen während der gesamten Dauer des Spiels den Stresspegel der Teilnehmer. Jetzt wird es interessant: Manchmal wussten die Teilnehmer ganz sicher, dass sich unter dem Stein eine Schlange befand. Aber manchmal vermuteten sie nur, dass unter dem Stein eine Schlange lauern könnte.

Wenn die Teilnehmer mit Sicherheit wussten, dass sie einen Elektroschock bekommen würden, stieg ihr Stresspegel an. Das macht Sinn. Zu wissen, dass man einen Stromschlag bekommen wird, ist stressig. Aber wenn die Teilnehmer nicht sicher waren, ob sich unter dem Stein eine Schlange befand, stieg ihr Stresspegel sogar noch mehr an. Die Möglichkeit, dass etwas Unangenehmes passieren könnte, war für die Teilnehmer noch stressiger als die Gewissheit, dass etwas Unangenehmes passieren würde.

Aber wie ich in Kapitel 5 dargelegt habe, ist die Neubewertung von Sicherheit eine wirksame Technik, um Ängste abzubauen. Ich behaupte, dass die Teilnehmer des Schlangenvideospiels ihren Stresspegel hätten senken können, wenn sie sich gesagt hätten: „Vielleicht bekomme ich einen leichten Elektroschock, vielleicht aber auch nicht. Aber es wird so oder so gut ausgehen." Archy O. De Berker, Robb B. Rutledge, Christoph Mathys, Louise Marshall, Gemma F. Cross, Raymond J. Dolan und Sven Bestmann: „Computations of uncertainty mediate acute stress responses in humans", in: *Nature Communications* 7, Artikel Nr. 10996 (2016).

17 **Das Gefühl, in der Falle zu sitzen, stört den Prozess und sendet dem Gehirn zusätzliche Gefahrensignale.** Wie ich in Kapitel 6 bereits ausgeführt habe, ist der Schlüssel zur Überwindung von Angst, dass man sich dem, wovor man Angst hat, aussetzt. Aber wenn man sich dem, wovor man Angst hat, auf eine Weise aussetzt, die einem das Gefühl gibt, nicht sicher zu sein, führt das zu Rückschlägen. Das Gefühl, in der Falle zu sitzen, führt mit Sicherheit zu einem Gefühl der Unsicherheit und versetzt das Gehirn in erhöhte Alarmbereitschaft.

Der Neurowissenschaftler Joseph LeDoux hat auf diesem Feld interessante Untersuchungen durchgeführt und gezeigt, dass das Gefühl, in einer Falle zu sitzen und keine Kontrolle zu haben, Ängste verstärkt. Aber wie LeDoux kürzlich schrieb, gilt auch: „Wenn der Betroffene durch sein eigenes Handeln die Kontrolle über die Situation gewinnt, verringert sich die Angst.' Emily A. Boeke, Justin

M. Moscarello, Joseph E. LeDoux, Elizabeth A. Phelps und Catherine A. Hartley: „Active avoidance: Neutral mechanisms and attenuation of Pavlovian conditioned responding“, in: *Journal of Neuroscience* 37, Nr. 18 (2017): 4808-4818. Joseph LeDoux: „For the anxious, avoidance can have an upside“, in: *New York Times*, 7. April 2013. Abgerufen unter https://opinionator.blogs.nytimes.com/2013/04/07/for-the-anxious-avoidance-can-have-an-upside.

Bemühen Sie sich nach Kräften, die Kontrolle über Ihre Lebenssituationen zu behalten, und sorgen Sie dafür, dass Sie nicht das Gefühl haben, in einer Falle zu sitzen. Das wird Ihre Ängste und Ihren Schmerz verringern.

Kapitel 8: Gut darin werden, sich gut zu fühlen

1 **Die Geschichte von den zwei Wölfen:** Wie bei den meisten Parabeln gibt es auch bei der „Geschichte von den zwei Wölfen“ Dutzende unterschiedliche Versionen und es ist schwierig, ihren genauen Ursprung zu bestimmen. Sie wird oft als eine Legende der Cherokee beschrieben, aber es gibt keinen Beweis dafür, dass es tatsächlich eine Verbindung zu den amerikanischen Ureinwohnern gibt. Andere glauben, dass sie zum ersten Mal in einem Buch des evangelikalen Erweckungspredigers Billy Graham auftaucht. In seiner Version kommen weder Wölfe noch ein weiser Großvater vor. Es geht um zwei Kampfhunde (einer schwarz, einer weiß), die einem „Eskimo-Fischer“ gehören. Aber die Moral ist dieselbe: „Der, den ich füttere, gewinnt immer, weil er stärker ist.“ Billy Graham: *The Holy Spirit: Activating God's Power in Your Life*. Nashville: W Publishing Group, 1978 (S. 92).

2 **Positive Emotionen lindern Ihren Schmerz.** In folgender Übersichtsstudie wird der Zusammenhang zwischen „positiven Empfindungen“ und Schmerzen untersucht. Positive Empfindungen können sowohl experimentell ausgelöste Schmerzen (Elektroschocks, heiße Sonden) als auch chronische Schmerzen verringern. Patrick H. Finan und Eric L. Garland: „The role of positive affect in pain and its treatment“, in: *Clinical Journal of Pain* 31, Nr. 2 (2015) (S. 177).

3 **Diese Technik nenne ich „Ängste einfangen“ und sie funktioniert in drei einfachen Schritten.** „Ängste einzufangen“ ist eine Variante der

„kognitiven Umstrukturierung" – einer Technik, die darauf abzielt, negative Gedanken zu reduzieren und sie durch positive zu ersetzen. Es gibt umfangreiche wissenschaftliche Belege dafür, dass die kognitive Umstrukturierung bei der Verringerung verschiedener Arten von Ängsten, einschließlich der Angst vor Schmerzen, wirksam ist. Richard P. Mattick, Lorna Peters und J. Christopher Clarke: „Exposure and cognitive restructuring for social phobia: A controlled study", in: *Behavior Therapy* 20, Nr. 1 (1989): S. 3-23. A. D. De Jongh, Peter Muris, Guusje Ter Horst, Florence Van Zuuren, Nelleke Schoenmakers und Peter Makkes: „One-session cognitive treatment of dental phobia: Preparing dental phobics for treatment by restructuring negative cognitions", in: *Behaviour Research and Therapy* 33, Nr. 8 (1995): S. 947-954. Margo C. Watt, Sherry H. Stewart, Marie-Josée Lefaivre und Lindsay S. Uman: „A brief cognitive-behavioral approach to reducing anxiety sensitivity decreases pain-related anxiety", in: *Cognitive Behaviour Therapy* 35, Nr. 4 (2006): S. 248-256.

Um die Wirksamkeit der Technik des Einfangens von Ängsten zu untersuchen, haben einige Wissenschaftler Betroffene zusammengestellt, die unter Prüfungsangst litten. Niemand schreibt gerne Tests, aber für Betroffene, die unter Prüfungsangst leiden, ist das Absolvieren von Tests das pure Grauen. Im Rahmen der Studie mussten die Teilnehmer einige Tests absolvieren, aber vorher übten sie sich darin, jegliche aufkommende Ängste einzufangen. Und es hat funktioniert! Indem sie ihre Ängste einfingen, hatten sie weniger Angst vor den Tests. Aber das wirklich Tolle ist, dass die Probanden am Ende der Studie auch weniger Ängste vor anderen Situationen hatten, beispielsweise davor, eine Rede zu halten, auf eine Party zu gehen oder ein Vorstellungsgespräch zu absolvieren. Indem sie ihre negativen Gedanken im Zusammenhang mit Tests einfingen, verringerten sie ihre Ängste auf breiter Front. Marvin R. Goldfried, Marsha M. Linehan und Jean L. Smith: „Reduction of test anxiety through cognitive restructuring", in: *Journal of Consulting and Clinical Psychology* 46, Nr. 1 (1978): S. 32.

4 **Studien zeigen, dass Schmerzpatienten, die ihre Ängste erkennen und einfangen, weniger Schmerzen haben:** Dawn M. Ehde, und Mark P. Jensen: „Feasibility of a cognitive restructuring intervention for treatment of chronic pain in persons with disabilities", in: *Rehabilitation Psychology*

49, Nr. 3 (2004) (S. 254). Annika Kohl, Winfried Rief und Julia Anna Glombiewski: „Do fibromyalgia patients benefit from cognitive restructuring and acceptance? An experimental study“, in: *Journal of Behavior Therapy and Experimental Psychiatry* 45, Nr. 4 (2014): S. 467–474.

5 **Manchmal muss am Anfang die Tat stehen und das Glauben kommt erst danach:** Die Beziehung zwischen Gedanken und Überzeugungen ist ein Henne-Ei-Problem. Überzeugungen beeinflussen mit Sicherheit, was wir denken, aber auch das, was wir denken, kann unsere Überzeugungen prägen. Im Rahmen einer Studie wurden junge Sportler in verschiedenen Tennisfertigkeiten geschult. Der Hälfte der Teilnehmer wurde außerdem beigebracht, sich selbst positive Botschaften zu senden. In der Teilnehmergruppe, die sich selbst positive Botschaften sendete, stieg der Glaube an die eigene Leistungsfähigkeit als Folge der Selbstgespräche, die die Teilnehmer mit sich führten. Auch ihre spielerische Leistung auf dem Tennisplatz verbesserte sich. In der Kontrollgruppe, die sich nicht der Technik bediente, sich positive Botschaften zu senden, veränderten sich weder der Glaube an die eigene Leistungsfähigkeit noch die spielerische Leistung auf dem Tennisplatz. Antonis Hatzigeorgiadis, Nikos Zourbanos, Christos Goltsios und Yannis Theodorakis: „Investigating the functions of self-talk: The effects of motivational self-talk on self-efficacy and performance in young tennis players“, in: *Sport Psychologist* 22, Nr. 4 (2008): S. 458-471.

6 **Wenn Sie unter chronischen Schmerzen leiden, ist Ihr Gehirn gut darin, negative Gefühle in Ihrem Körper zu empfinden:** In der Rückenschmerzstudie der University of Colorado Boulder wurde dieses Phänomen getestet, indem den Teilnehmern, während sie sich im fMRT-Gerät befanden, ein unangenehmer Ton vorgespielt wurde. Ich habe das Geräusch gehört und es war wirklich unangenehm. Es klang so, wie wenn man mit einem Messer über eine Glasflasche kratzt, ähnlich furchtbar also, wie wenn man die Fingernägel über eine Kreidetafel zieht. Keiner empfand das Geräusch als angenehm, aber Patienten, die unter chronischen Schmerzen litten, reagierten stärker darauf als schmerzfreie Patienten einer Kontrollgruppe. Die Schmerzpatienten zeigten eine erhöhte Gehirnaktivität und bewerteten das Geräusch auf einer Punkteskala als unangenehmer. Yoni Ashar, E-Mail-Nachricht an den Autor, 5. Februar 2020.

7 **Sogar dieser kleine Kerl:** Mein Co-Autor hatte Bedenken, dieses Foto zu verwenden, weil er der Meinung war, dass das Tier eher wie ein Ewok als wie ein Hund aussieht.

8 **Dies wird als „Hypervigilanz" bezeichnet:** Hypervigilanz bei Patienten, die unter chronischen Schmerzen leiden, ist gut dokumentiert. Ein hoher Grad an Hypervigilanz ist bei Schmerzpatienten häufig anzutreffen und verschlimmert die Schmerzen. Gary B. Rollman: „Perspectives on hypervigilance", in: *Pain* 141 (2009): S. 183-184. Ann J. McDermid, Gary B. Rollman und Glenn A. McCain: „Generalized hypervigilance in fibromyalgia: Evidence of perceptual amplification", in: *Pain* 66, Nr. 2-3 (1996): S. 133-144. Matthew S. Herbert, Burel R. Goodin, Samuel T. Pero IV, Jessica K. Schmidt, Adriana Sotolongo, Hailey W. Bulls, Toni L. Glover et al: „Pain hypervigilance is associated with greater clinical pain severity and enhanced experimental pain sensitivity among adults with symptomatic knee osteoarthritis" (Deutsch: ‚Schmerzhypervigilanz ist bei Erwachsenen mit symptomatischer Kniearthrose mit einer stärker empfundenen klinischen Schmerzintensität und einer erhöhten Empfindlichkeit gegenüber experimentell ausgelösten Schmerzen assoziiert'), in: *Annals of Behavioral Medicine* 48, Nr. 1 (2014): S. 50-60.

9 **Eine Verbindung zu angenehmen Gefühlen herzustellen, ist eine ausgezeichnete Möglichkeit, Ihrem Gehirn ein Gefühl von Sicherheit zu vermitteln:** Psychologen bezeichnen die Technik, sich in positive Empfindungen hineinzulehnen, als „Genießen". Im Rahmen einer kürzlich durchgeführten Studie (die in der renommierten Fachzeitschrift *Journal of Happiness Studies* veröffentlicht wurde) wurde eine Gruppe von Studenten darin trainiert, in ihrem Alltag die Technik des Genießens anzuwenden, und es zeigte sich, dass dadurch negative Emotionen wie Ängste signifikant reduziert wurden, was wiederum dafür sorgt, dass sich das Gehirn sicherer fühlt. Daniel B. Hurley und Paul Kwon: „Results of a study to increase savoring the moment: Differential impact on positive and negative outcomes", in: *Journal of Happiness Studies* 13, Nr. 4 (2012): S. 579-588.

In einer anderen Studie nahmen Patienten, die unter chronischen Schmerzen litten, an einem achtwöchigen Kurs teil, in dem die Technik des Genießens eine zentrale Rolle spielte. Nach Beendigung des Kurses zeigten die Schmerzpatienten weniger Schmerzhypervigilanz. Eric L. Garland und Matthew O. Howard: „Mindfulness-oriented recovery enhancement reduces pain attentional bias in chronic pain patients", in: *Psychotherapy and Psychosomatics* 82, Nr. 5 (2013): S. 311-318.

Kapitel 9: Rückfälle, Durchhaltevermögen und Genesung

1 **Bill Murray steckt in einer Zeitschleife fest:** *Und täglich grüßt das Murmeltier (Groundhog Day).* Regie: Harold Ramis. USA: Columbia Pictures, 1993.

2 **Mein eigentlicher Traum war es, in der Sketch-Show *Saturday Night Live* aufzutreten.** *Saturday Night Live.* Entwickelt und produziert von Lorne Michaels. New York: National Broadcasting Company, 1975.

3 **„Sogar Jay Leno war schrecklich, als er anfing":** Jay Leno ist berühmt dafür, seine Anfänge als Stand-up-Comedian selbstironisch zu beleuchten. Jay Leno *Leading with My Chin.* New York: HarperCollins, 1996.

4 **Die Wissenschaft hat gezeigt, dass man durch Übung mehr Durchhaltevermögen entwickeln kann:** Sadhbh Joyce, Fiona Shand, Joseph Tighe, Steven J. Laurent, Richard A. Bryant und Samuel B. Harvey: „Road to resilience: A systematic review and meta-analysis of resilience training programmes and interventions", in: *BMJ Open* 8, Nr. 6 (2018): e017858. Andrew Thomas Reyes, Christopher A. Kearney, Hyunhwa Lee, Katrina Isla und Jonica Estrada: „Interventions for posttraumatic stress with resilience as outcome: An integrative review", in: *Issues in Mental Health Nursing* 39, Nr. 2 (2018): S. 166–178. Acacia C. Parks, Allison L. Williams, Michele M. Tugade, Kara E. Hokes, Ryan D. Honomichl und Ran D. Zilca: „Testing a scalable web and smartphone based intervention to improve depression, anxiety, and resilience: A randomized controlled trial", in: *International Journal of Wellbeing* 8, Nr. 2 (2018) (o. S.).

5 **Shelley Berman gab einen Witz über seinen Großvater zum Besten, der in die USA eingewandert war.** Um den Kreis zu schließen: Dieser Shelley-Berman-Witz wurde von Lorne Michaels bei seinem Auftritt in Jerry Seinfelds Webserie *Comedians in Cars Getting Coffee* noch

einmal zum Besten gegeben. Jerry Seinfeld: *Comedians in Cars Getting Coffee.* Webserie, 14. Juli 2016.

Nachwort: Der Zustand des Gesundheitswesens und die Opioid-Krise

1 **Dabei wurde festgestellt, dass die Resultate für Patienten mit oder ohne Operation in etwa gleich waren:** Sohail K. Mirza und Richard A. Deyo: „Systematic review of randomized trials comparing lumbar fusion surgery to nonoperative care for treatment of chronic back pain", in: *Spine* 32, Nr. 7 (2007): S. 816–823.

2 **Diejenigen, die sich einer Operation unterzogen, hatten jedoch ein viel höheres Risiko, Komplikationen zu erleiden.** Eine Studie ergab, dass die Gesamtrate der Komplikationen bei Spondylose-Operationen 11,5 Prozent betrug: Tom Faciszewski, Robert B. Winter, John E. Lonstein, Francis Denis und Linda Johnson: „The surgical and medical perioperative complications of anterior spinal fusion surgery in the thoracic and lumbar spine in adults. A review of 1223 procedures", in: *Spine* 20, Nr. 14 (1995): S. 1592-1599.

In folgender Studie (die ebenfalls ergab, dass eine Spondylose-Operation bei Rückenschmerzen keine Vorteile brachte) wurde festgestellt, dass 23 Prozent der Patienten, die sich dieser Operation unterzogen, innerhalb von vier Jahren eine weitere Wirbelsäulenoperation vornehmen lassen mussten: Jens Ivar Brox, Øystein P. Nygaard, Inger Holm, Anne Keller, Tor Ingebrigtsen und Olav Reikerås: „Four-year follow-up of surgical versus non-surgical therapy for chronic low back pain", in: *Annals of the Rheumatic Diseases* 69, Nr. 9 (2010): S. 1643–1648.

3 **Tatsächlich stieg die Zahl der Spondylose-Operationen in den USA sogar noch an.** Gina Kolata: „Why ‚useless' surgery is still popular", in: *New York Times*, 4. August, 2016, A3.

4 **Die Gesamtkosten für die Behandlung chronischer Schmerzen belaufen sich in den USA auf mehr als 600 Milliarden Dollar jährlich:** Laut einem Bericht im *Journal of Pain* belaufen sich die Kosten für die Behandlung chronischer Schmerzen auf 635 Milliarden Dollar pro Jahr, was mehr ist als die jährlichen Kosten, die durch die Behandlung von Krebs, Herzkrankheiten oder Diabetes entstehen.

Darrell J. Gaskin und Patrick Richard: „The economic costs of pain in the United States", in: *Journal of Pain* 13, Nr. 8 (2012): S. 715-724.

5 **Das ist so viel, als würde man jedem chronisch Schmerzkranken im Land jedes Jahr eine neue Rolex kaufen:** Das Institute of Medicine fand heraus, dass eine Person, die unter mäßigen chronischen Schmerzen leidet, pro Jahr 4.516 Dollar mehr an Gesundheitskosten verursacht als eine Person ohne Schmerzen. Bei Betroffenen, die unter schweren chronischen Schmerzen leiden, steigen die Kosten sogar auf 7.726 Dollar pro Jahr! P. Pizzo, N. Clark, O. Carter-Pokras, Myra Christopher, John T. Farrar, Kenneth A. Follett, Margaret M. Heitkemper et al: *Relieving pain in America: A blueprint for transforming prevention, care, education, and research.* Washington, D.C.: Institut für Medizin, 2011.

6 **Im Jahr 2017 wurde mehr als 56 Millionen Amerikanern irgendein opioides Schmerzmittel verschrieben:** Laut den Centers for Disease Control and Prevention erhielten im Jahr 2017 mehr als 17 Prozent der US-Amerikaner mindestens ein Opioid-Rezept. Allerdings erhielt jeder Patient im Durchschnitt 3,4 Rezepte, sodass die Gesamtzahl der Verschreibungen viel höher war. In den USA belief sich die Gesamtzahl der Rezepte für Opioide im Jahr 2017 auf 191.146.822. Diese Zahlen sind unfassbar. *2018 Annual Surveillance Report of Drug Related Risks and Outcomes - United States.* Surveillance Special Report 2. Centers for Disease Control and Prevention, U. S. Department of Health and Human Services. 31. August, 2018.

7 **Eine Überdosis Opioide ist heute in den USA die häufigste Ursache für einen Unfalltod:** Im Jahr 2017 starben 47.600 US-Amerikaner an einer Opioid-Überdosis. Im selben Jahr wurden in den USA 39.773 Menschen durch Schusswaffen getötet (einschließlich Selbstmorde) und 40.100 starben bei Autounfällen. National Institute on Drug Abuse: „Overdose Death Rates", 29. Januar 2019, https://www.drugabuse.gov/related-topics/trends-statistics/overdose-death-rates. Sarah Mervosh: „Nearly 40,000 deaths from firearms in 2017", in: *New York Times*, 19. Dezember 2018, A19. Bomey, Nathan: „U. S. vehicle deaths topped 40,000 in 2017, National Safety Council estimates", in: *USA Today*, 15. Februar 2018.

8 **Die durchschnittliche Lebenserwartung der Amerikaner ist in den zurückliegenden drei Jahren sogar gesunken.** Uptin Saiidi: „US life expectancy has been declining. Here's why". CNBC, 9. Juli 2019. Abgerufen unter https://www.cnbc.com/2019/07 /09/us-life-expectancy-has-been declining-heres-why.html.

9 **Als Reaktion auf die Opioid-Krise haben die Centers for Disease Control neue Richtlinien festgelegt:** Amy S. B. Bohnert, Gery P. Guy und Jan L. Losby: „Opioid prescribing in the United States before and after the Centers for Disease Control and Prevention's 2016 opioid guideline", in: *Annals of Internal Medicine* 169, Nr. 6 (2018): S. 367–375.

10 **Das führte jedoch zu neuen Ängsten – der Sorge, dass Patienten, die wie Brian unter chronischen Schmerzen leiden, nicht mehr in der Lage sein könnten, die Opioide zu bekommen, die ihnen helfen, den Tag zu überstehen:** Ken Alltucker und Jayne O'Donnell: „Pain patients left in anguish by doctors ‚terrified' of opioid addiction, despite CDC change", in: *USA Today*, 24. Juni 2019.

11 **In dem gesamten vierjährigen Lehrplan sind dem Thema Schmerz elf Stunden gewidmet:** Schätzungen zufolge umfasst der Zeitumfang, der dem Thema Schmerzen gewidmet ist, an den medizinischen Fakultäten in den USA neun bis elf Lehrstunden, wobei speziell zum Thema Opioide weniger als eine Stunde vorgesehen ist. Nell Greenfieldboyce: „How to teach future doctors about pain in the midst of the opioid crisis". NPR, 11. September, 2019. Abgerufen unter https://www.npr.org/sections/health-shots/2019/09/11/756090847/how-to-teach-future-doctors-about-pain-in-the-midst-of-the-opioid-crisis. Elspeth E. Shipton, Frank Bate, Raymond Garrick, Carole Steketee, Edward A. Shipton und Eric J. Visser: „Systematic review of pain medicine content, teaching, and assessment in medical school curricula international", in: *Pain and Therapy* 7, Nr. 2 (2018): S. 139-161.

Aber es gibt auch ein paar Lichtblicke. Einige medizinische Fakultäten, darunter die der Johns Hopkins University und der University of Toronto, haben mehrtägige Kurse zum Thema Schmerzmanagement und -medizin in ihre Lehrpläne aufgenommen. Solche Kurse sollten zum Standard werden.

Stichwortverzeichnis

Stimmen zu *Wege aus dem Schmerz*

„In *Wege aus dem Schmerz* werden persönliche Erfahrungen und die neuesten Erkenntnisse der Hirnforschung auf eine wunderbar klare und überzeugende Weise miteinander verbunden – mit dem Ziel darzulegen, wie chronische Schmerzen gelindert werden können. Wunderschön mit feinem Humor und aufrichtigem Mitgefühl geschrieben, erkennen die Autoren zunächst an, dass chronischer Schmerz existiert. Sie laden Sie dazu ein, Techniken auszuprobieren, die eine neue Freiheit versprechen, die vielleicht als unmöglich erschienen sein mag – eine Transformation, von der nicht nur Sie selbst profitieren werden, sondern auch die Menschen, mit denen Sie Ihr Leben teilen."

Prof. Dr. em. Mark Williams, klinischer Psychologe an der Universität Oxford und Mitautor des Buchs *Mindfulness* (Deutsch: ‚Das Achtsamkeitstraining: 20 Minuten täglich, die Ihr Leben verändern')

„Wenn Sie unter chronischen Schmerzen leiden (oder jemanden kennen, der unter chronischen Schmerzen leidet), ist *Wege aus dem Schmerz* ein optimistisches, wissenschaftsbasiertes Buch darüber, wie die Geist-Körper-Verbindung für eine Heilung eingesetzt werden kann. Alan Gordon schreibt mit Mitgefühl, Empathie und einem tiefen Verständnis dafür, wie es ist, mit Schmerzen zu leben. Linderung von seinem eigenen Leiden zu erfahren, veranlasste ihn, auch für andere Wege zu finden, frei von Schmerzen zu leben."

Sharon Salzberg, Autorin der Bücher *Lovingkindness* und *Real Change*

„*Wege aus dem Schmerz* unterstreicht die Rolle der Neuroplastizität bei chronischen Schmerzen und zeigt Wege auf, wie man diese in den Griff bekommen kann. Im Hinblick auf die Behandlung chronischer Schmerzen ist dieses Buch ein großer Schritt nach vorne."

Prof. Dr. Clifford Woolf, Neurologe
und Neurobiologe an der Universität Harvard

„Das durch Schmerzen ausgelöste Leiden hat seine Ursache vor allem im Gehirn. Dieses eingängige, einfühlsame Buch erinnert daran, wie man lernen kann, Schmerzen besser zu kontrollieren, indem man lernt, anders über Schmerzen zu denken."

Prof. Dr. David Spiegel, Psychiater und Verhaltensforscher, stellvertretender
Fachbereichsleiter und Direktor des Zentrums für Integrative Medizin an der
Universität Stanford, Mitautor des Buchs *Trance And Treatment*

„Es wurde lange davon ausgegangen, dass chronische Schmerzen unheilbar sind, aber *Wege aus dem Schmerz* stellt eine Herangehensweise vor, die beweist, dass das nicht stimmt. Ich habe die Wirksamkeit dieser Behandlung selber beobachtet. Patienten, die seit Jahren oder sogar seit Jahrzehnten unter chronischen Schmerzen litten, sind auf bemerkenswerte Weise genesen. Die in *Wege aus dem Schmerz* vorgestellte Methode ist schlicht und einfach die wirksamste Art der Behandlung für chronische Schmerzen."

Prof. Dr. Howard Schubiner, Klinischer Professor für Innere Medizin an der
Universität Michigan, Gründer und Direktor des Mind-Body-Programms am
Ascension Providence Hospital

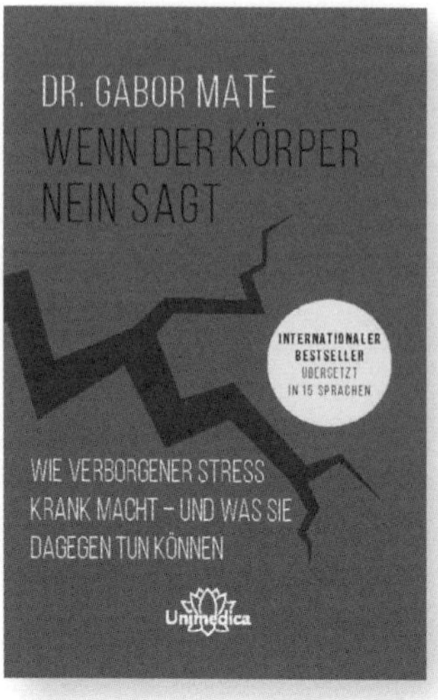

Dr. Gabor Maté

Wenn der Körper Nein sagt

Wie chronischer Stress krank macht - und was Sie dagegen tun können.

Internationaler Bestseller
übersetzt in 15 Sprachen.

328 Seiten, kart., € 24,80

Kann ein Mensch buchstäblich an Einsamkeit sterben? Gibt es einen Zusammenhang zwischen der Fähigkeit, Gefühle auszudrücken, und Alzheimer? Gibt es so etwas wie eine „Krebspersönlichkeit"?

Das Buch *Wenn der Körper Nein sagt* von DR. GABOR MATÉ stützt sich auf wissenschaftliche Forschungsergebnisse und die jahrzehntelange Erfahrung des Autors als praktizierender Arzt. Das Buch gibt Antworten auf diese und andere wichtige Fragen zur Bedeutung der Leib-Seele-Einheit in Bezug auf Krankheit und Gesundheit sowie auf die Rolle, die Stress, Stressbewältigung und die individuelle emotionale Verfassung bei vielen häufig vorkommenden Krankheiten spielen.

Klug und einfach nachvollziehbar liefert der Autor:

- Antworten auf die Rolle der Körper-Geist-Verbindung bei Krankheiten wie Arthritis, Krebs, Diabetes, Herzerkrankungen, Alzheimer, Reizdarmsyndrom und Multipler Sklerose;
- zahlreiche aufschlussreiche Fallstudien und Geschichten von bekannten Persönlichkeiten wie Betty Ford (Brustkrebs), Ronald Reagan (Alzheimer) und Lance Armstrong (Hodenkrebs);
- 7 Prinzipien zu Prävention und Heilung von Krankheitsbildern.

Wenn der Körper Nein sagt vermittelt neue Kenntnisse und verbessert die Heilchancen von Betroffenen. Es lehrt unter einer Krankheit zu verstehen, dass der Körper ab einem gewissen Punkt nein zu dem sagt, was der Geist nicht einmal wahrnimmt.

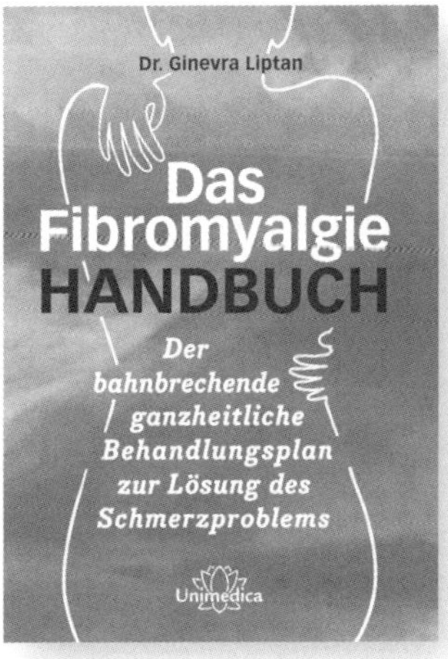

Dr. Ginevra Liptan

Das Fibromyalgie-Handbuch

Der bahnbrechende ganzheitliche Behandlungsplan zur Lösung des Schmerzproblems

324 Seiten, kart., € 26,90

Der aktuellste und umfassendste Behandlungsplan gegen Fibromyalgie

erstellt von einer renommierten Ärztin, die ihre eigene Fibromyalgie-Erkrankung heilen konnte.

Es ist das Krankheitsbild, das von Ärzten häufig nicht erkannt wird: die Fibromyalgie. Dabei leiden in Deutschland rund 1 Million Patienten an dieser chronischen Schmerzerkrankung der Muskeln und Gelenke. Häufig begleitet von Schlafstörungen, Erschöpfungszuständen oder psychischen Problemen.

Dr. Ginevra Liptan stellt mit dem Fibromyalgie-Handbuch ihren ganzheitlichen Ansatz vor, der konventionelle und alternative Methoden kombiniert.

- Ruhe: Hyperaktive Stressreaktionen besänftigen & Tiefschlafphasen ohne Unterbrechungen wiederherstellen.
- Reparatur: Ernährung & Verdauung optimieren; Verspannungen & Verklebungen in Muskeln & Faszien lösen.
- Regeneration: Probleme im Energie- und Hormonhaushalt sowie Ihre seelische Verfassung wieder ins Gleichgewicht bringen; Infektionen & Entzündungen beseitigen.
- Reduzierung: Gezielt alle restlichen Symptome wie Schmerzen, Erschöpfung und „Fibrofog" behandeln.

Zusätzlich enthält das Buch einen wichtigen Leitfaden für Ärzte. Damit lassen sich das Arzt-Patienten-Verhältnis und die Heilungschancen nachhaltig verbessern.

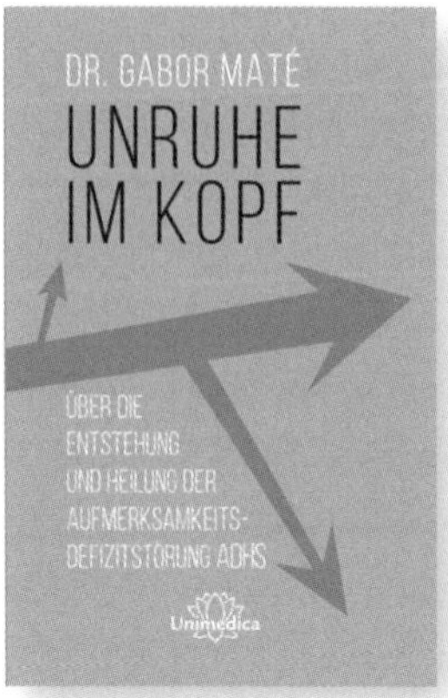

Dr. Gabor Maté

Unruhe im Kopf

Über die Entstehung und Heilung der Aufmerksamkeitsdefizitstörungen ADHS

328 Seiten, kart., € 28,80

Einmal ADHS, immer ADHS?

Heilungswege jenseits von Ritalin

ADHS – die immer noch unverstandene Krankheit bedeutet für unzählige Menschen ein Leben in Unruhe und Zerrissenheit. Dass bei der Aufmerksamkeitsdefizitstörung eine Beeinträchtigung der Neurophysiologie besteht, ist auch für den Mediziner DR. GABOR MATÉ unbestritten.

Bei der Ursachenforschung bricht er jedoch mit der bisher gängigen These von der genetischen Veranlagung und legt stattdessen dar, wie Erfahrungen aus der Kindheit sich auf das menschliche Gehirn auswirken. Seine Botschaft an Eltern, Therapeuten, Lehrer und Betroffene: Heilung ist möglich! Sein Rezept: Mehr Einfühlsamkeit und Fürsorge!

Matés einzigartiger Therapieansatz verfolgt einen Prozess der Ganzwerdung. Er hilft Eltern zu verstehen, wie ihre ADHS-Kinder ticken und Erwachsenen, emotionale Selbststeuerung zu erlernen, um Zerstreutheit, Hyperaktivität und Impulsivität nicht mehr ausgeliefert zu sein.

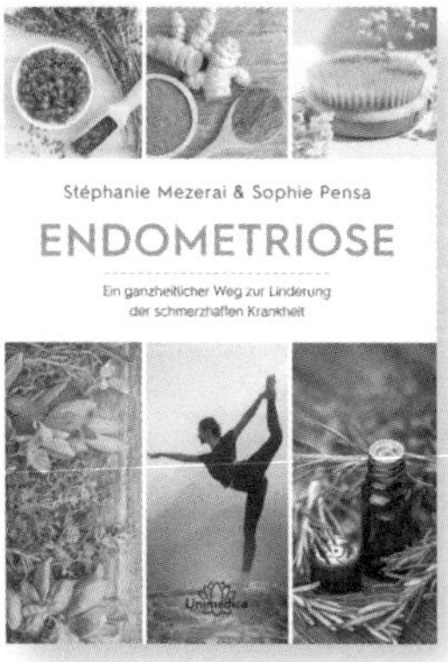

Stéphanie Mezerai / Sophie Pensa

Endometriose

Ein ganzheitlicher Weg zur Linderung der schmerzhaften Krankheit

384 Seiten, kart., € 22,80

- Ein wertvoller Leitfaden zur Linderung von Endometriose auf naturheilkundlicher, ernährungswissenschaftlicher und ganzheitlicher Basis, der auch die psychosomatische Dimension dieser Krankheit beleuchtet.
- Eine vollständige Darstellung für ein besseres Verständnis der häufigsten chronischen Frauenkrankheiten, die nicht nur schmerzhaft ist, sondern auch zu Unfruchtbarkeit führen kann.
- Richtige Ernährung als Therapie: ausführliche Empfehlungen für eine entzündungshemmende, heilsame Ernährungsweise mit Rezepten und Heilkräuteranwendungen.